异常血红蛋白

电泳图谱

主　编　纪　玲　徐安平

副主编　黄烁丹　李东至　李友琼　程歆琦　席　惠　黄劲柏

编　者（以姓氏笔画为序）

牛文彦	天津医科大学朱宪彝纪念医院	周翔海	北京大学人民医院
任天凤	信宜市妇幼保健院	赵晓明	郑州大学第一附属医院
庄建龙	泉州市儿童医院	袁燕萍	北京大学人民医院
刘　沁	湖南省妇幼保健院	徐安平	北京大学深圳医院
刘　瑜	天津医科大学代谢病医院	高　冉	北京协和医院
阳鑫妙	湖州市妇幼保健院	席　惠	湖南省妇幼保健院
纪　玲	北京大学深圳医院	黄劲柏	英德市妇幼保健院
苏　薇	北京协和医院	黄烁丹	梅州市妇幼保健院
李友琼	广西壮族自治区人民医院	曹　群	广州市妇女儿童医疗中心
李东至	广州市妇女儿童医疗中心	梁　亮	广西壮族自治区人民医院
邹　婕	梅州市妇幼保健院	葛世军	德宏州人民医院
张　玫	四川大学华西医院	程歆琦	北京协和医院
张鑫丽	湖州市妇幼保健院	廖　娟	四川大学华西医院

人民卫生出版社

·北京·

图书在版编目（CIP）数据

异常血红蛋白电泳图谱 / 纪玲，徐安平主编 . —北京：人民卫生出版社，2023.6

ISBN 978-7-117-34513-2

Ⅰ. ①异… Ⅱ. ①纪… ②徐… Ⅲ. ①血蛋白电泳–图谱 Ⅳ. ①R446.11-64

中国国家版本馆 CIP 数据核字（2023）第 026697 号

| 人卫智网 | www.ipmph.com | 医学教育、学术、考试、健康，购书智慧智能综合服务平台 |
| 人卫官网 | www.pmph.com | 人卫官方资讯发布平台 |

异常血红蛋白电泳图谱
Yichang Xuehongdanbai Dianyong Tupu

主　　编：纪　玲　徐安平
出版发行：人民卫生出版社（中继线 010-59780011）
地　　址：北京市朝阳区潘家园南里 19 号
邮　　编：100021
E - mail：pmph @ pmph.com
购书热线：010-59787592　010-59787584　010-65264830
印　　刷：廊坊一二〇六印刷厂
经　　销：新华书店
开　　本：787 × 1092　1/16　印张：30
字　　数：636 千字
版　　次：2023 年 6 月第 1 版
印　　次：2023 年 6 月第 1 次印刷
标准书号：ISBN 978-7-117-34513-2
定　　价：248.00 元
打击盗版举报电话：010-59787491　E-mail：WQ @ pmph.com
质量问题联系电话：010-59787234　E-mail：zhiliang @ pmph.com
数字融合服务电话：4001118166　E-mail：zengzhi @ pmph.com

主编简介

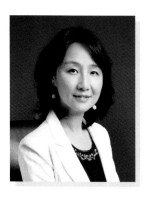

纪 玲 ｜ 医学博士,主任技师,检验医师,硕士生导师
北京大学深圳医院检验科主任

　　1992 年毕业于华中科技大学同济医学院,同年就职于华中科技大学同济医学院附属协和医院,1998 年获华中科技大学同济医学院分子免疫学硕士学位,2001 年获瑞士苏黎世大学医学博士学位。

　　从事临床检验工作 30 年,在临床实验室管理、质量控制、临床生化等方面有较深入的研究。以第一作者和通信作者在国内外杂志上发表论文 50 余篇,其中 SCI 收录 30 篇。担任《检验医学与临床》《国际检验医学杂志》编委。参编《区域临床检验与病理规范教程》《现代蛋白电泳筛查和诊断的临床应用》。

社会任职:
中国老年医学学会检验分会常务委员
广东省医学会检验医学分会常务委员
广东省医师协会检验科医师分会常务委员
广东省中西医结合学会检验分会副主任委员
广东省医院协会临床实验室管理分会副主任委员
深圳市医学会检验分会主任委员
深圳市医师协会检验医师分会副会长

主编简介

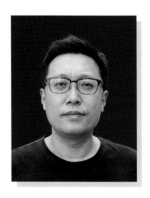

徐安平 | 医学硕士,主任技师,检验医师
北京大学深圳医院检验科电泳亚专业组长

    2002 年毕业于北京大学医学部医学检验专业,同年入职北京大学深圳医院,2011 年获北京大学医学部临床检验诊断学硕士学位。从事电泳技术相关检测工作多年,发现并命名多种异常血红蛋白,在国内外杂志上发表专业论文多篇。

前　言

异常血红蛋白是世界上最常见的单基因遗传病之一，迄今为止已发现1 400多种，具有明显的种族和地区差异。异常血红蛋白会导致血红蛋白分子的稳定性和携氧能力改变，引起溶血性贫血、红细胞增多、发绀等临床症状。随着近几年毛细管电泳技术的快速发展，越来越多的实验室应用毛细管电泳法进行异常血红蛋白的筛查。本书汇集了中国多个地区常见的异常血红蛋白病例及其电泳图谱，为从事电泳相关工作的检验人员提供参考。

《异常血红蛋白电泳图谱》一书共纳入了15家医疗机构收集的共173种异常血红蛋白，采用病例和图谱结合的方式，配图400余张，介绍了每种异常血红蛋白的分子特征、血液学表现、毛细管电泳图等内容。由于部分病例是在毛细管电泳技术检测糖化血红蛋白过程中发现的，同时展示了这些病例的糖化血红蛋白电泳结果、图形和受干扰情况，对实际工作有较强的指导性和实用性，为临床医师和检验人员认识异常血红蛋白提供了充分的依据。

感谢所有参编人员在繁忙的工作之余完成本书的编写工作，感谢广西壮族自治区人民医院李友琼主任对部分样本提供的测序支持，感谢侯喜成工程师及郭燕子老师收集和整理稿件。

由于编写时间仓促，且大多数病例在广东、广西发现，有地区局限性，书中难免有不妥和错误之处，敬请广大读者和同行予以指正。

纪　玲

北京大学深圳医院

2023年1月

目　　录

1

第一章

异常血红蛋白概述

血红蛋白病是由于珠蛋白基因异常导致的一类遗传性单基因疾病,主要包括地中海贫血和异常血红蛋白病两大类。地中海贫血是由珠蛋白基因改变导致的珠蛋白合成量减少引起,会导致不同程度的贫血;异常血红蛋白病则表现为珠蛋白结构异常,大部分异常血红蛋白携带者没有贫血和其他临床症状。

1. 异常血红蛋白的遗传基础

正常成年人红细胞内所含的血红蛋白主要为 Hb A($\alpha_2\beta_2$,96%~98%),Hb A$_2$($\alpha_2\delta_2$,2.5%~3.5%)和 Hb F($\alpha_2\gamma_2$,<2%),包含 4 种珠蛋白链:α、β、γ、δ,其中 α 基因位于 16 号染色体短臂,其他 3 种位于 11 号染色体短臂(图 1-1),每一种珠蛋白基因改变都可导致珠蛋白结构异常。由于成年人中的血红蛋白组分主要为 Hb A($\alpha_2\beta_2$),易导致病理改变,所以最为关注的是 α 和 β 异常血红蛋白。

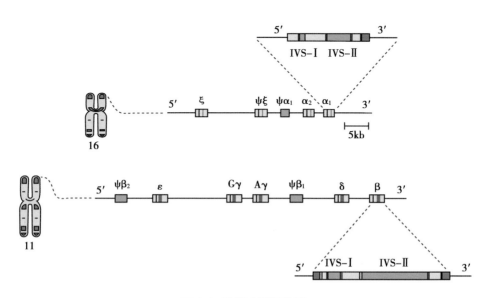

图 1-1 珠蛋白基因位置

α 基因簇在 3′端有两个 α 珠蛋白结构基因 α₁（HBA1）及 α₂（HBA2），这两个 α 基因均含三个外显子和两个内含子，在 5′端是两个胚胎期的 ζ 基因和 Ψζ 基因。β 基因复合物从 5′到 3′端由 6 个基因组成：一个胚胎期基因 ε、两个胎儿基因 Gγ 及 Aγ、一个 Ψβ 基因、一个 δ 基因（HBD）及一个 β 基因（HBB）。两个 γ 基因产生的多肽链有差别，在 136 位是丙氨酸者为 Aγ（HBG1），甘氨酸的是 Gγ（HBG2）。α 及 β 珠蛋白基因簇在染色体上按顺序排列基因，在胚胎期、胎儿期和出生后发育过程中的表达如图 1-2。

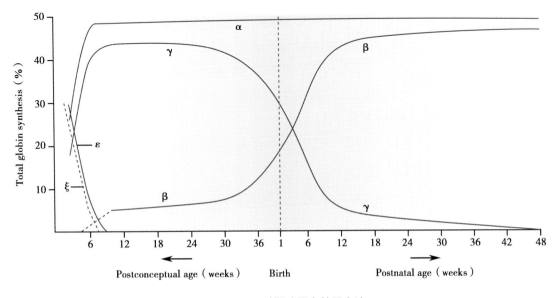

图 1-2　不同时期珠蛋白基因表达

导致异常血红蛋白的基因改变类型主要包括：

（1）大多数为点突变导致单一氨基酸置换。

（2）密码子的缺失和插入，如 Hb Montreal[HBB：c.220_228 del ins Ala Arg Cys Gln]，原来的 73~75 号密码子缺失并在 73 和 76 号密码子之间插入了 4 个氨基酸。

（3）核苷酸的缺失与插入，可导致移码突变和终止密码变异，大部分移码突变引发地中海贫血表型，在珠蛋白基因编码部分的末端产生移码突变，则可合成异常血红蛋白，如 Hb Monplaisir[HBB：c.441_442 ins TA]，导致 C 端肽链延长（147）Tyr-Lys-Leu-Ala-Phe-Leu-Leu-Ser-Asn-Phe-Tyr-（158）COOH。

（4）融合基因，如 Hb Lepore 及 Hb 反-Lepore，前者由 δβ 链联结而成，其 N 端像 δ 链，C 末端像 β 链，称为 δβ 链；后者则与之相反，为 βδ 链。

2. 异常血红蛋白的功能改变

异常血红蛋白的功能改变主要表现为血红蛋白分子稳定性和携氧能力的改变,导致溶血性贫血、红细胞增多症、发绀等临床症状。大多数异常血红蛋白杂合子无临床症状,红细胞参数正常;而部分纯合子或复合杂合子则会表现出不同程度的贫血。

根据 Perutz 构建的血红蛋白分子结构模型:血红蛋白分子内部为稳定的通过范德华力相互作用的非极性分子,带极性侧链的氨基酸位于分子表面,与水相互作用;血红素嵌于疏水口袋内,有助于铁离子和氧结合,并防止高铁血红蛋白血症的发生;血红蛋白中不同肽链之间的接触如 $\alpha_1\beta_1$ 接触对于氧的结合和释放也有重要作用。因此,发生在血红蛋白分子表面的氨基酸替代一般不会影响到结构和功能,多数功能正常的变异血红蛋白替代突变都是发生在分子表面,但有例外,如 Hb S 由于亲水的谷氨酸被疏水的缬氨酸替代,导致血红蛋白溶解度下降引起红细胞镰变,发生在同一部位的氨基酸替代(如 Hb C)也导致溶解度下降而易在细胞内结晶,纯合子的时候会显现症状。其他如内部的非极性残基、$\alpha_1\beta_1$ 接触面、近端 F8 或 E7 组氨酸等位置的替代会引起功能异常。

3. 异常血红蛋白命名

最初发现的异常血红蛋白是按照特定意义的英文单词第一个字母来命名,如 Hb A、Hb F、Hb M、Hb S 分别来自英文 adult、fetal、methemoglobinemia、sicklemia。后来根据发现的先后配以英文大写字母,如 Hb C、Hb D、Hb E、Hb G 等。由于发现的异常血红蛋白越来越多,改用异常血红蛋白携带者的籍贯命名,对于 *HBA* 和 *HBB* 基因异常血红蛋白,直接加上地名即可,例如 Hb Shenzhen,*HBG* 和 *HBD* 基因异常血红蛋白则需要加上基因前缀,如 Hb F-Zhejiang,Hb A_2-Yunnan,此命名规则一直沿用至今。

4. 异常血红蛋白流行情况

迄今为止已发现 1 400 多种异常血红蛋白,不同地区和种族的异常血红蛋白病种类差异很大,人口流动性增加会导致地区流行的异常血红蛋白种类多元化。世界范围内最常见的异常血红蛋白为 Hb S、Hb C、Hb D 和 Hb E。Hb S 主要分布于非洲和美洲黑种人中,引起镰状细胞贫血。Hb C 主要见于非洲黑人,Hb D 在印度等地发生率较高,Hb E 主要流行于东南亚的泰国、柬埔寨、老挝、缅甸及中国南方地区等。

在我国 1978—1986 年血红蛋白病流行病学调查中,共普查 29 省、市、自治区的 1 113 734 人,发现异常血红蛋白携带者 3 055 例,总检出率为 0.274%。截至 2002 年,我国共发现的异常血红蛋白约 82 种,以云南、新疆、广西、福建、广东、江西、海南等地流行率较高。本书共收录发现在中国人群的一百多种异常血红蛋白。在我国南方地区,Hb E、Hb New York、Hb J-Bangkok、Hb Q-Thailand、Hb G-Coushatta、Hb G-Honolulu、Hb G-Taipei 等有较高流行率,而 Hb S、Hb C、Hb D 罕见,中国北方地区和韩国等地则以 Hb G-Coushatta 等多见。

5. 异常血红蛋白常用筛查检测技术

异常血红蛋白筛查技术包括电泳法(醋酸纤维薄膜电泳、琼脂糖电泳、等电聚焦电泳及毛细管电泳等)、液相色谱法和质谱法等,目前实验室最常用的包括阳离子交换高效液相色谱法和碱性毛细管电泳法,这两种方法均能够对 Hb A、Hb A_2、Hb F 和异常血红蛋白进行分离和定量,两种方法具有代表性的分别为 VARIANT Ⅱ(地中海贫血短模式)(图 1-3)和Capillarys 系列(图 1-4),毛细管电泳法检测灵敏度高、速度快,逐步被越来越多的实验室采用。目前还没有单独一种方法并能够检测到所有的异常血红蛋白,不同原理的方法联用才能提高检出率,对异常血红蛋白携带者进行确诊需要进行基因或者氨基酸测序。由于常用的糖化血红蛋白检测技术也是基于离子交换高效液相色谱法和毛细管电泳法,所以很多异常血红蛋白是在糖化血红蛋白检测过程中发现的,且很多异常血红蛋白会影响糖化血红蛋白检测结果。

Peak Name	Calibrated Area %	Area %	Retention Time (min)	Peak Area
F	2.2	---	1.13	54158
P2	---	5.3	1.35	127372
P3	---	5.7	1.79	136905
A_0	---	84.1	2.34	2036976
A_2	2.9	---	3.65	66127

Total Area: 2,421,539

F Concentration = 2.2 %
A_2 Concentration = 2.9 %

Analysis comments:

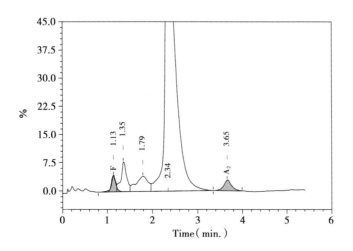

图 1-3　VARIANT Ⅱ地中海贫血短模式图形

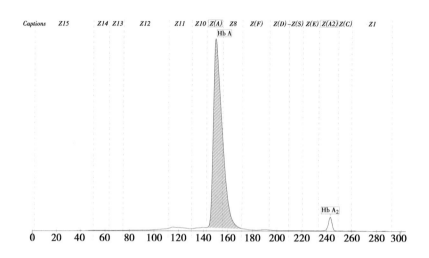

Haemoglobin Electrophoresis

Name	%	Normal Values %
Hb A	97.1	96.8 ~ 97.8
Hb A$_2$	2.9	2.2 ~ 3.2

图 1-4　Capillarys 血红蛋白电泳图形

β 链变异、α 链变异和 δ 链变异的特点是不同的,在毛细管电泳图上也有不同表现。β 链的杂合子状态表现为 Hb A 的单一变异峰,且含量较高(35%~50%)(图 1-5);α 链存在于 Hb A、Hb F 及 Hb A$_2$ 组分中,因而,可以检测出多种相应的变异峰(图 1-6);只有 Hb A$_2$ 含有 δ 链,所以 δ 变异一般会出现一个含量小于 Hb A$_2$ 的小峰(图 1-7)。存在异常血红蛋白时,糖化血红蛋白毛细管电泳图会提示"非典型图形"(图 1-8),表示图形异常。

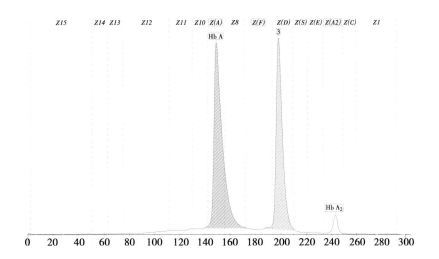

Haemoglobin Electrophoresis

Name	%	Normal Values %
Hb A	54.9	
Hb A$_2$	3.0	
3	42.1	

图 1-5　β 链异常血红蛋白

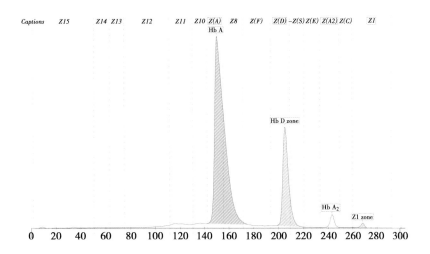

Haemoglobin Electrophoresis

Name	%	Normal Values %
Hb A	74.1	
Hb D zone	23.0	
Hb A$_2$	2.2	
Z1 zone	0.7	

图 1-6　α 链异常血红蛋白

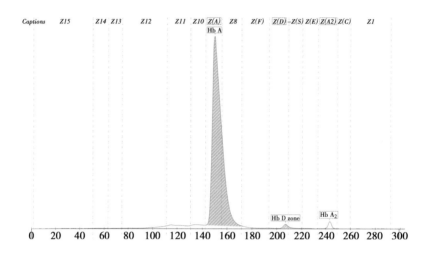

Haemoglobin Electrophoresis

Name	%	Normal Values %
Hb A	97.5	
Hb D zone	1.1	
Hb A$_2$	1.4	

图 1-7　δ 链异常血红蛋白

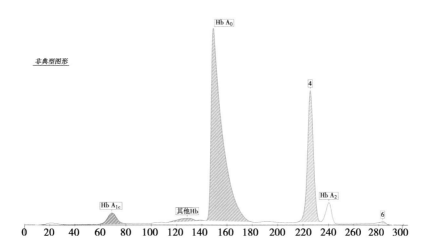

A_{1c} Haemoglobin Electrophoresis

Fractions	%	mmol/mol	Cal. %
Hb A_{1c}(*)	-	37	5.5
其他Hb	2.0		
Hb A_0	67.7		
4	22.9		
Hb A_2 (!)	3.6		
6	0.3		

图 1-8 毛细管电泳非典型图形

2

第二章

HBA 异常血红蛋白

1. Hb J-Toronto

病例简介

男性,62 岁,黑龙江省逊克县人,因脑梗死后遗症入院。毛细管电泳法糖化血红蛋白结果为 6.4%（47mmol/mol）,电泳图谱可见异常血红蛋白条带并提示图形异常（图 2-1）,高效液相色谱法糖化血红蛋白结果为 5.8%（40mmol/mol）,色谱图发现存在异常未知峰,含量为 21.67%,提示可能存在异常血红蛋白干扰（图 2-2）。毛细管电泳法血红蛋白分析显示异常血红蛋白位于 12 区和 D 区,含量分别为 22.6% 和 0.5%,Hb A_2 2.2%（图 2-3）。相关实验室检查结果:空腹血糖 6.47mmol/L,RBC 5.07×10^{12}/L,Hb 167g/L,MCV 96.1fL,MCH 32.9pg,常规地中海贫血基因检测正常,测序结果为 Hb J-Toronto[*HBA2*：c.17C>A,CD5（GCC>GAC）,Ala>Asp]。

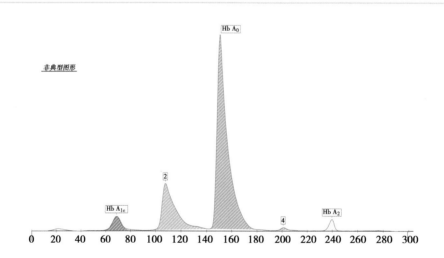

A_{1c} Haemoglobin Electrophoresis

Fractions	%	mmol/mol	Cal. %
Hb A_{1c}(*)	-	47	6.4
2	22.8		
Hb A_0	70.0		
4	0.4		
Hb A_2	2.0		

图 2-1　毛细管电泳法 Hb A_{1c} 图谱

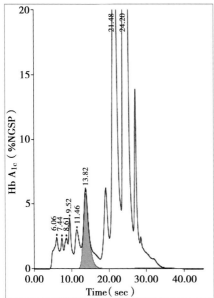

Peak Name	RT	Area	Area%	Concentration (% NGSP)
Unknown	6.06	3838.23	1.52	---
A_{1b}	7.44	2145.89	0.85	---
F	8.61	2372.59	0.94	---
Unknown	9.52	3628.68	1.44	---
LA_{1c}	11.46	4703.03	1.87	---
HbA_{1c}	13.82	11007.24	---	5.82
Unknown	21.48	54579.94	21.67	---
A_0	24.20	169568.50	67.33	---

Total Area: 251844

Status: Held

图 2-2 高效液相色谱法 Hb A_{1c} 图谱

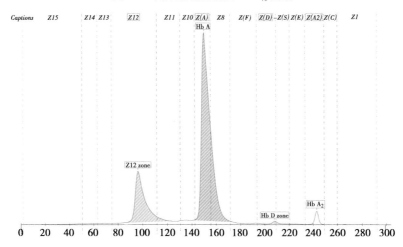

Haemoglobin Electrophoresis

Name	%	Normal Values %
Z12 zone	22.6	
Hb A	74.7	
Hb D zone	0.5	
Hb A_2	2.2	

图 2-3 毛细管电泳法血红蛋白分析图谱

（徐安平　纪玲）

2. Hb Galliera II

异常血红蛋白名称及分子特征

Hb Galliera II   alpha2 6（A4）Asp>His

HGVS 命名   *HBA2*：c.19G>C

📋 病例简介

女性，46 岁，安徽省明光市人，常规体检。高效液相色谱法糖化血红蛋白结果为 5.2%（33mmol/mol），色谱图见 Hb A_2 异常（图 2-4），毛细管电泳法糖化血红蛋白结果为 4.2%（23mmol/mol），图谱未见异常（图 2-5）。毛细管电泳法血红蛋白分析显示异常血红蛋白位于 F 区和 C 区，含量分别为 10.7% 和 0.4%，Hb A_2 2.1%（图 2-6），高效液相色谱法血红蛋白分析发现在 D 窗存在变异峰，含量为 13.7%（图 2-7）。相关实验室检查结果：空腹血糖 4.30mmol/L，RBC 5.16×10^{12}/L，Hb 156g/L，MCV 90.5fL，MCH 30.2pg，常规地中海贫血基因检测正常，测序结果为 Hb Galliera II [*HBA2*：c.19G>C，CD6（GAC>CAC），Asp>His]。

Peak Name	NGSP %	Area %	Retention Time (min)	Peak Area
Unknown	---	0.7	0.115	10250
A_{1a}	---	1.5	0.172	21765
A_{1b}	---	0.8	0.232	11980
F	---	2.4	0.270	34577
LA_{1c}	---	1.0	0.403	13764
A_{1c}	5.2	---	0.486	58034
P3	---	3.2	0.759	45906
P4	---	1.5	0.850	21550
A_0	---	84.6	0.987	1196899

Total Area: 1,414,724

Hb A_{1c}(NGSP) = 5.2 %

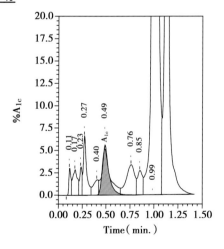

图 2-4　高效液相色谱法 Hb A_{1c} 图谱

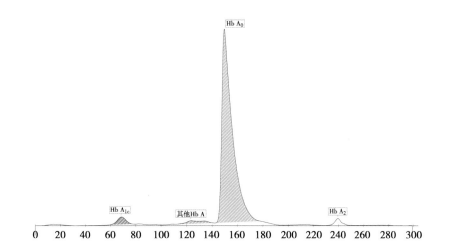

A₁c Haemoglobin Electrophoresis

Fractions	%	mmol/mol	Cal. %
Hb A₁c	-	**23**	4.2
其他**Hb A**	2.7		
Hb A₀	92.1		
Hb A₂	2.1		

图 2-5　毛细管电泳法 Hb A₁c 图谱

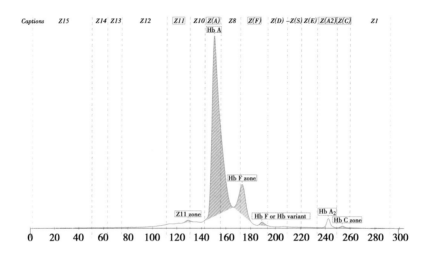

Haemoglobin Electrophoresis

Name	%	Normal Values %
Z11 zone	0.5	
Hb A	85.3	
Hb F zone	10.7	
Hb F or Hb variant	1.0	
Hb A$_2$	2.1	
Hb C zone	0.4	

图 2-6　毛细管电泳法血红蛋白分析图谱

Peak Name	Calibrated Area %	Area %	Retention Time (min)	Peak Area
Unknown	---	0.0	0.99	1119
F	1.4	---	1.11	38109
Unknown	---	0.7	1.27	16549
P2	---	3.1	1.36	77448
P3	---	5.7	1.75	144922
A_0	---	72.9	2.43	1840858
A_2	1.7*	---	3.65	43981
D-window	---	13.7	4.02	346733
S-window	---	0.6	4.60	15965

Total Area: 2,525,684

F Concentration = 1.4 %
A_2 Concentration = 1.7*%

*Values outside of expected ranges

Analysis comments:

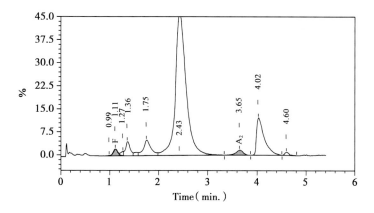

图 2-7　高效液相色谱法血红蛋白分析图谱

（徐安平　纪玲）

3. Hb Park Ridge

异常血红蛋白名称及分子特征

Hb Park Ridge　alpha2 9（A7）Asn>Lys

HGVS 命名　*HBA2*：c.30C>G

病例简介

男性,45岁,广东省紫金县人,常规体检。毛细管电泳法糖化血红蛋白结果为5.4%（35mmol/mol）,电泳图谱发现异常血红蛋白条带且提示图形异常（图2-8）,毛细管电泳法血红蛋白分析显示异常血红蛋白位于F区和1区,含量分别为21.7%和0.5%,Hb A$_2$ 1.9%（图2-9）。相关实验室检查结果：空腹血糖4.86mmol/L,RBC 5.92×10^{12}/L,Hb 162g/L,MCV 83.6fL,MCH 27.4pg,常规地中海贫血基因检测正常,测序结果为 Hb Park Ridge［*HBA2*：c.30C>G,CD9（AAC>AAG）,Asn>Lys］。

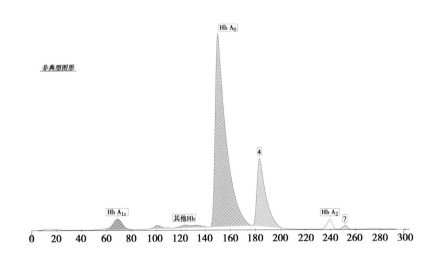

A$_{1c}$ Haemoglobin Electrophoresis

Fractions	%	mmol/mol	Cal. %
Hb A$_{1c}$ (*)	-	**35**	5.4
其他**Hb**	2.7		
Hb A$_0$	71.0		
4	20.4		
Hb A$_2$	1.8		
7	0.6		

图 2-8　毛细管电泳法 Hb A$_{1c}$ 图谱

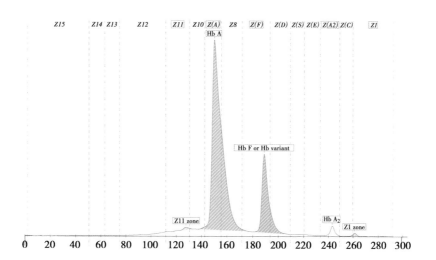

Haemoglobin Electrophoresis

Name	%	Normal Values %
Z11 zone	0.5	
Hb A	75.4	
Hb F or Hb variant	21.7	
Hb A₂	1.9	
Z1 zone	0.5	

图 2-9　毛细管电泳法血红蛋白分析图谱

（徐安平　纪玲）

4. Hb J-Wenchang-Wuming

异常血红蛋白名称及分子特征

Hb J-Wenchang-Wuming（其他名称：Hb Anantharaj） alpha2 or alpha1 11（A9）Lys>Gln

HGVS 命名 *HBA2*：c.34A>C（or *HBA1*）

病例简介

经测序确认的 7 例 Hb J-Wenchang-Wuming 杂合子携带者,其中男性 5 例,女性 2 例,平均年龄 42.5 岁。地区分布：广东省 3 例,其余未知。大部分为糖化血红蛋白检测过程中发现,毛细管电泳法糖化血红蛋白图谱发现异常血红蛋白条带并提示图形异常（图 2-10）,毛细管电泳法血红蛋白分析显示异常血红蛋白位于 12 区和 D 区（图 2-11）,含量为（27.1 ± 2.5）% 和（0.6 ± 0.2）%。相关实验室检查结果：RBC（5.1 ± 0.7）× 10^{12}/L, Hb（138.5 ± 11.3）g/L, MCV（84.1 ± 12.9）fL, MCH（27.5 ± 4.9）pg,常规地中海贫血基因检测正常,测序结果为 Hb J-Wenchang-Wuming [*HBA2*：c.34A>C, CD11（AAG>CAG）, Lys>Gln]。

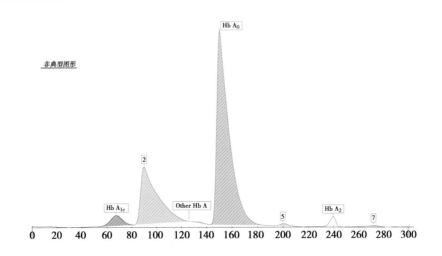

A_{1c} *Haemoglobin Electrophoresis*

Fractions	%	mmol/mol	Cal. %
Hb A_{1c}(*)	-	34	5.2
2	26.9		
Other Hb A	0.2		
Hb A_0	66.9		
5	0.4		
Hb A_2	1.8		
7	0.3		

图 2-10 毛细管电泳法 Hb A_{1c} 图谱

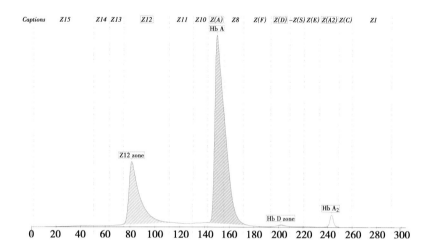

Haemoglobin Electrophoresis

Name	%	Normal Values %
Z12 zone	26.1	
Hb A	71.8	
Hb D zone	0.4	
Hb A₂	1.7	

图 2-11　毛细管电泳法血红蛋白分析图谱

（徐安平　纪玲）

5. Hb Albany-Suma

异常血红蛋白名称及分子特征

Hb Albany-Suma　alpha2 or alpha1 11（A9）Lys>Asn

HGVS 命名　*HBA2*：c.[36G>C（or *HBA1*）or 36G>T（or *HBA1*）]

📋 病例简介

男性，62 岁，常规体检。毛细管电泳法糖化血红蛋白结果为 6.9%（52mmol/mol），电泳图谱发现异常血红蛋白条带并提示图形异常（图 2-12），高效液相色谱法糖化血红蛋白结果 5.5%（37mmol/mol），色谱图发现 P3 峰含量为 21.8%，怀疑是异常血红蛋白和 P3 共同洗脱（图 2-13）。毛细管电泳法血红蛋白分析显示异常血红蛋白位于 12 区和 D 区，含量分别为 23.0% 和 0.4%，Hb A_2 1.9%（图 2-14）。相关实验室检查结果：空腹血糖 6.94mmol/L，RBC 5.10×10^{12}/L，Hb 151g/L，MCV 88.8fL，MCH 29.6pg，常规地中海贫血基因检测正常，测序结果为 Hb Albany-Suma [*HBA2*：c.36G>C，CD11（AAG>AAC），Lys>Asn]。

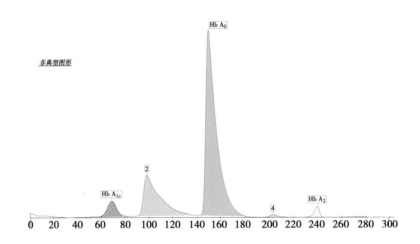

A_{1c} Haemoglobin Electrophoresis

Fractions	%	mmol/mol	Cal. %
Hb A_{1c} (*)	-	52	6.9
2	23.1		
Hb A_0	69.4		
4	0.4		
Hb A_2	1.9		

图 2-12　毛细管电泳法 Hb A_{1c} 图谱

Peak Name	NGSP %	Area %	Retention Time (min)	Peak Area
Unknown	---	0.4	0.117	7184
A₁ₐ	---	1.3	0.170	24736
F	---	2.9	0.268	55457
Unknown	---	0.5	0.346	9406
LA₁c	---	1.7	0.410	33561
A₁c	5.5	---	0.517	85709
P3	---	21.8	0.796	419803
P4	---	1.6	0.945	30117
A₀	---	65.5	1.009	1263927

Total Area: 1,929,901

Hb A₁c (NGSP) = 5.5 %

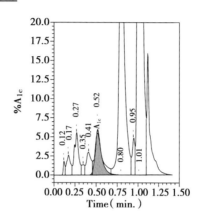

图 2-13　高效液相色谱法 Hb A₁c 图谱

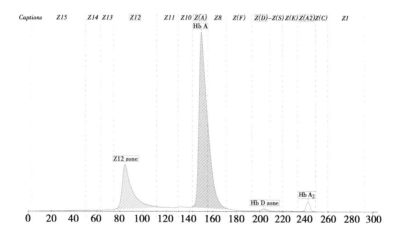

Haemoglobin Electrophoresis

Name	%	Normal Values %
Z12 zone	23.0	
Hb A	74.7	
Hb D zone	0.4	
Hb A₂	1.9	

图 2-14　毛细管电泳法血红蛋白分析图谱

（徐安平　纪玲）

6. Hb J-Paris-Ⅰ

病例简介

男性，32岁，福建省宁化县人，常规体检。毛细管电泳法糖化血红蛋白结果为5.3%（34mmol/mol），电泳图谱发现异常血红蛋白条带并提示图形异常（图2-15），毛细管电泳法血红蛋白分析显示异常血红蛋白位于12区和D区，含量分别为20.8%和0.2%，Hb A_2 2.3%（图2-16）。相关实验室检查结果：空腹血糖4.85mmol/L，RBC 5.27 × 10^{12}/L，Hb 155g/L，MCV 88.6fL，MCH 29.4pg，常规地中海贫血基因检测正常，测序结果为 Hb J-Paris-Ⅰ[*HBA2*：c.38C>A，CD12（GCC>GAC），Ala>Asp]。

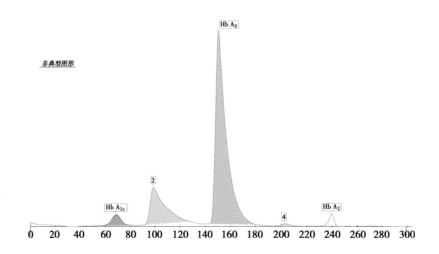

A_{1c} Haemoglobin Electrophoresis

Fractions	%	mmol/mol	Cal. %
Hb A_{1c}(*)	-	34	5.3
2	19.6		
Hb A_0	74.0		
4	0.4		
Hb A_2	2.2		

图 2-15 毛细管电泳法 Hb A_{1c} 图谱

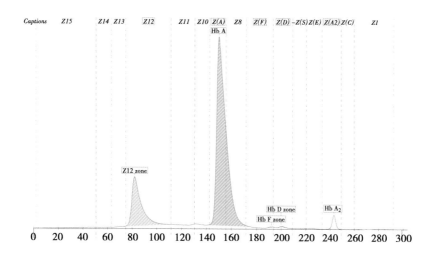

Haemoglobin Electrophoresis

Name	%	Normal Values %
Z12 zone	20.8	
Hb A	76.6	
Hb F zone	0.1	
Hb D zone	0.2	
Hb A₂	2.3	

图 2-16　毛细管电泳法血红蛋白分析图谱

（徐安平　纪玲）

7. Hb Ottawa

异常血红蛋白名称及分子特征
Hb Ottawa（其他名称：Hb Siam）　alpha2 or alpha1 15（A13）Gly>Arg
HGVS 命名　*HBA2*：c.46G>C（or *HBA1*）

📋 病例简介

经测序确认的 9 例 Hb Ottawa 杂合子携带者，其中男性 5 例，女性 4 例，平均年龄 36.2 岁。地区分布：广东省 5 例，海南省 1 例，其余未知。大部分为糖化血红蛋白检测过程中发现，毛细管电泳法糖化血红蛋白图谱发现异常血红蛋白条带并提示图形异常（图 2-17），毛细管电泳法血红蛋白分析显示异常血红蛋白位于 S 区和 1 区，含量分别为（19.8±0.5）% 和（0.5±0.1）%，Hb A_2 为（2.0±0.2）%（图 2-18）。相关实验室检查结果：RBC（4.9±0.3）× 10^{12}/L，Hb（147.7±14.8）g/L，MCV（87.6±4.8）fL，MCH（30.1±2.3）pg，常规地中海贫血基因检测正常，测序结果为 Hb Ottawa［*HBA2*：c.46G>C, CD15（GGT>CGT, Gly>Arg］。

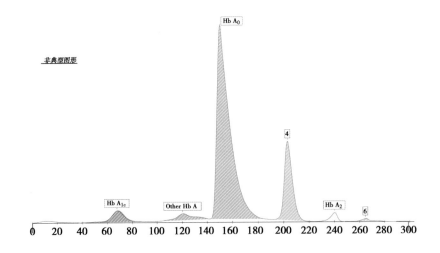

A_{1c} Haemoglobin Electrophoresis

Fractions	%	mmol/mol	Cal. %
Hb A_{1c}(*)	-	36	5.4
Other Hb A	3.0		
Hb A_0	72.3		
4	18.5		
Hb A_2	1.8		
6	0.5		

图 2-17　毛细管电泳法 Hb A_{1c} 图谱

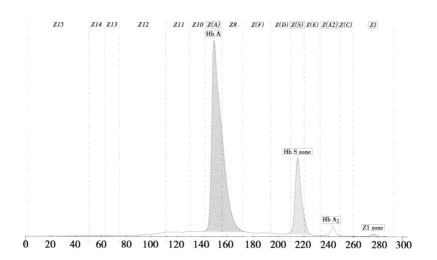

Haemoglobin Electrophoresis

Name	%	Normal Values %
Hb A	77.9	
Hb S zone	19.8	
Hb A₂	1.9	
Z1 zone	0.4	

图 2-18　毛细管电泳法血红蛋白分析图谱

（徐安平　纪玲）

8. Hb I-Interlaken

异常血红蛋白名称及分子特征

Hb I-Interlaken（其他名称：Hb J-Oxford、Hb N-Cosenza） alpha1 15（A13）Gly>Asp

HGVS 命名　*HBA1*：c.47G>A

📋 病例简介

男性，36 岁，河南省孟津县人，常规体检。毛细管电泳法糖化血红蛋白结果为 5.5%（37mmol/mol），电泳图谱发现异常血红蛋白条带且提示图形异常（图 2-19），毛细管电泳法血红蛋白分析显示异常血红蛋白位于 13 区和 D 区（图 2-20），含量分别为 30.6% 和 0.6%，Hb A_2 1.6%。相关实验室检查结果：空腹血糖 5.91mmol/L，RBC 5.47×10^{12}/L，Hb 169g/L，MCV 92.9fL，MCH 30.9pg，常规地中海贫血基因检测正常，测序结果为 Hb I-Interlaken［*HBA1*：c.47G>A，CD15（GGT>GAT），Gly>Asp］。

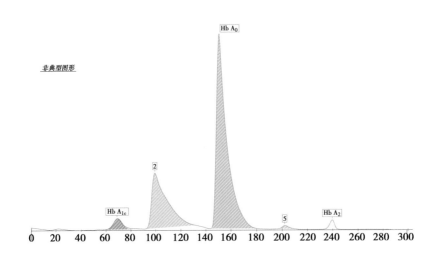

A_{1c} *Haemoglobin Electrophoresis*

Fractions	%	mmol/mol	Cal. %
Hb A_{1c} (*)	-	37	5.5
2	29.5		
Hb A_0	64.9		
5	0.6		
Hb A_2	1.5		

图 2-19　毛细管电泳法 Hb A_{1c} 图谱

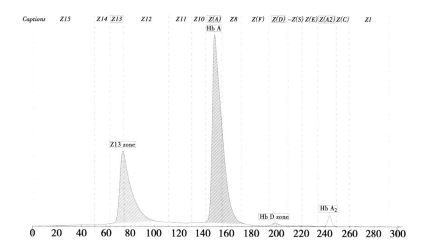

Haemoglobin Electrophoresis

Name	%	Normal Values %
Z13 zone	30.6	
Hb A	67.2	
Hb D zone	0.6	
Hb A₂	1.6	

图 2-20　毛细管电泳法血红蛋白分析图谱

（徐安平　纪玲）

9. Hb Liaoning

异常血红蛋白名称及分子特征

Hb Liaoning　　alpha2 15（A13）Gly>Val

HGVS 命名　　*HBA2*：c.47G>T

📋 病例简介

男性，36岁，辽宁省盘锦市人，常规体检。毛细管电泳法未给出糖化血红蛋白结果，图谱提示图形异常（图 2-21），亲和层析色谱法糖化血红蛋白结果为 5.1%（32mmol/mol）。毛细管电泳法（图 2-22）和高效液相色谱法（图 2-23）血红蛋白分析未见异常。基质辅助激光解析电离飞行时间质谱（MALDI-TOF MS）发现一个分子量为 15 169Da 异常峰，含量约为 26.0%（图 2-24）。相关实验室检查结果：空腹血糖 4.83mmol/L，RBC 5.24×10^{12}/L，Hb 144g/L，MCV 87.8fL，MCH 27.5pg，常规地中海贫血基因检测正常，测序结果为 Hb Liaoning [*HBA2*：c.47G>T，CD15（GGT>GTT），Gly>Val]，理论分子量变化（42.0Da）与实际分子量差异（41.5Da）一致。

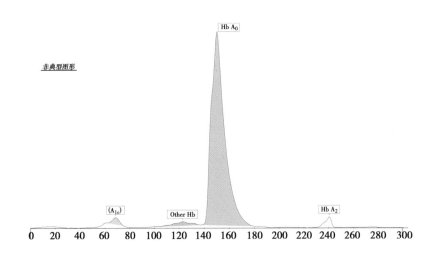

A_{1c} Haemoglobin Electrophoresis

Fractions	%	mmol/mol	Cal. %
(A_{1c})	1.8		
Other Hb	2.6		
Hb A_0	93.2		
Hb A_2	2.4		

图 2-21　毛细管电泳法 Hb A_{1c} 图谱

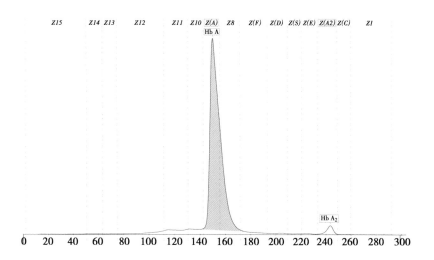

Haemoglobin Electrophoresis

Name	%	Normal Values %
Hb A	97.2	96.8 ~ 97.8
Hb A$_2$	2.8	2.2 ~ 3.2

图 2-22　毛细管电泳法血红蛋白分析图谱

Peak Name	Calibrated Area %	Area %	Retention Time (min)	Peak Area
F	0.7	---	1.09	25042
Unknown	---	1.4	1.22	52256
P2	---	3.9	1.34	141572
P3	---	6.2	1.72	224413
A_0	---	85.0	2.32	3063220
A_2	2.7	---	3.61	97485

Total Area: 3,603,988*

F Concentration = 0.7 %
A_2 Concentration = 2.7 %

*Values outside of expected ranges

Analysis comments:

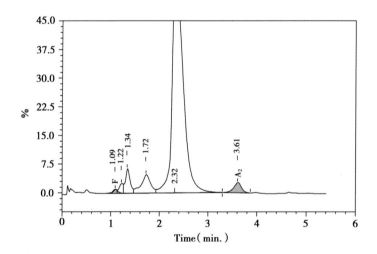

图 2-23　高效液相色谱法血红蛋白分析图谱

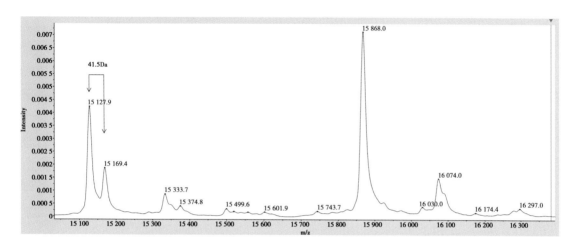

图 2-24　MALDI-TOF MS 图

注：m/z 15127.9 和 15868.0 分别为正常 α 和 β 珠蛋白链。

（徐安平　纪玲）

10. Hb Heilongjiang

异常血红蛋白名称及分子特征

Hb Heilongjiang　　alpha2 16（A14）Lys>Gln

HGVS 命名　　*HBA2*：c.49A>C

病例简介

【病例1】女性,46 岁,黑龙江省哈尔滨市人,常规体检。毛细管电泳法糖化血红蛋白结果为 5.7%（38mmol/mol）,图谱发现异常血红蛋白条带并提示图形异常（图 2-25）,高效液相色谱法糖化血红蛋白结果为 4.82%（29mmol/mol）,色谱图发现存在异常未知峰,含量为 26.43%（图 2-26）。毛细管电泳法血红蛋白分析显示异常血红蛋白位于 12 区和 D 区,含量分别为 28.5% 和 0.4%,Hb A$_2$ 1.3%（图 2-27）。相关实验室检查结果：空腹血糖 4.87mmol/L,RBC 4.40×10^{12}/L,Hb 127g/L,MCV 90.0fL,MCH 28.9pg,常规地中海贫血基因检测正常,测序结果为 Hb Heilongjiang [*HBA2*：c.49A>C, CD16（AAG>CAG）, Lys>Gln]。

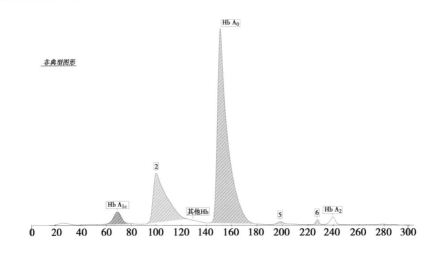

A$_{1c}$ *Haemoglobin Electrophoresis*

Fractions	%	mmol/mol	Cal. %
Hb A$_{1c}$ (*)	-	38	5.7
2	26.1		
其他Hb	0.1		
Hb A$_0$	67.6		
5	0.4		
6	0.4		
Hb A$_2$	1.3		

图 2-25　毛细管电泳法 Hb A$_{1c}$ 图谱

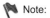 Note:

Possible variant interference. Unread barcode

Comment:

Minor peak(s) > 10%

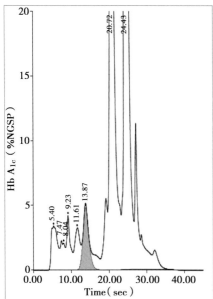

Peak Name	RT	Area	Area%	Concentration (% NGSP)
A_{1a}	5.40	2887.14	2.59	---
A_{1b}	7.47	602.24	0.54	---
Unknown	8.04	626.16	0.56	---
F	9.23	2048.00	1.84	---
LA_{1c}	11.61	2153.11	1.93	---
Hb A_{1c}	13.87	3807.19	---	4.82
Unknown	20.72	29419.43	26.43	---
A_0	24.43	69761.33	62.68	---

Total Area: 111305

Status: Held

图 2-26 高效液相色谱法 Hb A_{1c} 图谱

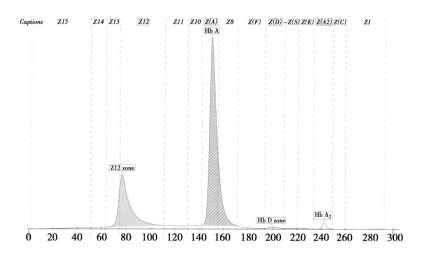

Haemoglobin Electrophoresis

Name	%	Normal Values %
Z12 zone	28.5	
Hb A	69.8	
Hb D zone	0.4	
Hb A₂	1.3	

图 2-27　毛细管电泳法血红蛋白分析图谱

【病例2】女性,22岁,广东省信宜市人,常规体检,电泳图谱发现异常血红蛋白区带（图 2-28）,血红蛋白电泳分析显示此异常血红蛋白位于 12 区,含量为 34.9%, Hb A_2 1.7%, Hb CS 0.7%。相关实验室检查结果: RBC 3.44×10^{12}/L, Hb 87g/L, MCV 63.2fL, MCH 25.9pg, 常规地中海贫血基因结果为 $\alpha^{CS}\alpha/\alpha\alpha$,测序结果为 Hb Heilongjiang [*HBA2*: c.49A>C, CD16（AAG>CAG）, Lys>Gln]。

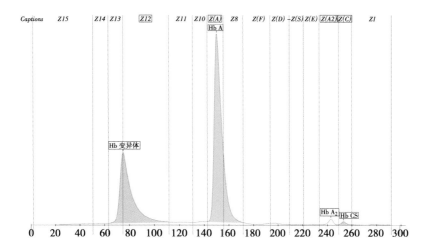

Haemoglobin Electrophoresis

Name	%	Normal Values %
Hb 变异体	**34.9**	
Hb A	**63.2**	
Hb A$_2$	**1.2**	
Hb CS	**0.7**	

图 2-28　毛细管电泳法血红蛋白分析图谱

（徐安平　纪玲　任天凤）

11. Hb I

异常血红蛋白名称及分子特征
Hb I（其他名称：Hb I-Burlington、Hb I-Philadelphia、Hb I-Skamania、Hb I-Texas） alpha2 or alpha1 16（A14）Lys>Glu
HGVS 命名　*HBA2*：c.49A>G（or *HBA1*）

病例简介

经测序确认的 5 例 Hb I 杂合子携带者，其中男性 4 例，女性 1 例，平均年龄 34.2 岁。地区分布：广东省 2 例，湖南省、山西省各 1 例，其余未知，均为糖化血红蛋白检测过程中发现。毛细管电泳法糖化血红蛋白未给出结果，图谱发现异常血红蛋白条带并提示图形异常（图 2-29），毛细管电泳法血红蛋白分析显示异常血红蛋白位于 15 区（图 2-30），含量为（22.6±4.0）%，Hb A_2 为（1.9±0.1）%。相关实验室检查结果：RBC（4.8±0.6）× 10^{12}/L，Hb（143.5±16.7）g/L，MCV（90.7±4.2）fL，MCH（30.0±1.6）pg，常规地中海贫血基因检测正常，测序结果为 Hb I [*HBA2*：c.49A>G，CD16（AAG>GAG，Lys>Glu]。

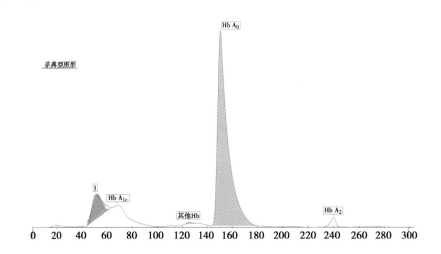

A_{1c} Haemoglobin Electrophoresis

Fractions	%	mmol/mol	Cal. %
Hb A_{1c}(*)	-		
1	8.8		
其他Hb	0.5		
Hb A_0	86.0		
Hb A_2	2.0		

图 2-29　毛细管电泳法 Hb A_{1c} 图谱

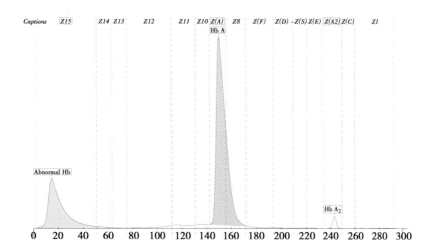

Haemoglobin Electrophoresis

Name	%	Normal Values %
Abnormal Hb	27.8	
Hb A	70.4	
Hb A$_2$	1.8	

图 2-30　毛细管电泳法血红蛋白分析图谱

（徐安平　纪玲）

12. Hb Beijing

异常血红蛋白名称及分子特征

Hb Beijing　alpha2 or alpha1 16（A14）Lys>Asn

HGVS 命名　*HBA2*：c.[51G>C（or *HBA1*）or 51G>T（or *HBA1*）]

📋 病例简介

经测序确认的 6 例 Hb Beijing 杂合子携带者,其中男性 3 例,女性 3 例,平均年龄 38.2 岁。地区分布:湖北省 2 例,天津市、陕西省、辽宁省各 1 例,其余未知,均为糖化血红蛋白检测过程中发现。毛细管电泳法糖化血红蛋白图谱均发现异常血红蛋白条带并提示图形异常(图 2-31),毛细管电泳法血红蛋白分析显示异常血红蛋白位于 13 区和 D 区(图 2-32),含量分别为（25.3 ± 1.0）% 和（0.5 ± 0.2）%,Hb A_2 为（1.9 ± 0.2）%。相关实验室检查结果:RBC（4.4 ± 0.5）× 10^{12}/L,Hb（138.0 ± 21.7）g/L,MCV（93.4 ± 4.3）fL,MCH（31.0 ± 1.7）pg,常规地中海贫血基因检测正常,测序结果为 Hb Beijing[*HBA2*：c.51G>T,CD16（AAG>AAT）,Lys>Asn]。

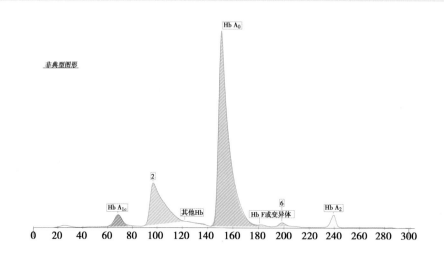

A_{1c} *Haemoglobin Electrophoresis*

Fractions	%	mmol/mol	Cal. %
Hb A_{1c}(*)	-	37	5.6
2	22.6		
其他Hb	0.4		
Hb A_0	70.2		
Hb F或变异体			
6	0.7		
Hb A_2	2.2		

图 2-31　毛细管电泳法 Hb A_{1c} 图谱

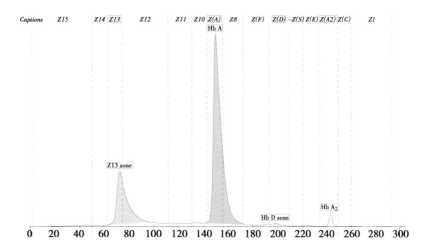

Haemoglobin Electrophoresis

Name	%	Normal Values %
Z13 zone	25.2	
Hb A	72.4	
Hb D zone	0.2	
Hb A₂	2.2	

图 2-32　毛细管电泳法血红蛋白分析图谱

（徐安平　纪玲）

13. Hb Handsworth

异常血红蛋白名称及分子特征

Hb Handsworth　alpha2 or alpha1 18（A16）Gly>Arg

HGVS 命名　*HBA2*：c.55G>C（or *HBA1*）

病例简介

女性,30 岁,湖北省黄梅县人,常规体检。毛细管电泳法糖化血红蛋白结果为 4.9%（30mmol/mol）,电泳图谱发现异常血红蛋白条带并提示图形异常（图 2-33）,毛细管电泳法血红蛋白分析显示异常血红蛋白位于 S 区和 1 区,含量分别为 13.1% 和 0.3%, Hb A$_2$ 2.2%（图 2-34）。相关实验室检查结果:空腹血糖 4.55mmol/L, RBC 4.81 × 10^{12}/L, Hb 121g/L, MCV 81.3fL, MCH 25.2pg,测序结果为 Hb Handsworth [*HBA2*：c.55G>C, CD18（GGC>CGC）, Gly>Arg]。

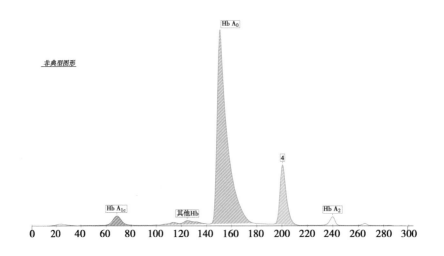

A$_{1c}$ *Haemoglobin Electrophoresis*

Fractions	%	mmol/mol	Cal. %
Hb A$_{1c}$ (*)	-	30	4.9
其他Hb	3.1		
Hb A$_0$	77.2		
4	14.6		
Hb A$_2$	1.7		

图 2-33　毛细管电泳法 Hb A$_{1c}$ 图谱

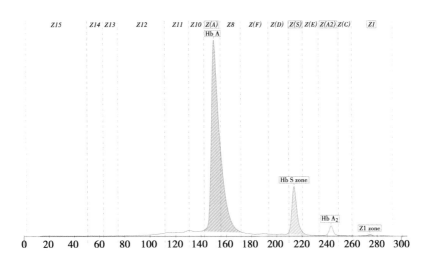

Haemoglobin Electrophoresis

Name	%	Normal Values %
Hb A	84.4	
Hb S zone	13.1	
Hb A$_2$	2.2	
Z1 zone	0.3	

图 2-34　毛细管电泳法血红蛋白分析图谱

（徐安平　纪玲）

14. Hb J-Tashikuergan

异常血红蛋白名称及分子特征

Hb J-Tashikuergan　alpha2 or alpha1 19（AB1）Ala>Glu

HGVS 命名　　*HBA2*：c.59C>A（or *HBA1*）

病例简介

女性，31岁，湖北省枝江市人，产前检查。毛细管电泳法糖化血红蛋白结果为5.3%（34mmol/mol），图谱发现异常血红蛋白条带并提示图形异常（图2-35），高效液相色谱法糖化血红蛋白结果为25.7%（257mmol/mol），怀疑异常血红蛋白和 HbA_{1c} 共同洗脱，导致结果假性增高（图2-36）。毛细管电泳法血红蛋白分析显示异常血红蛋白分别位于13区和F区，含量分别为24.5%和0.6%，Hb A_2 2.1%（图2-37）。相关实验室检查结果：空腹血糖3.92mmol/L，RBC 3.46×10^{12}/L，Hb 109g/L，MCV 94.5fL，MCH 31.5pg，常规地中海贫血基因检测正常，测序结果为 Hb J-Tashikuergan [*HBA2*：c.59C>A，CD19（GCG>GAG），Ala>Glu]。

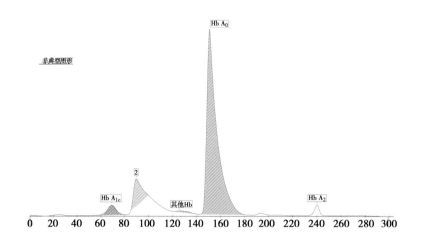

A₁c Haemoglobin Electrophoresis

Fractions	%	mmol/mol	Cal. %
Hb A₁c （*）	-	34	5.3
2	10.4		
其他Hb	0.9		
Hb A₀	82.3		
Hb A₂	2.2		

图 2-35　毛细管电泳法 Hb A₁c 图谱

Peak Name	NGSP %	Area %	Retention Time (min)	Peak Area
Unknown	---	0.3	0.116	7200
A_{1a}	---	1.2	0.161	28939
A_{1b}	---	2.6	0.235	66057
F	---	1.0	0.292	25310
Unknown	---	1.4	0.361	34689
LA_{1c}	---	3.4	0.449	85949
A_{1c}	25.7*	---	0.577	581881
P3	---	0.7	0.817	17056
P4	---	1.7	0.866	41444
A_0	---	64.6	0.979	1622173

*Values outside of expected ranges   Total Area: 2,510,698

Hb A_{1c} (NGSP) = 25.7* %

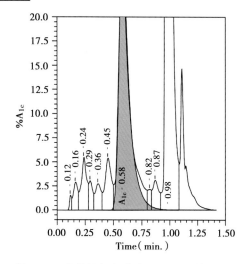

图 2-36　高效液相色谱法 Hb A_{1c} 图谱

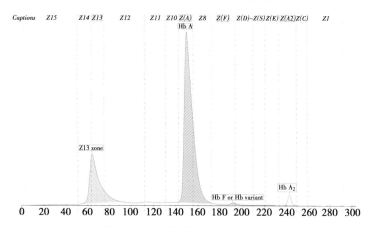

Haemoglobin Electrophoresis

Name	%	Normal Values %
Z13 zone	24.5	
Hb A	72.8	
Hb F or Hb variant	0.6	
Hb A_2	2.1	

图 2-37　毛细管电泳法血红蛋白分析图谱

（徐安平　纪玲）

15. Hb Brugg

异常血红蛋白名称及分子特征

Hb Brugg（其他名称：Hb Le Lamentin）　alpha1 20（B1）His>Gln

HGVS 命名　*HBA1*：c.63C>A

病例简介

男性，26 岁，山东省青岛市人，常规体检。高效液相色谱法糖化血红蛋白结果为 3.7%（17mmol/mol），色谱图发现存在未知变异峰，含量为 24.4%（图 2-38）。毛细管电泳法糖化血红蛋白结果为 5.09%（32.1mmol/mol），电泳图未见异常（图 2-39）。高效液相色谱法血红蛋白分析发现 P3 峰含量为 25.3%，怀疑是异常血红蛋白，Hb A_2 2.1%（图 2-40），毛细管电泳法血红蛋白分析 Hb A_2 2.8%，图谱正常（图 2-41）。相关实验室检查结果：空腹血糖 5.02mmol/L，RBC 5.01×10^{12}/L，Hb 158g/L，MCV 94.2fL，MCH 31.5pg，常规地中海贫血基因检测正常，测序结果为 Hb Brugg［*HBA1*：c.63C>A，CD20（CAC>CAA），His>Gln］。

Peak Name	NGSP %	Area %	Retention Time (min)	Peak Area
Unknown	---	0.3	0.114	8949
A_{1a}	---	1.3	0.160	41046
A_{1b}	---	2.7	0.239	83885
F	---	1.0	0.292	32331
LA_{1c}	---	1.1	0.368	34556
A_{1c}	3.7*	---	0.453	100031
Unknown	---	24.4	0.590	769133
P3	---	1.6	0.874	50393
A_0	---	64.5	0.964	2036266

*Values outside of expected ranges　　　　Total Area:　3,156,590

Hb A_{1c} (NGSP) = 3.7* %

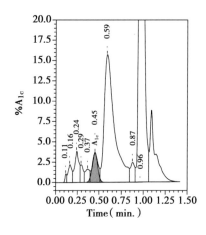

图 2-38　高效液相色谱法 Hb A_{1c} 图谱

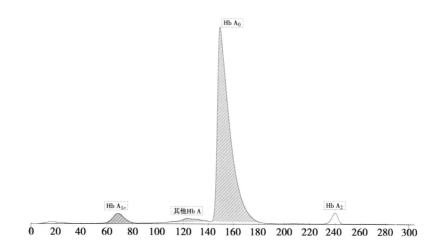

A_{1c} Haemoglobin Electrophoresis

Fractions	%	mmol/mol	Cal. %
Hb A_{1c}	-	**32.1**	5.09
其他Hb A	2.6		
Hb A_0	90.6		
Hb A_2	2.6		

图 2-39　毛细管电泳法 Hb A_{1c} 图谱

Peak Name	Calibrated Area %	Area %	Retention Time (min)	Peak Area
Unknown	---	0.2	0.60	3105
F	1.4*	---	1.05	26552
Unknown	---	0.9	1.26	16336
P2	---	3.8	1.35	70524
P3	---	25.3	1.60	466934
A_0	---	66.4	2.44	1226605
A_2	2.1*	---	3.63	36655

Total Area: 1,846,711

F Concentration = 1.4*%
A_2 Concentration = 2.1*%

*Values outside of expected ranges

Analysis comments:

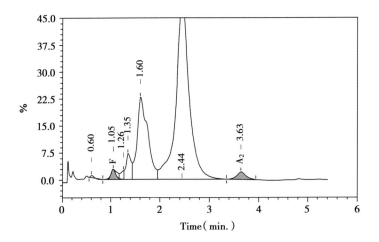

图 2-40　高效液相色谱法血红蛋白分析图谱

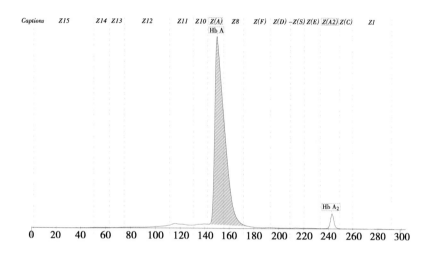

Haemoglobin Electrophoresis

Name	%		Normal Values %
Hb A	97.2	<	96.8~97.8
Hb A$_2$	2.8	<	2.2~ 3.2

图 2-41　毛细管电泳法血红蛋白分析图谱

（徐安平　纪玲）

16. Hb Venetia

异常血红蛋白名称及分子特征

Hb Venetia　alpha2 21（B2）Ala>Val

HGVS 命名　*HBA2*：c.65C>T

📋 病例简介

女性，25 岁，广东省英德市人，常规婚检。毛细管电泳法血红蛋白分析未见明显异常，Hb A 含量为 97.3%，Hb A$_2$ 2.7%（图 2-42）。相关实验室检查结果：RBC 4.07 × 10^{12}/L，Hb 124g/L，MCV 94.1fL，MCH 30.5pg，常规地中海贫血基因检测正常，测序结果为 Hb Venetia［*HBA2*：c.65C>T，CD21（GCT>GTT），Ala>Val］。

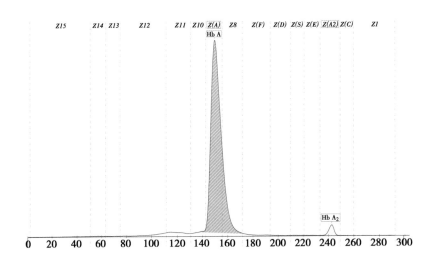

Haemoglobin Electrophoresis

Name	%	Normal Values %
Hb A	**97.3**	96.8 ~ 97.8
Hb A$_2$	**2.7**	2.2 ~ 3.2

图 2-42　毛细管电泳法血红蛋白分析图谱

（黄劲柏）

17. Hb Chad

异常血红蛋白名称及分子特征

Hb Chad (其他名称：Hb E-Keelung)　alpha2 or alpha1 23 (B4) Glu>Lys

HGVS 命名　*HBA2*：c.70G>A (or *HBA1*)

📋 病例简介

男性，68 岁，内蒙古自治区呼和浩特市人，因 2 型糖尿病就诊。毛细管电泳法糖化血红蛋白结果为 7.1% (54mmol/mol)，电泳图谱发现异常血红蛋白条带并提示图形异常（ 图 2-43 ），高效液相色谱法糖化血红蛋白结果为 6.8% (51mmol/mol)，色谱图发现存在异常峰，含量为 27.4% (图 2-44)。毛细管电泳法血红蛋白分析显示异常血红蛋白位于 Hb A_2 区，含量共为 25.0% (图 2-45)，高效液相色谱法血红蛋白分析发现存在未知峰，含量为 22.9% (图 2-46)。相关实验室检查结果：RBC 4.81×10^{12}/L，Hb 157g/L，MCV 93.6fL，MCH 32.6pg，常规地中海贫血基因检测正常，测序结果为 Hb Chad [*HBA2*：c.70G>A，CD23 (GAG>AAG)，Glu>Lys]。

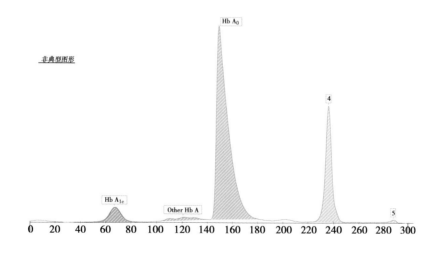

A1c Haemoglobin Electrophoresis

Fractions	%	mmol/mol	Cal. %
Hb A$_{1c}$ (*)	-	54	7.1
Other Hb A	2.5		
Hb A$_0$	69.1		
4	22.7		
5	0.5		

图 2-43　毛细管电泳法 Hb A_{1c} 图谱

Peak Name	NGSP %	Area %	Retention Time (min)	Peak Area
Unknown	---	0.3	0.114	5462
A_{1a}	---	0.7	0.163	15685
A_{1b}	---	0.7	0.220	14736
F	---	1.1	0.260	23134
LA_{1c}	---	1.4	0.387	29634
A_{1c}	6.8*	---	0.482	88970
P3	---	2.8	0.768	60793
P4	---	1.0	0.851	22593
A_0	---	60.5	0.993	1305317
C	---	27.4	1.179	592473

*Values outside of expected ranges   Total Area: 2,158,799

Hb A_{1c}(NGSP) = 6.8* %

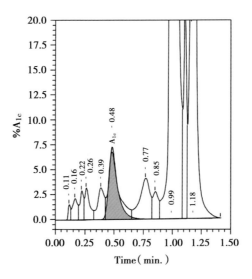

图 2-44　高效液相色谱法 Hb A_{1c} 图谱

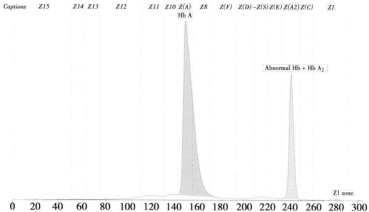

Haemoglobin Electrophoresis

Name	%	Normal Values %
Hb A	74.9	
Abnormal Hb + Hb A$_2$	25.0	
Z1 zone	0.1	

图 2-45　毛细管电泳法血红蛋白分析图谱

Peak Name	Calibrated Area %	Area %	Retention Time (min)	Peak Area
F	0.6	---	1.08	21557
Unknown	---	1.0	1.22	35033
P2	---	4.0	1.34	137090
P3	---	4.4	1.72	149822
A$_0$	---	63.0	2.35	2140222
A$_2$	1.8*	---	3.60	62259
D-window	---	1.6	4.06	54536
S-window	---	0.6	4.57	18745
Unknown	---	22.9	4.86	777938

Total Area: 3,397,203*

F Concentration = 0.6 %
A$_2$ Concentration =1.8*%

*Values outside of expected ranges

Analysis comments:

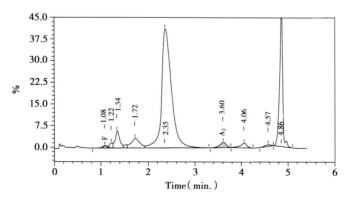

图 2-46　高效液相色谱法血红蛋白分析图谱

（徐安平　纪玲）

18. Hb Shenyang

异常血红蛋白名称及分子特征

Hb Shenyang　alpha2 or alpha1 26（B7）Ala>Glu

HGVS 命名　*HBA2*：c.80C>A（or *HBA1*）

病例简介

男性，88 岁，湖南省沅江市人，因糖尿病入院。毛细管电泳法糖化血红蛋白结果为 6.2%（44mmol/mol），电泳图谱可见异常血红蛋白条带并提示图形异常（图 2-47），高效液相色谱法糖化血红蛋白结果为 5.5%（37mmol/mol），色谱图发现 P3 峰含量为 21.01%（图 2-48），怀疑是异常血红蛋白与 P3 共同洗脱，亲和层析法糖化血红蛋白结果为 6.4%（46mmol/mol）。毛细管电泳法血红蛋白分析显示异常血红蛋白位于 12 区和 S 区，含量分别为 20.7% 和 0.4%，Hb A_2 2.0%（图 2-49）。相关实验室检查结果：空腹血糖 5.46mmol/L，RBC 4.04×10^{12}/L，Hb 120g/L，MCV 90.3fL，MCH 29.7pg，常规地中海贫血基因检测正常，测序结果为 Hb Shenyang[*HBA2*：c.80C>A，CD26（GCG>GAG），Ala>Glu]。

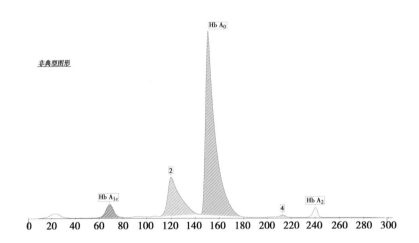

A_{1c} Haemoglobin Electrophoresis

Fractions	%	mmol/mol	Cal. %
Hb A_{1c} (*)	-	44	6.2
2	21.1		
Hb A_0	71.9		
4	0.4		
Hb A_2	1.9		

图 2-47　毛细管电泳法 Hb A_{1c} 图谱

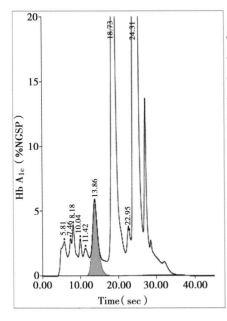

Peak Name	RT	Area	Area%	Concentration (% NGSP)
A_{1a}	5.81	2943.16	1.80	---
A_{1b}	7.46	1557.44	0.95	---
F	8.18	2795.08	1.71	---
Unknown	10.04	1698.32	1.04	---
LA_{1c}	11.42	2137.10	1.31	---
Hb A_{1c}	13.86	6678.05	---	5.54
P3	18.73	34397.42	21.01	---
Unknown	22.95	2885.33	1.76	---
A_0	24.31	108598.73	66.34	---

Total Area: 163691

Status: Held

图 2-48　高效液相色谱法 Hb A_{1c} 图谱

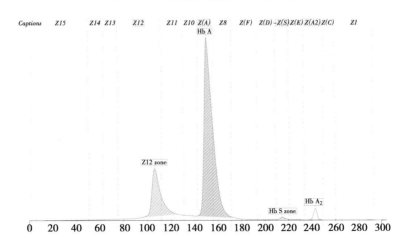

Haemoglobin Electrophoresis

Name	%	Normal Values %
Z12 zone	**20.7**	
Hb A	**76.9**	
Hb S zone	**0.4**	
Hb A$_2$	**2.0**	

图 2-49　毛细管电泳法血红蛋白分析图谱

（徐安平　纪玲）

19. Hb Hekinan Ⅱ

异常血红蛋白名称及分子特征

Hb Hekinan Ⅱ   alpha1 27（B8）Glu>Asp

HGVS 命名   *HBA1*：c.84G>T

📋 病例简介

男性,23岁,广东省英德市人,常规婚检。毛细管电泳法血红蛋白分析未见明显异常,Hb A 含量为 97.2%,Hb A$_2$ 2.8%（图 2-50）。相关实验室检查结果：RBC 5.58 × 10^{12}/L,Hb 161g/L,MCV 88.9fL,MCH 28.9pg,常规地中海贫血基因检测正常,测序结果为 Hb Hekinan Ⅱ [*HBA1*：c.84G>T, CD27（GAG>GAT）,Glu>Asp]。

女性,28岁,广东省英德市人。毛细管电泳法血红蛋白分析未见明显异常,Hb A 含量为 97.6%, Hb A$_2$ 2.4%（图 2-51）。相关实验室检查结果：RBC 4.35 × 10^{12}/L,Hb 98g/L,MCV 74.0fL,MCH 22.5pg,常规地中海贫血基因检测结果为 αα/--^{SEA},测序结果为 Hb Hekinan Ⅱ [*HBA1*：c.84G>T, CD27（GAG>GAT）,Glu>Asp]。

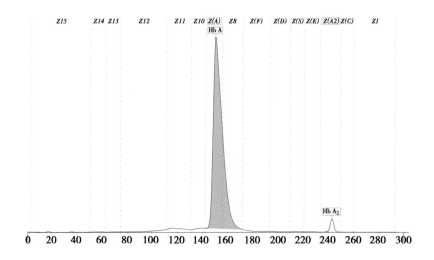

Haemoglobin Electrophoresis

Name	%	Normal Values %
Hb A	97.2	96.5 ~ 97.5
Hb A$_2$	2.8	2.5 ~ 3.5

图 2-50　毛细管电泳法血红蛋白分析图谱

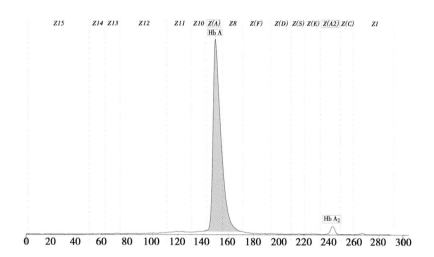

Haemoglobin Electrophoresis

Name	%		Normal Values %
Hb A	97.6	>	96.5 ~ 97.5
Hb A₂	2.4	<	2.5 ~ 3.5

图 2-51　毛细管电泳法血红蛋白分析图谱

（黄劲柏）

20. Hb Agrinio

异常血红蛋白名称及分子特征

Hb Agrinio   alpha2 29（B10）Leu>Pro

HGVS 命名   *HBA2*：c.89T>C

病例简介

男性,39 岁,湖南省浏阳市人,因参与科研项目（湖南省出生缺陷协同防治科技重大专项,2019SK1010）行地中海贫血相关检查。毛细管电泳法血红蛋白分析图谱未见明显异常,Hb A 含量为 97.5%,Hb A_2 2.5%（图 2-52）。相关实验室检查结果:RBC 5.64×10^{12}/L,Hb 139g/L,MCV 77.8fL,MCH 24.6pg,常规地中海贫血基因检测正常,测序结果为 Hb Agrinio[*HBA2*：c.89T>C,CD29（CTG>CCG）,Leu>Pro]。

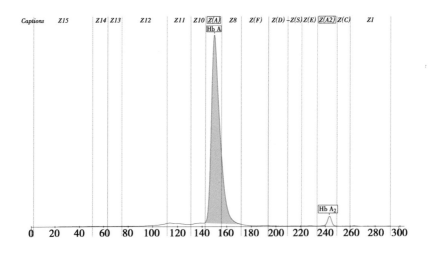

Haemoglobin Electrophoresis

Name	%	Normal Values %
Hb A	97.5	96.5～97.5
Hb A_2	2.5	2.5～3.5

图 2-52   毛细管电泳法血红蛋白分析图谱

（刘沁   席惠）

21. Hb G-Honolulu

异常血红蛋白名称及分子特征

Hb G-Honolulu（其他名称：Hb G-Chinese、Hb G-Hong Kong、Hb G-Singapore） alpha2 or alpha1 30（B11）Glu>Gln

HGVS 命名　*HBA2*：c.91G>C（or *HBA1*）

📋 病例简介

共 33 例 Hb G-Honolulu 杂合子，4 例 Hb G-Honolulu 合并 --^{SEA}/αα，2 例 Hb G-Honolulu 合并 -α$^{3.7}$/αα，1 例新生儿 Hb G-Honolulu 合并 --^{SEA}/αα，详细结果见表2-1。

表 2-1　Hb G-Honolulu 复合地中海贫血的电泳和血常规结果

基因改变	病例（*n*=39）	Hb variant/%，均值（标准差）	Hb A$_2$/%，均值（标准差）	RBC/（10^{12}/L），均值（标准差）	Hb/（g/L），均值（标准差）	MCV/fL，均值（标准差）	MCH/pg，均值（标准差）
Hb G-Honolulu 杂合子	33	23.6（5.4）	2.0（0.2）	4.9（0.6）	143.1（17.7）	87.2（5.4）	29.0（2.9）
Hb G-Honolulu 合并 --^{SEA}/αα	4	51.7（0.6）	2.4（0.2）	5.37（0.38）	112（11）	66.5（2.4）	20.9（0.6）
Hb G-Honolulu 合并 -α$^{3.7}$/αα	2	31.2（0.1）	1.8（0.1）	5.36（0.74）	149（25）	82.8（2.4）	27.7（0.8）

（1）Hb G-Honolulu 杂合子

经测序确认的 33 例 Hb G-Honolulu 杂合子携带者中男性 20 例，女性 13 例，平均年龄 42.8 岁。地区分布：广东 16 例，江西 4 例，湖北、湖南各 3 例，河南 2 例，福建、广西、山西、甘肃、陕西各 1 例。大部分为糖化血红蛋白检测过程中发现，毛细管电泳法糖化血红蛋白图谱发现异常血红蛋白条带并提示图形异常（图 2-53）。毛细管电泳法血红蛋白分析显示异常血红蛋白位于 D 区和 1 区（图 2-54），含量分别为（23.6 ± 5.4）% 和（0.6 ± 0.1）%，Hb A$_2$ 为（2.0 ± 0.2）%，高效液相色谱法血红蛋白分析图谱提示结果超出预期范围，怀疑是异常血红蛋白与 Hb A$_2$ 共同洗脱，导致 Hb A$_2$ 结果假性增高（图 2-55）。相关实验室检查结果：RBC（4.9 ± 0.6）× 10^{12}/L，Hb（143.1 ± 17.7）g/L，MCV（87.2 ± 5.4）fL，MCH（29.0 ± 2.9）pg，常规地中海贫血基因检测正常，测序结果为 Hb G-Honolulu [*HBA2*：c.91G>C，CD30（GAG>CAG），Glu>Gln]。

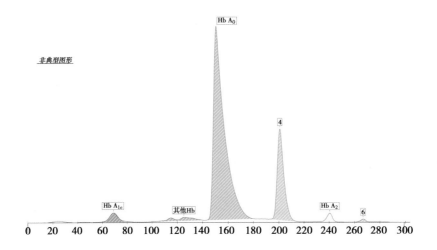

非典型图形

A_{1c} Haemoglobin Electrophoresis

Fractions	%	mmol/mol	Cal. %
Hb A_{1c} (*)	-	30	4.9
其他Hb	2.9		
Hb A_0	71.6		
4	20.2		
Hb A_2	1.6		
6	0.5		

图 2-53　毛细管电泳法 Hb A_{1c} 图谱

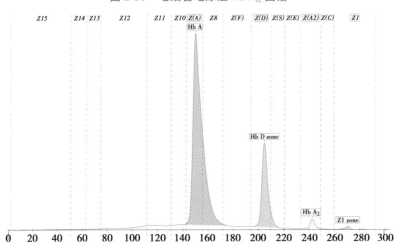

Haemoglobin Electrophoresis

Name	%	Normal Values %
Hb A	75.5	
Hb D zone	21.7	
Hb A_2	2.1	
Z1 zone	0.7	

图 2-54　毛细管电泳法血红蛋白分析图谱

Peak Name	Calibrated Area %	Area %	Retention Time (min)	Peak Area
Unknown	---	0.1	1.02	2530
F	0.3	---	1.12	11174
Unknown	---	0.7	1.26	22138
P2	---	3.3	1.35	112211
P3	---	4.2	1.75	143045
Unknown	---	1.9	1.91	62975
A_0	---	65.2	2.41	2202420
A_2	25.3*	---	3.80	801412
S-window	---	0.6	4.36	18622

Total Area: 3,376,529*

F Concentration = 0.3 %
A_2 Concentration = 25.3*%

*Values outside of expected ranges

Analysis comments:

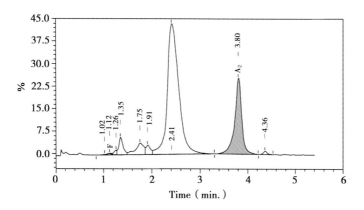

图 2-55 高效液相色谱法血红蛋白分析图谱

（2）Hb G-Honolulu 合并地中海贫血

1）Hb G-Honolulu 合并 $--^{SEA}/\alpha\alpha$

毛细管电泳法血红蛋白分析显示异常血红蛋白条带位于 D 区（图 2-56），含量为（51.7 ± 0.6）%，Hb A_2 为（2.4 ± 0.2）%。相关实验室检查结果：RBC（5.37 ± 0.38）× 10^{12}/L，Hb（112 ± 11）g/L，MCV（66.5 ± 2.4）fL，MCH（20.9 ± 0.6）pg，常规地中海贫血基因检测结果均为 $--^{SEA}/\alpha\alpha$，测序结果为 Hb G-Honolulu［*HBA2*: c.91G>C, CD30（GAG>CAG），Glu>Gln］。

2）Hb G-Honolulu 合并 $-\alpha^{3.7}/\alpha\alpha$

毛细管电泳法血红蛋白分析显示异常血红蛋白条带位于 D 区（图 2-57），含量为（31.2 ± 0.1）%，Hb A_2 为（1.8 ± 0.1）%。相关实验室检查结果：RBC（5.36 ± 0.74）× 10^{12}/L，Hb（149 ± 25）g/L，MCV（82.8 ± 2.4）fL，MCH（27.7 ± 0.8）pg，常规地中海贫血基因检测结果均为 $-\alpha^{3.7}/\alpha\alpha$，测序结果为 Hb G-Honolulu［*HBA2*: c.91G>C, CD30（GAG>CAG），Glu>Gln］。

3）新生儿 Hb G-Honolulu 合并 $--^{SEA}/\alpha\alpha$

毛细管电泳法血红蛋白分析显示异常血红蛋白位于 N（D/G/K）区和 N（S）区，含量分别为 4.3% 和 46.1%，疑似 Hb Barts（血红蛋白巴特）3.5%（图 2-58）。相关实验室检查结果：常规地中海贫血基因检测结果为 $--^{SEA}/\alpha\alpha$，测序结果为 Hb G-Honolulu［*HBA2*: c.91G>C, CD30（GAG>CAG），Glu>Gln］。

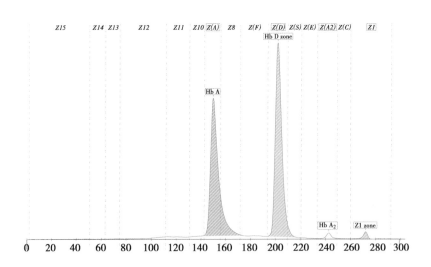

Haemoglobin Electrophoresis

Name	%	Normal Values %
Hb A	45.5	
Hb D zone	52.1	
Hb A_2	1.1	
Z1 zone	1.3	

图 2-56 毛细管电泳法血红蛋白分析图谱

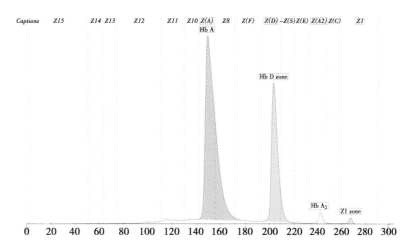

Haemoglobin Electrophoresis

Name	%	Normal Values %
Hb A	66.4	
Hb D zone	31.1	
Hb A$_2$	1.7	
Z1 zone	0.8	

图 2-57　毛细管电泳法血红蛋白分析图谱

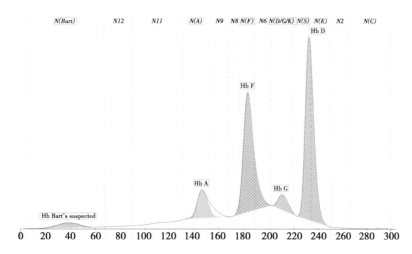

Neonatal Haemoglobin Electrophoresis

Name	%	
Hb Bart's suspected	3.5	A / F : 0.24
Hb A	8.8	A / X : 10.66
Hb F	37.3	
Hb G	4.3	
Hb D	46.1	

图 2-58　毛细管电泳法血红蛋白分析图谱

（徐安平　纪玲　黄烁丹　邹婕）

22. Hb O-Padova

异常血红蛋白名称及分子特征

Hb O-Padova   alpha2 or alpha1 30（B11）Glu>Lys

HGVS 命名   *HBA2*：c.91G>A（or *HBA1*）

病例简介

男婴，1天，进行新生儿筛查。血红蛋白电泳分析显示 Hb A 13.7%，Hb F 64.2%，Hb O-Padova 2.0%，Hb O-Padova-F 19.9%，Hb A_2 0.2%（图 2-59）。相关实验室检查结果：Hb 179g/L，MCV 104.1fL，MCH 34.6pg，常规地中海贫血基因检测未见异常。DNA 直接测序，结果显示在 α 基因（α_1 或 α_2）上密码子 30 位置出现碱基置换（GAG>AAG）。

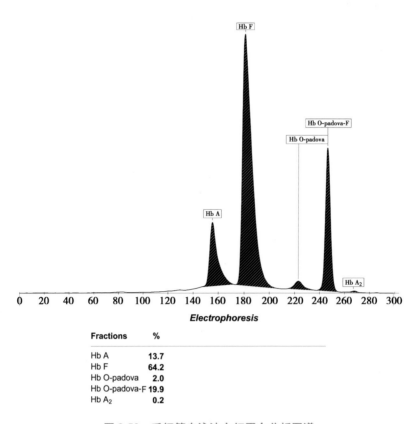

Fractions	%
Hb A	13.7
Hb F	64.2
Hb O-padova	2.0
Hb O-padova-F	19.9
Hb A_2	0.2

图 2-59 毛细管电泳法血红蛋白分析图谱

（李友琼 梁亮）

23. Hb Queens

异常血红蛋白名称及分子特征

Hb Queens（其他名称：Hb Ogi） alpha2 or alpha1 34（B15）Leu>Arg

HGVS 命名 *HBA2*：c.104T>G（or *HBA1*）

📋 病例简介

经测序确认的 8 例 Hb Queens 杂合子携带者,其中男性 6 例,女性 2 例,平均年龄 36.5 岁。地区分布:辽宁、山西、浙江、河南、广西、四川、甘肃、安徽各 1 例,均为糖化血红蛋白检测过程中发现。毛细管电泳法糖化血红蛋白图谱发现异常血红蛋白条带并提示图形异常（图 2-60）。毛细管电泳法血红蛋白分析显示异常血红蛋白位于 D 区和 1 区,含量分别为（17.6 ± 0.4）% 和（0.4 ± 0.1）%,Hb A_2 为（2.0 ± 0.2）%（图 2-61）,高效液相色谱法血红蛋白分析色谱图均发现 S 窗存在变异峰（图 2-62）。相关实验室检查结果:RBC（4.8 ± 0.5）× 10^{12}/L,Hb（140.1 ± 15.6）g/L,MCV（86.4 ± 4.3）fL,MCH（29.5 ± 1.5）pg,常规地中海贫血基因检测正常,测序结果为 Hb Queens[*HBA2*：c.104T>G,CD 34（CTG>CGG）,Leu>Arg]。

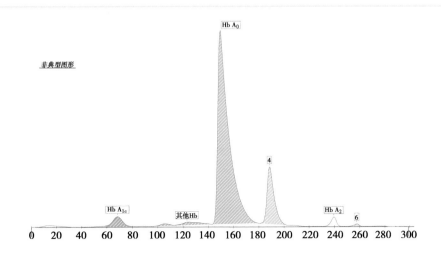

A₁c Haemoglobin Electrophoresis

Fractions	%	mmol/mol	Cal. %
Hb A₁c(*)	-	33	5.1
其他Hb	2.7		
Hb A₀	77.5		
4	14.2		
Hb A₂	1.8		
6	0.3		

图 2-60　毛细管电泳法 Hb A₁c 图谱

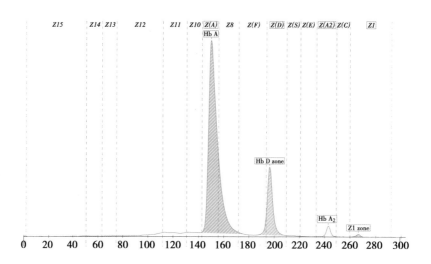

Haemoglobin Electrophoresis

Name	%	Normal Values %
Hb A	80.8	
Hb D zone	16.7	
Hb A$_2$	2.1	
Z1 zone	0.4	

图 2-61　毛细管电泳法血红蛋白分析图谱

Peak Name	Calibrated Area %	Area %	Retention Time (min)	Peak Area
Unknown	---	0.1	0.99	3482
F	0.5	---	1.10	15451
Unknown	---	0.7	1.26	24528
P2	---	3.8	1.35	125939
Unknown	---	0.7	1.54	22465
P3	---	4.4	1.77	144602
A_0	---	71.3	2.41	2335993
A_2	2.6	---	3.66	82780
S-window	---	15.5	4.34	507972
Unknown	---	0.4	4.62	13599

Total Area: 3,276,809*

F Concentration = 0.5 %
A_2 Concentration = 2.6 %

*Values outside of expected ranges

Analysis comments:

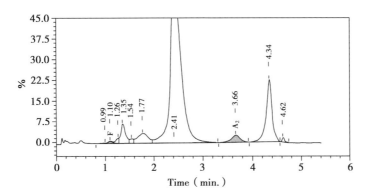

图 2-62　高效液相色谱法血红蛋白分析图谱

（徐安平　纪玲）

24. Hb Wiangpapao

异常血红蛋白名称及分子特征

Hb Wiangpapao（其他名称：Hb Xuchang） alpha1 or alpha2 44（CE2）Pro>Ser

HGVS 命名　*HBA1*：c.133C>T（or *HBA2*）

病例简介

男性，67岁，河南省鄢陵县人，因反复肢体抽搐伴意识丧失入院就诊。高效液相色谱法糖化血红蛋白结果为6.0%（42mmol/mol），图谱发现存在未知峰，含量为20.3%（图2-63）。毛细管电泳法糖化血红蛋白结果为7.6%（59mmol/mol），图谱未见异常（图2-64）。高效液相色谱法血红蛋白分析 Hb A_2 含量为1.8%，图谱提示存在未知峰，含量为25.8%（图2-65）。毛细管电泳法血红蛋白分析 Hb A_2 含量为2.9%，图谱未见异常（图2-66），相关实验室检查结果：空腹血糖6.02mmol/L，RBC 4.37×10^{12}/L，Hb 131g/L，MCV 91.5fL，MCH 30.0pg，常规地中海贫血基因检测正常，测序结果为 Hb Wiangpapao［*HBA1*：c.133C>T，CD44（CCG>TCG），Pro>Ser］。

Peak Name	NGSP %	Area %	Retention Time (min)	Peak Area
A_{1a}	---	1.4	0.158	24470
A_{1b}	---	1.3	0.226	23717
F	---	1.0	0.260	18191
Unknown	---	0.7	0.319	12446
LA_{1c}	---	3.4	0.388	60991
A_{1c}	6.0	---	0.485	91186
P3	---	3.1	0.769	56713
P4	---	1.2	0.854	22209
Unknown	---	20.3	0.946	366769
A_0	---	62.5	1.001	1127899

Total Area: 1,804,591

Hb A_{1c}(NGSP) = 6.0 %

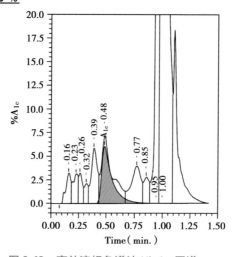

图 2-63　高效液相色谱法 Hb A_{1c} 图谱

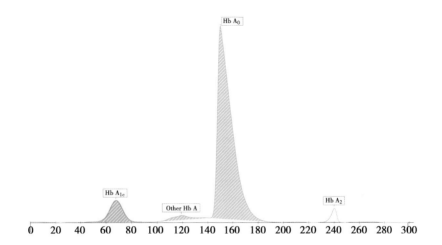

A_{1c} Haemoglobin Electrophoresis

Fractions	%	mmol/mol	Cal. %
Hb A_{1c}	-	**59**	7.6
Other Hb A	2.4		
Hb A_0	87.1		
Hb A_2	2.7		

图 2-64　毛细管电泳法 Hb A_{1c} 图谱

Peak Name	Calibrated Area %	Area %	Retention Time (min)	Peak Area
Unknown	---	0.2	1.00	6285
F	1.1	---	1.09	32058
Unknown	---	2.6	1.21	76165
P2	---	4.4	1.34	126081
Unknown	---	1.6	1.55	44645
P3	---	4.5	1.72	129972
Unknown	---	25.8	2.17	741680
A₀	---	57.9	2.39	1666367
A₂	1.8*	---	3.60	53129

Total Area: 2,876,381

F Concentration = 1.1 %
A$_2$ Concentration =1.8*%

*Values outside of expected ranges

Analysis comments:

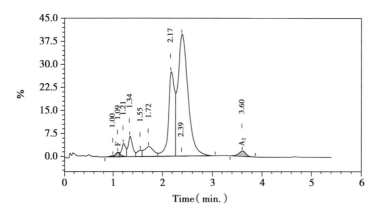

图 2-65　毛细管电泳法血红蛋白分析图谱

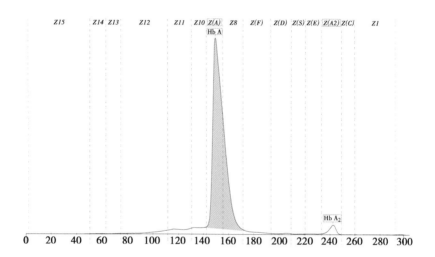

Haemoglobin Electrophoresis

Name	%	Normal Values %
Hb A	97.1	96.8 ~ 97.8
Hb A₂	2.9	2.2 ~ 3.2

图 2-66　高效液相色谱法血红蛋白分析图谱

（徐安平　纪玲）

25. Hb Arya

异常血红蛋白名称及分子特征

Hb Arya　alpha2 or alpha1 47（CE5）Asp>Asn

HGVS 命名　*HBA2*：c.142G>A（or *HBA1*）

📋 病例简介

女性,55 岁,广西壮族自治区南宁市人,常规体检。毛细管电泳法糖化血红蛋白结果为 5.1%（33mmol/mol）,图谱可见异常血红蛋白条带并提示图形异常（图 2-67）,高效液相色谱法糖化血红蛋白结果为 5.1%（32mmol/mol）,色谱图发现存在异常未知峰,含量为 20.32%（图 2-68）,亲和层析法（Premier Hb9210）糖化血红蛋白结果为 5.32%（34mmol/mol）。毛细管电泳法血红蛋白分析显示异常血红蛋白位于 S 区和 1 区,含量分别为 16.7% 和 0.5%,Hb A_2 2.3%（图 2-69）。相关实验室检查结果：空腹血糖 4.46mmol/L,RBC 4.40×10^{12}/L,Hb 128g/L,MCV 91.4fL,MCH 29.1pg,常规地中海贫血基因检测正常,测序结果为 Hb Arya [*HBA2*：c.142G>A, CD47（GAC>AAC）, Asp>Asn]。

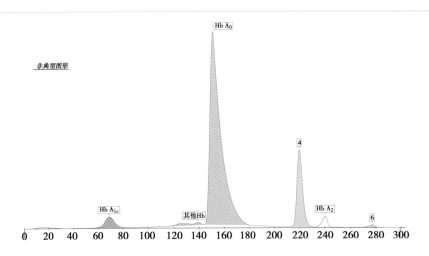

A_{1c} *Haemoglobin Electrophoresis*

Fractions	%	mmol/mol	Cal. %
Hb A_{1c}(*)	-	33	5.1
其它**Hb**	1.6		
Hb A_0	76.7		
4	15.4		
Hb A_2	2.1		
6	0.5		

图 2-67　毛细管电泳法 Hb A_{1c} 图谱

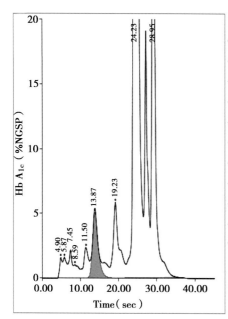

Peak Name	RT	Area	Area%	Concentration (% NGSP)
Unknown	4.90	879.02	0.42	---
A_{1a}	5.87	1264.73	0.60	---
A_{1b}	7.45	1440.69	0.68	---
F	8.59	1156.06	0.55	---
LA_{1c}	11.50	2403.94	1.14	---
Hb A_{1c}	13.87	6230.37	---	5.09
P3	19.23	7258.51	3.44	---
A_0	24.23	147248.00	69.88	---
S-Window	28.95	42822.06	20.32	---

Total Area: 210703

Status: Held

图 2-68　高效液相色谱法 Hb A_{1c} 图谱

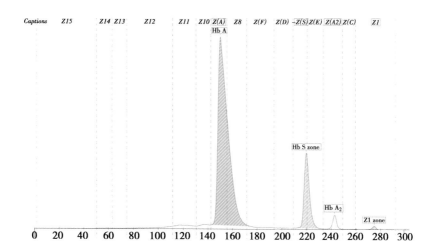

Haemoglobin Electrophoresis

Name	%	Normal Values %
Hb A	80.5	
Hb S zone	16.7	
Hb A_2	2.3	
Z1 zone	0.5	

图 2-69　毛细管电泳法血红蛋白分析图谱

（徐安平　纪玲）

26. Hb Montgomery

异常血红蛋白名称及分子特征

Hb Montgomery　　alpha2 48（CE6）Leu>Arg

HGVS 命名　　*HBA2*：c.146T>G

病例简介

男性,33 岁,常规做产前筛查。毛细管电泳法糖化血红蛋白结果为 4.4%（24mmol/mol）,电泳图谱发现异常血红蛋白条带且提示图形异常（图 2-70）,毛细管电泳法血红蛋白分析显示异常血红蛋白位于 D 区和 1 区,含量分别为 17.6% 和 0.6%, Hb A_2 2.1%（图 2-71）。相关实验室检查结果：RBC 5.24×10^{12}/L, Hb 161g/L, MCV 87.4fL, MCH 30.7pg,常规地中海贫血基因检测正常,测序结果为 Hb Montgomery [*HBA2*：c.146T>G, CD48（CTG>CGG）, Leu>Arg]。

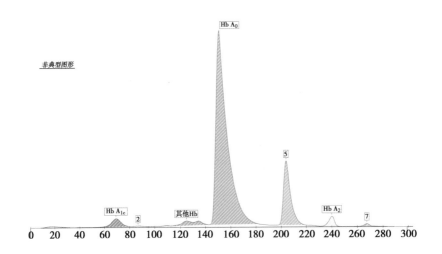

A₁c Haemoglobin Electrophoresis

Fractions	%	mmol/mol	Cal. %
Hb A₁c (*)	-	24	4.4
2	0.1		
其他Hb	2.8		
Hb A₀	75.9		
5	16.0		
Hb A₂	2.0		
7	0.5		

图 2-70　毛细管电泳法 Hb A₁c 图谱

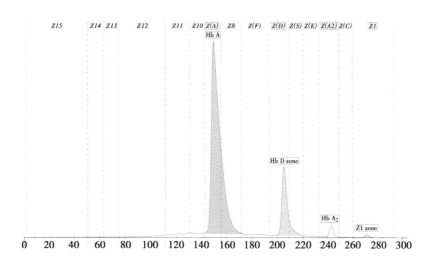

Haemoglobin Electrophoresis

Name	%	Normal Values %
Hb A	79.7	
Hb D zone	17.6	
Hb A₂	2.1	
Z1 zone	0.6	

图 2-71　毛细管电泳法血红蛋白分析图谱

（徐安平　纪玲）

27. Hb Savaria

异常血红蛋白名称及分子特征

Hb Savaria　alpha2 49（CE7）Ser>Arg

HGVS 命名　*HBA2*：c.150C>A（or C>G）

📋 病例简介

男，32 岁，常规体检。毛细管电泳法糖化血红蛋白结果为 5.7%（39mmol/mol），电泳图谱发现异常血红蛋白条带并提示图形异常（图 2-72），毛细管电泳法血红蛋白分析显示异常血红蛋白位于 E 区和 1 区，含量分别为 23.2% 和 0.5%，Hb A₂ 1.9%（图 2-73）。相关实验室检查结果：RBC 5.39×10^{12}/L，Hb 152g/L，MCV 82.6fL，MCH 28.2pg，常规地中海贫血基因检测正常，测序结果为 Hb Savaria［*HBA2*：c.150C>G，CD49（AGC>AGG），Ser>Arg］。

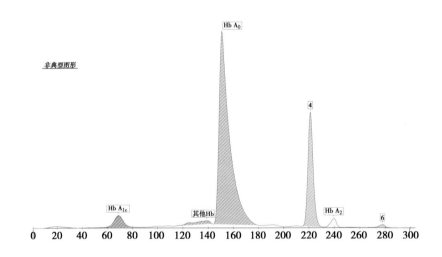

A₁c Haemoglobin Electrophoresis

Fractions	%	mmol/mol	Cal. %
Hb A₁c(*)	-	39	5.7
其他Hb	2.5		
Hb A₀	70.7		
4	20.4		
Hb A2	1.7		
6	0.7		

图 2-72　毛细管电泳法 Hb A₁c 图谱

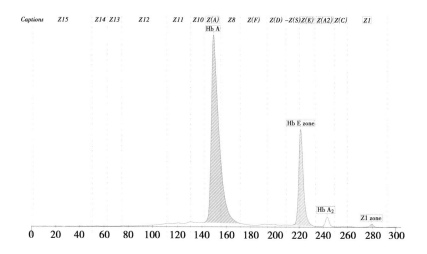

Haemoglobin Electrophoresis

Name	%	Normal Values %
Hb A	74.4	
Hb E zone	23.2	
Hb A$_2$	1.9	
Z1 zone	0.5	

图 2-73　毛细管电泳法血红蛋白分析图谱

（徐安平　纪玲）

28. Hb Hunan

异常血红蛋白名称及分子特征

Hb Hunan　alpha2 51（CE9）Gly>Cys

HGVS 命名　*HBA2*：c.154G>T

📋 病例简介

女性，29 岁，湖南省南县人，常规体检。毛细管电泳法糖化血红蛋白结果为 15.6%（147mmol/mol），图谱提示图形异常（图 2-74），高效液相色谱法糖化血红结果为 6.8%（51mmol/mol），图谱发现一个异常未知峰，含量为 13.5%（图 2-75），亲和层析法糖化血红蛋白结果为 4.8%（29mmol/mol）。毛细管电泳法血红蛋白分析显示异常血红蛋白位于 14 区（图 2-76），含量为 14.0%，Hb A_2 2.1%，高效液相色谱法血红蛋白分析发现 P3 峰含量为 18.5%，怀疑是异常血红蛋白和 P3 共同洗脱（图 2-77）。相关实验室检查结果：空腹血糖 4.48mmol/L，RBC 4.04×10^{12}/L，Hb 117g/L，MCV 87.4fL，MCH 29.0pg，常规地中海贫血基因检测正常，测序结果为 Hb Hunan[*HBA2*：c.154G>T，CD51（GGC>TGC），Gly>Cys]。

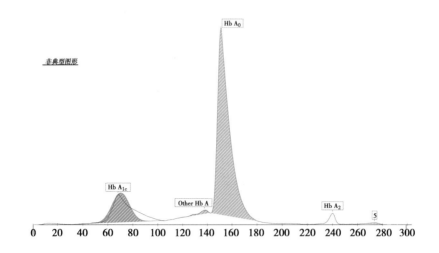

A_{1c} Haemoglobin Electrophoresis

Fractions	%	mmol/mol	Cal. %
Hb A_{1c}(*)	-	147	15.6
Other Hb A	1.4		
Hb A_0	77.5		
Hb A_2	2.2		
5	0.4		

图 2-74　毛细管电泳法 Hb A_{1c} 图谱

Peak Name	NGSP %	Area %	Retention Time (min)	Peak Area
Unknown	---	0.7	0.113	7457
A_{1a}	---	1.1	0.158	11083
A_{1b}	---	1.7	0.228	18269
F	---	2.0	0.278	20514
LA_{1c}	---	2.7	0.383	27717
A_{1c}	6.8*	---	0.489	57723
Unknown	---	13.5	0.601	141257
P3	---	3.5	0.756	36238
P4	---	2.2	0.875	23522
A_0	---	67.1	1.001	701797

*Values outside of expected ranges　　　　　Total Area:　　1,045,577

Hb A_{1c} (NGSP) = 6.8* %

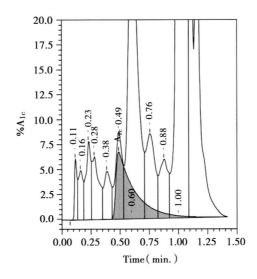

图 2-75　高效液相色谱法 Hb A_{1c} 图谱

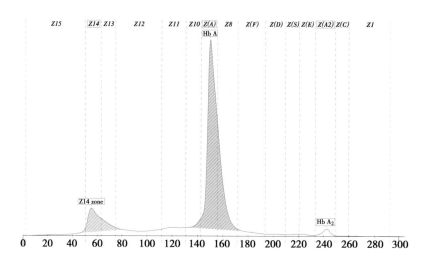

Haemoglobin Electrophoresis

Name	%	Normal Values %
Z14 zone	14.0	
Hb A	83.9	
Hb A$_2$	2.1	

图 2-76　毛细管电泳法血红蛋白分析图谱

Peak Name	Calibrated Area %	Area %	Retention Time (min)	Peak Area
Unknown	---	0.4	0.96	5113
F	0.7	---	1.05	8964
Unknown	---	1.3	1.21	17017
P2	---	3.5	1.35	44218
P3	---	18.5	1.58	234852
A_0	---	71.6	2.46	909777
A_2	2.2*	---	3.65	28310
Unknown	---	1.8	4.87	22682

Total Area: 1,270,933

F Concentration = 0.7 %
A_2 Concentration = 2.2*%

*Values outside of expected ranges

Analysis comments:

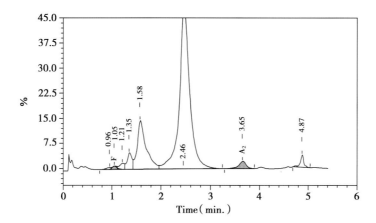

图 2-77 高效液相色谱法血红蛋白分析图谱

（徐安平 纪玲）

29. Hb Dongguan

病例简介

男性，29 岁，广东省东莞市人，常规体检。毛细管电泳法糖化血红蛋白结果为 5.2%（33mmol/mol），图谱发现异常血红蛋白条带并提示图形异常（图 2-78），高效液相色谱法糖化血红蛋白结果为 5.2%（33mmol/mol），色谱图发现存在异常未知峰，含量为 30.2%（图 2-79），亲和层析法糖化血红蛋白结果为 5.1%（32mmol/mol）。毛细管电泳法血红蛋白分析显示异常血红蛋白位于 11 区和 E 区，含量分别为 37.8% 和 0.5%，Hb A_2 1.3%（图 2-80），高效液相色谱法血红蛋白分析发现 P3 峰含量为 16.7%，怀疑是异常血红蛋白（图 2-81）。相关实验室检查结果：空腹血糖 4.42mmol/L，RBC 6.96×10^{12}/L，Hb 144g/L，MCV 69.7fL，MCH 20.7pg，常规地中海贫血基因检测结果为 $--^{SEA}/\alpha\alpha$，测序结果为 Hb Dongguan［*HBA1*：c.158C>G，CD52（TCT>TGT），Ser>Cys］。

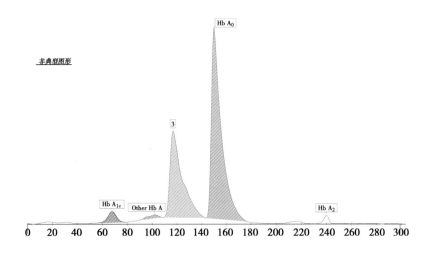

A₁c Haemoglobin Electrophoresis

Fractions	%	mmol/mol	Cal. %
Hb A₁c(*)	-	33	5.2
Other Hb A	1.2		
3	34.1		
Hb A₀	60.3		
Hb A₂	1.3		

图 2-78　毛细管电泳法 Hb A₁c 图谱

Peak Name	NGSP %	Area %	Retention Time (min)	Peak Area
Unknown	---	0.5	0.114	7366
A$_{1a}$	---	1.3	0.172	20001
A$_{1b}$	---	0.6	0.222	9848
F	---	1.5	0.260	24308
LA$_{1c}$	---	1.2	0.396	18800
A$_{1c}$	5.2	---	0.494	45625
P3	---	2.6	0.785	41274
P4	---	9.9	0.870	158143
A$_0$	---	49.3	1.000	784976
Unknown	---	30.2	1.075	480345

Total Area: 1,590,689

Hb A$_{1c}$(NGSP) = 5.2 %

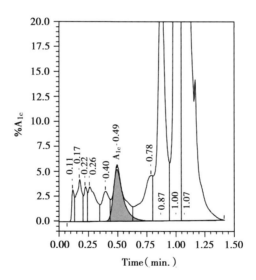

图 2-79　高效液相色谱法 Hb A$_{1c}$ 图谱

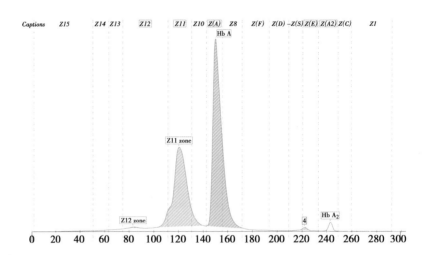

Haemoglobin Electrophoresis

Name	%	Normal Values %
Z12 zone	0.3	
Z11 zone	37.8	
Hb A	60.1	
4	0.5	
Hb A$_2$	1.3	

图 2-80 毛细管电泳法血红蛋白分析图谱

Peak Name	Calibrated Area %	Area %	Retention Time (min)	Peak Area
Unknown	---	0.0	0.64	929
Unknown	---	0.3	0.92	9113
F	0.6	---	1.10	16262
Unknown	---	1.1	1.22	30593
P2	---	2.8	1.34	81362
Unknown	---	1.2	1.50	34795
P3	---	16.7	1.74	480061
A_0	---	71.8	2.36	2063177
A_2	1.6*	---	3.60	47339
Unknown	---	3.8	4.86	110437

Total Area: 2,874,067

F Concentration = 0.6 %
A_2 Concentration =1.6*%

*Values outside of expected ranges

Analysis comments:

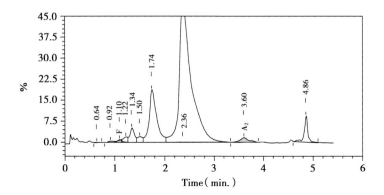

图 2-81　高效液相色谱法血红蛋白分析图谱

（徐安平　纪玲）

30. Hb Shaare Zedek

异常血红蛋白名称及分子特征

Hb Shaare Zedek   alpha2 or alpha1 56（E5）Lys>Glu

HGVS 命名   *HBA2*：c.169A>G（or *HBA1*）

📋 病例简介

女性，26 岁，贵州省遵义市人，早孕，常规产检。毛细管电泳法未给出糖化血红蛋白结果，图谱见异常血红蛋白条带且提示图形异常（图 2-82），高效液相色谱法糖化血红蛋白结果 5.7%（39mmol/mol），色谱图发现 Hb F 含量为 19.0%（图 2-83）。毛细管电泳法血红蛋白分析显示异常血红蛋白位于 15 区，含量为 18.6%，Hb A_2 2.0%（图 2-84），高效液相色谱法血红蛋白分析发现 Hb F 含量为 12.5%，怀疑异常血红蛋白与 Hb F 共同洗脱（图 2-85）。相关实验室检查结果：空腹血糖 4.49mmol/L，RBC 4.36×10^{12}/L，Hb 129g/L，MCV 90.6fL，MCH 29.6pg，常规地中海贫血基因检测正常，测序结果为 Hb Shaare Zedek［*HBA2*：c.169A>G，CD56（AAG>GAG），Lys>Glu］。

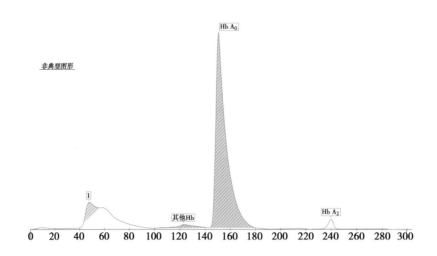

A₁c Haemoglobin Electrophoresis

Fractions	%	mmol/mol	Cal. %
1	4.8		
其他**Hb**	2.9		
Hb A₀	90.0		
Hb A₂	2.3		

图 2-82　毛细管电泳法 Hb A₁c 图谱

Peak Name	NGSP %	Area %	Retention Time (min)	Peak Area
Unknown	---	0.4	0.115	6186
A$_{1a}$	---	2.5	0.178	40608
A$_{1b}$	---	1.5	0.218	24702
Unknown	---	1.1	0.254	17651
F	---	19.0	0.329	313722
A$_{1c}$	5.7	---	0.464	63337
P3	---	2.9	0.719	47732
P4	---	1.1	0.827	17770
A$_0$	---	67.8	0.982	1121334

Total Area: 1,653,042

Hb A$_{1c}$(NGSP) = 5.7 %

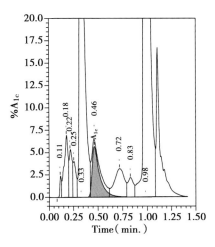

图 2-83　高效液相色谱法 Hb A$_{1c}$ 图谱

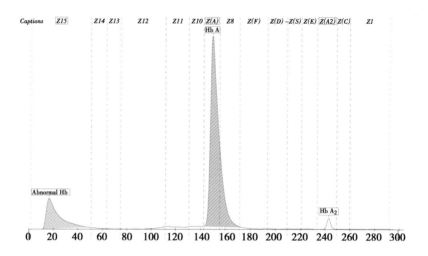

Haemoglobin Electrophoresis

Name	%	Normal Values %
Abnormal Hb	18.6	
Hb A	79.4	
Hb A$_2$	2.0	

图 2-84　毛细管电泳法血红蛋白分析图谱

Peak Name	Calibrated Area %	Area %	Retention Time (min)	Peak Area
F	12.5*	---	1.10	252757
P2	---	3.4	1.36	65286
P3	---	6.6	1.76	127456
A_0	---	74.5	2.46	1439460
A_2	2.3*	---	3.65	46937

Total Area: 1,931,896

F Concentration = 12.5*%
A_2 Concentration = 2.3*%

*Values outside of expected ranges

Analysis comments:

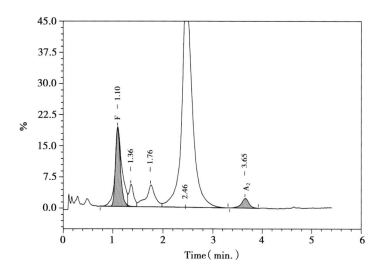

图 2-85　高效液相色谱法血红蛋白分析图谱

（徐安平　纪玲）

31. Hb Zurich-Albisrieden

异常血红蛋白名称及分子特征

Hb Zurich-Albisrieden　　alpha2 or alpha1 59（E8）Gly>Arg

HGVS 命名　　*HBA2*：c.178G>C（or *HBA1*）

病例简介

男性,26 岁,湖南省隆回县人,因参与科研项目(湖南省出生缺陷协同防治科技重大专项,2019SK1010)行地中海贫血相关检查。毛细管电泳法血红蛋白分析图谱未见明显异常,Hb A 含量为 97.6%,Hb A_2 2.4%(图 2-86)。相关实验室检查结果：RBC 5.44 × 10^{12}/L,Hb 129g/L,MCV 81.1fL,MCH 23.7pg,常规地中海贫血基因检测正常,测序结果为 Hb Zurich-Albisrieden[*HBA2*：c.178G>C, CD59（GGC>CGC）, Gly>Arg]。

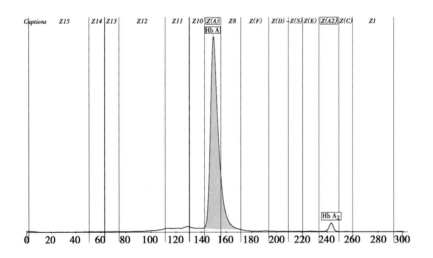

Haemoglobin Electrophoresis

Name	%		Normal Values %
Hb A	97.6	>	96.5 ~ 97.5
Hb A_2	2.4	<	2.5 ~ 3.5

图 2-86　毛细管电泳法血红蛋白分析图谱

（刘沁　席惠）

32. Hb Liuzhou

异常血红蛋白名称及分子特征

Hb Liuzhou　　alpha1 60（E9）Lys>Arg

HGVS 命名　　*HBA1*：c.182A>G

📋 病例简介

　　女性,23岁,广西壮族自治区来宾市人,常规体检。毛细管电泳法糖化血红蛋白结果为4.6%（27mmol/mol）,图谱未发现明显异常血红蛋白条带（图2-87）,高效液相色谱法糖化血红蛋白结果为4.8%（29mmol/mol）（图2-88）,图谱未见异常,但全景图谱见右侧异常凸起。毛细管电泳法血红蛋白分析 Hb A_2 2.3%,图谱未见异常（图2-89）。基质辅助激光解析电离飞行时间质谱发现一个分子量为15155 Da异常峰,含量约为26.4%（图2-90）。相关实验室检查结果：空腹血糖3.99mmol/L,RBC 4.03×10^{12}/L,Hb 128g/L,MCV 99.0fL,MCH 31.8pg,常规地中海贫血基因检测正常,测序结果为 Hb Liuzhou［*HBA1*：c.182A>G,CD60（AAG>AGG）,Lys>Glu］,理论分子量变化（28.0 Da）与实际分子量差异（27.0 Da）一致。

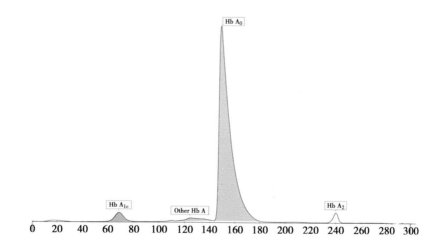

A_{1c} *Haemoglobin Electrophoresis*

Fractions	%	mmol/mol	Cal. %
Hb A_{1c}	-	27	4.6
Other Hb A	2.6		
Hb A_0	91.6		
Hb A_2	2.1		

图 2-87　毛细管电泳法 Hb A_{1c} 图谱

Peak Name	NGSP %	Area %	Retention Time (min)	Peak Area
Unknown	---	0.4	0.117	6887
A$_{1a}$	---	0.8	0.167	14802
A$_{1b}$	---	0.6	0.236	11281
F	---	0.9	0.264	16835
LA$_{1c}$	---	1.1	0.376	20102
A$_{1c}$	4.8	---	0.461	70798
P3	---	2.3	0.726	42381
P4	---	1.5	0.824	27340
A$_0$	---	88.4	0.984	1599913

Total Area:　1,810,340

Hb A$_{1c}$(NGSP) = 4.8 %

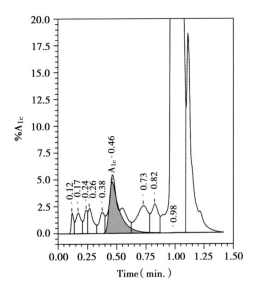

图 2-88　高效液相色谱法 Hb A$_{1c}$ 图谱

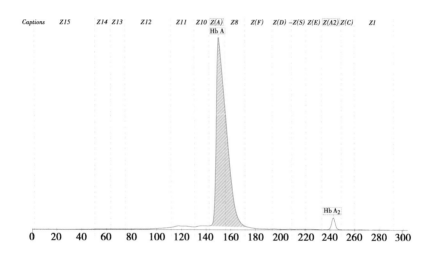

Haemoglobin Electrophoresis

Name	%	Normal Values %
Hb A	97.7	96.8 ~ 97.8
Hb A$_2$	2.3	2.2 ~ 3.2

图 2-89　毛细管电泳法血红蛋白分析图谱

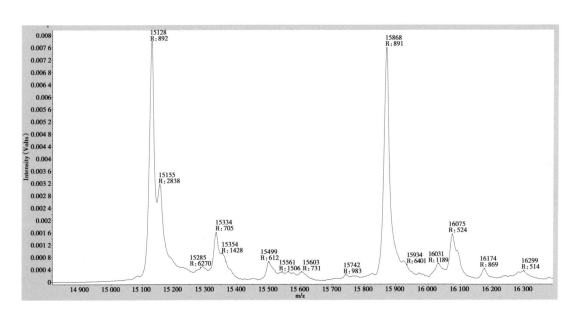

图 2-90　MALDI-TOF MS 图

（徐安平　纪玲）

33. Hb Zambia

异常血红蛋白名称及分子特征

Hb Zambia   alpha2 or alpha1 60（E9）Lys>Asn

HGVS 命名   *HBA2*：c.［183G>C（or *HBA1*）or 183G>T（or *HBA1*）］

病例简介

男性，36 岁，常规产前筛查。毛细管电泳法未给出糖化血红蛋白结果，图谱发现异常血红蛋白条带并提示图形异常（图 2-91），高效液相色谱法糖化血红蛋白结果 3.6%（16mmol/mol），色谱图发现存在异常未知峰，含量为 24.1%（图 2-92）。毛细管电泳法血红蛋白分析显示异常血红蛋白位于 13 区，含量为 25.8%，Hb A_2 1.9%（图 2-93），高效液相色谱法血红蛋白分析发现 P3 峰含量为 25.2%，怀疑是异常血红蛋白（图 2-94）。相关实验室检查结果：RBC 4.78 × 10^{12}/L，Hb 155g/L，MCV 93.5fL，MCH 32.4pg，常规地中海贫血基因检测正常，测序结果为 Hb Zambia［*HBA2*：c.183G>T，CD60（AAG>AAT），Lys>Asn］。

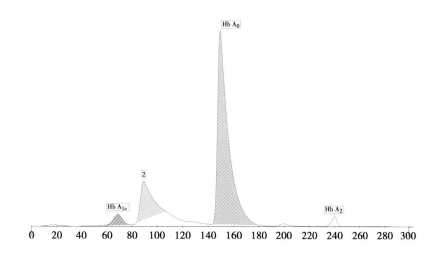

A_{1c} Haemoglobin Electrophoresis

Fractions	%	mmol/mol	Cal. %
Hb A_{1c} (*)	-		
2	17.2		
Hb A_0	76.9		
Hb A_2	1.9		

图 2-91　毛细管电泳法 Hb A_{1c} 图谱

Peak Name	NGSP %	Area %	Retention Time (min)	Peak Area
Unknown	---	0.2	0.114	2529
A_{1a}	---	1.0	0.162	15325
A_{1b}	---	2.5	0.243	38854
F	---	0.9	0.312	13971
LA_{1c}	---	1.0	0.388	15506
A_{1c}	3.6*	---	0.486	43687
Unknown	---	24.1	0.663	369503
P3	---	1.1	0.843	16154
P4	---	1.3	0.896	19952
Unknown	---	1.0	0.928	15016
A_0	---	64.1	0.994	983571

*Values outside of expected ranges   Total Area: 1,534,068

Hb A_{1c} (NGSP) = 3.6* %

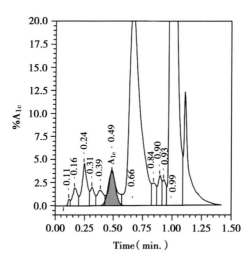

图 2-92　高效液相色谱法 Hb A_{1c} 图谱

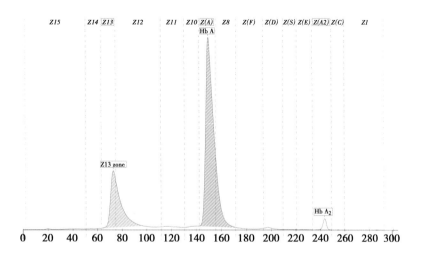

Haemoglobin Electrophoresis

Name	%	Normal Values %
Z13 zone	25.8	
Hb A	72.3	
Hb A₂	1.9	

图 2-93　毛细管电泳法血红蛋白分析图谱

Peak Name	Calibrated Area %	Area %	Retention Time (min)	Peak Area
Unknown	---	0.4	0.62	8061
P1	---	0.0	0.86	905
Unknown	---	0.5	0.99	11848
Unknown	---	0.1	1.04	1323
F	0.8	---	1.08	17828
Unknown	---	0.9	1.26	20642
P2	---	3.6	1.36	78303
P3	---	25.2	1.60	550299
A_0	---	66.2	2.46	1444506
A_2	2.1*	---	3.64	47156

Total Area: 2,180,871

F Concentration = 0.8 %
A_2 Concentration = 2.1*%

*Values outside of expected ranges

Analysis comments:

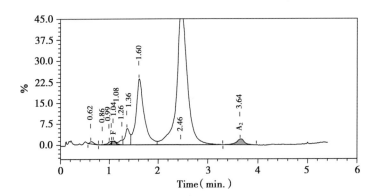

图 2-94　高效液相色谱法血红蛋白分析图谱

（徐安平　纪玲）

34. Hb G-Waimanalo

异常血红蛋白名称及分子特征

Hb G-Waimanalo（其他名称：Hb Aida） alpha2 or alpha1 64（E13）Asp>Asn

HGVS 命名 *HBA2*：c.193G>A（or *HBA1*）

📋 病例简介

（1）成人 Hb G-Waimanalo

经测序确认的 5 例 Hb G-Waimanalo 杂合子携带者,其中男性 2 例,女性 3 例,平均年龄 38.6 岁。地区分布:广东省、辽宁省、湖南省各 1 例,其余未知。大部分为糖化血红蛋白检测过程中发现,毛细管电泳法糖化血红蛋白图谱发现异常血红蛋白条带并提示图形异常（图 2-95）,毛细管电泳法血红蛋白分析显示异常血红蛋白位于 D 区（图 2-96）,含量（24.2 ± 0.4）%, Hb A_2（1.9 ± 0.1）%。相关实验室检查结果:RBC（5.1 ± 0.5）× 10^{12}/L, Hb（147.0 ± 19.2）g/L, MCV（85.9 ± 2.4）fL, MCH（29.0 ± 1.3）pg,常规地中海贫血基因检测正常,测序结果为 Hb G-Waimanalo [*HBA2*：c.193G>A, CD 64（GAC>AAC）, Asp>Asn]。

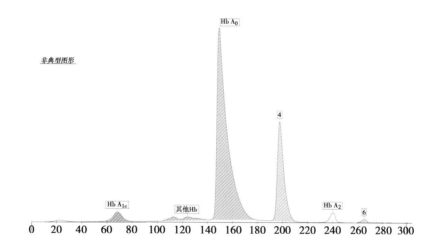

A_{1c} Haemoglobin Electrophoresis

Fractions	%	mmol/mol	Cal. %
Hb A_{1c}(*)	-	33	5.2
其他 Hb	3.2		
Hb A_0	68.7		
4	22.3		
Hb A_2	1.8		
6	0.6		

图 2-95 毛细管电泳法 Hb A_{1c} 图谱

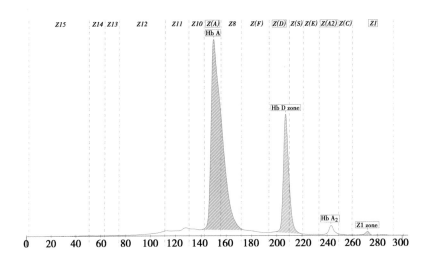

Haemoglobin Electrophoresis

Name	%	Normal Values %
Hb A	74.1	
Hb D zone	23.6	
Hb A₂	1.8	
Z1 zone	0.5	

图 2-96　毛细管电泳法血红蛋白分析图谱

（2）1 例新生儿 Hb G-Waimanalo

毛细管电泳法血红蛋白分析显示异常血红蛋白位于 N（D/G/K）区和 N（E）区，含量分别为 5.5% 和 13.9%（图 2-97）。相关实验室检查结果：常规地中海贫血基因检测正常，测序结果为 Hb G-Waimanalo[*HBA2*：c.193G>A，CD 64（GAC>AAC），Asp>Asn]。

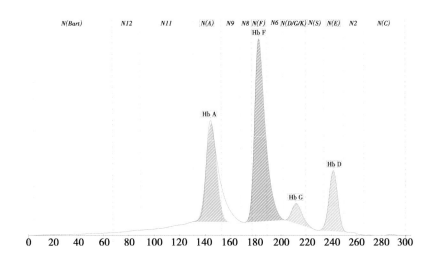

Neonatal Haemoglobin Electrophoresis

Name	%	
Hb A	28.1	A／F：0.54
Hb F	52.5	A／X：2.02
Hb G	5.5	
Hb D	13.9	

图 2-97　毛细管电泳法血红蛋白分析图谱

（徐安平　纪玲　黄烁丹　邹婕）

35. Hb Sichuan

异常血红蛋白名称及分子特征

Hb Sichuan   alpha2 67（E16）Thr>Ile

HGVS 命名   *HBA2*：c.203C>T

📋 病例简介

女性，23岁，四川省广安市人，常规体检。毛细管电泳法未给出糖化血红蛋白结果，图谱提示图形异常（图2-98），高效液相色谱法糖化血红蛋白结果为5.5%（37mmol/mol），图谱未见异常（图2-99），亲和层析法糖化血红蛋白结果为5.2%（33mmol/mol）。毛细管电泳法（图2-100）和高效液相色谱法（图2-101）血红蛋白分析均未见异常血红蛋白。相关实验室检查结果：空腹血糖4.67mmol/L，RBC 4.70×10^{12}/L，Hb 136g/L，MCV 89.8fL，MCH 28.9pg，常规地中海贫血基因检测正常，测序结果为Hb Sichuan[*HBA2*：c.203C>T，CD67（ACC>ATC），Thr>Ile]。

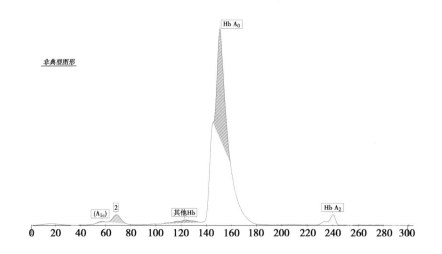

A_{1c} *Haemoglobin Electrophoresis*

Fractions	%	mmol/mol	Cal. %
(A_{1c})	0.9		
2	6.5		
其他Hb	5.5		
Hb A_0	82.9		
Hb A_2(!)	4.2		

图 2-98　毛细管电泳法 Hb A_{1c} 图谱

Peak Name	NGSP %	Area %	Retention Time (min)	Peak Area
Unknown	---	0.4	0.114	5386
A_{1a}	---	1.0	0.160	14675
A_{1b}	---	1.6	0.225	22960
LA_{1c}	---	1.4	0.399	20604
A_{1c}	5.5	---	0.496	66705
P3	---	3.2	0.780	47383
P4	---	1.4	0.852	19979
A_0	---	86.6	0.995	1277395

Total Area: 1,475,086

Hb A_{1c} (NGSP) = 5.5 %

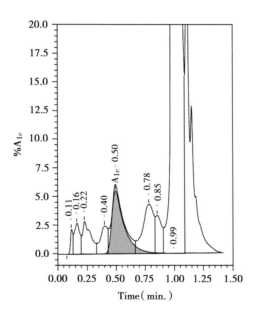

图 2-99　高效液相色谱法 Hb A_{1c} 图谱

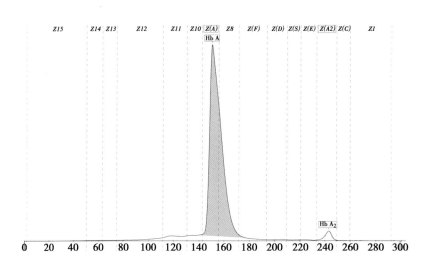

Haemoglobin Electrophoresis

Name	%	Normal Values %
Hb A	97.3	96.8 ~ 97.8
Hb A$_2$	2.7	2.2 ~ 3.2

图 2-100　毛细管电泳法血红蛋白分析图谱

Peak Name	Calibrated Area %	Area %	Retention Time (min)	Peak Area
Unknown	---	0.0	0.94	606
Unknown	---	0.0	1.00	1238
F	0.3	---	1.08	8804
Unknown	---	0.9	1.25	25397
P2	---	4.4	1.34	125437
P3	---	5.2	1.73	146110
A_0	---	86.5	2.36	2446197
A_2	2.6	---	3.61	74713

Total Area: 2,828,502

F Concentration = 0.3 %
A_2 Concentration = 2.6 %

Analysis comments:

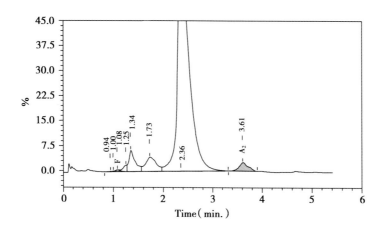

图 2-101 高效液相色谱法血红蛋白分析图谱

（徐安平 纪玲）

36. Hb Ube-2

异常血红蛋白名称及分子特征

Hb Ube-2　alpha2 or alpha1 68（E17）Asn>Asp

HGVS 命名　*HBA2*：c.205A>G（or *HBA1*）

📋 病例简介

（1）成人 Hb Ube-2

经测序确认的 14 例 Hb Ube-2 杂合子携带者,其中男性 7 例,女性 7 例,平均年龄 46.9 岁。地区分布:广东省 4 例,江西省、湖南省、湖北省各 1 例,其余未知。大部分为糖化血红蛋白检测过程中发现,毛细管电泳法糖化血红蛋白图谱可见异常血红蛋白条带并提示图形异常（图 2-102）,毛细管电泳法血红蛋白分析显示异常血红蛋白位于 12 区和 D 区（图 2-103）,含量分别为（23.9 ± 1.2）% 和（0.4 ± 0.1）%,Hb A_2 含量为（1.9 ± 0.2）%,高效液相色谱法血红蛋白分析发现 P3 峰含量超出正常范围,疑为异常血红蛋白和 P3 共洗脱（图 2-104）。相关实验室检查结果: RBC（4.9 ± 0.7）× 10^{12}/L,Hb（145.7 ± 17.0）g/L,MCV（91.4 ± 4.5）fL,MCH（91.4 ± 4.5）pg,常规地中海贫血基因检测正常,测序结果为 Hb Ube-2[*HBA2*：c.205A>G,CD68（AAC>GAC）,Asn>Asp]。

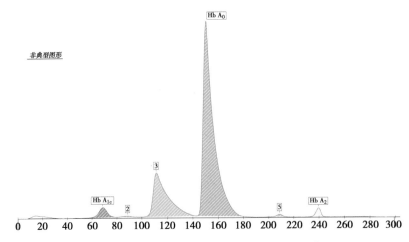

A₁c Haemoglobin Electrophoresis

Fractions	%	mmol/mol	Cal. %
Hb A₁c (*)	-	30	4.9
2	0.3		
3	23.6		
Hb A₀	70.9		
5	0.4		
Hb A₂	1.6		

图 2-102　毛细管电泳法 Hb A₁c 图谱

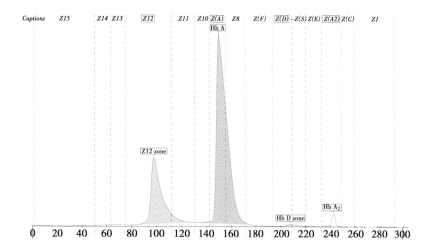

Haemoglobin Electrophoresis

Name	%	Normal Values %
Z12 zone	25.9	
Hb A	71.9	
Hb D zone	0.4	
Hb A$_2$	1.8	

图 2-103　毛细管电泳法血红蛋白分析图谱

Peak Name	Calibrated Area %	Area %	Retention Time (min)	Peak Area
Unknown	---	0.0	0.62	650
P1	---	0.4	0.82	9818
Unknown	---	0.1	1.01	2654
F	2.1	---	1.18	54637
P2	---	3.4	1.36	84613
P3	---	25.7	1.74	649526
A_0	---	65.2	2.44	1645291
A_2	1.9*	---	3.65	47985
S-window	---	1.1	4.35	27698

Total Area: 2,522,871

F Concentration = 2.1 %
A_2 Concentration = 1.9*%

*Values outside of expected ranges

Analysis comments:

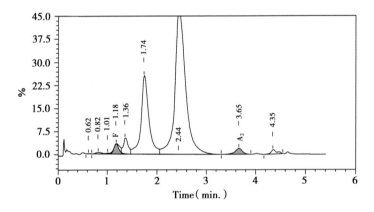

图 2-104　高效液相色谱法血红蛋白分析图谱

（2）1 例新生儿 Hb Ube-2

毛细管电泳法血红蛋白分析显示异常血红蛋白位于 N（12）区，含量为 14.2%，疑似 Hb Barts 0.8%（图 2-105）。相关实验室检查结果：常规地中海贫血基因检测正常，测序结果为 Hb Ube-2 [*HBA2*：c.205A>G，CD68（AAC>GAC），Asn>Asp]。

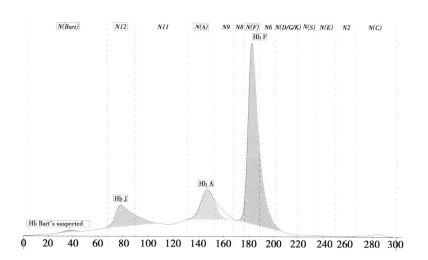

Neonatal Haemoglobin Electrophoresis

Name	%
Hb Bart's suspected	0.8
Hb J	14.2
Hb A	15.1
Hb F	69.9

A／F：0.22

A／X：18.88

图 2-105　毛细管电泳法血红蛋白分析图谱

（徐安平　纪玲　黄烁丹　邹婕）

37. Hb G-Philadelphia

异常血红蛋白名称及分子特征

Hb G-Philadelphia(其他名称:(Hb D-Baltimore、Hb D-St. Louis、Hb D-Washington、Hb G-Azakouli、Hb G-Bristol、Hb G-Knoxville、Hb Stanleyville-Ⅰ) alpha2 or alpha1 68 (E17) Asn>Lys

HGVS命名 *HBA2*: c.[207C>G(or *HBA1*) or 207C>A]

📋 **病例简介**

女性,48岁,常规体检。毛细管电泳法糖化血红蛋白结果为5.3%(34mmol/mol),电泳图谱发现异常血红蛋白条带且提示图形异常(图2-106),毛细管电泳法血红蛋白分析显示异常血红蛋白位于D区和1区,含量分别为20.2%和0.5%,Hb A_2 1.6%(图2-107)。相关实验室检查结果:空腹血糖5.30mmol/L,RBC 4.67×10^{12}/L,Hb 137g/L,MCV 86.5fL,MCH 29.3pg,常规地中海贫血基因检测正常,测序结果为Hb G-Philadelphia[*HBA2*: c.207C>G, CD68(AAC>AAG), Asn>Lys]。

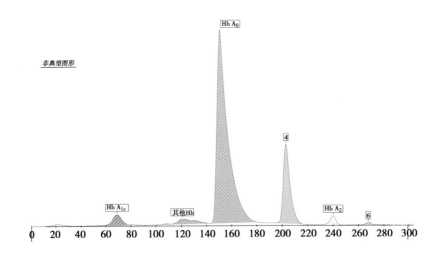

A_{1c} *Haemoglobin Electrophoresis*

Fractions	%	mmol/mol	Cal. %
Hb A_{1c} (*)	-	34	5.3
其他Hb	3.5		
Hb A_0	72.1		
4	18.5		
Hb A_2	1.7		
6	0.5		

图 2-106 毛细管电泳法 Hb A_{1c} 图谱

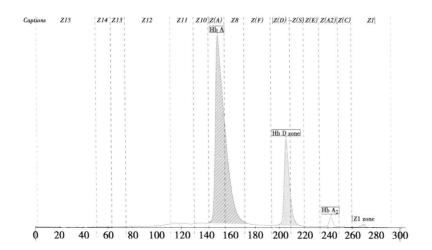

Haemoglobin Electrophoresis

Name	%	Normal Values %
Hb A	77.7	
Hb D zone	20.2	
Hb A₂	1.6	
Z1 zone	0.5	

图 2-107　毛细管电泳法血红蛋白分析图谱

（徐安平　纪玲）

38. Hb Fuchu-Ⅰ

异常血红蛋白名称及分子特征

Hb Fuchu-Ⅰ（其他名称：Hb Tanashi）　alpha2 or alpha1 72（EF1）His>Tyr

HGVS 命名　*HBA2*：c.217C>T（or *HBA1*）

病例简介

女性，37 岁，湖南省洞口县人，常规体检。高效液相色谱法糖化血红蛋白结果为 4.69%（28mmol/mol），色谱图发现 P3 峰含量为 25.64%，提示可能存在异常血红蛋白干扰（图 2-108），毛细管电泳法糖化血红蛋白结果为 5.4%（35mmol/mol），图谱未见异常（图 2-109），亲和层析法糖化血红蛋白结果为 5.5%（37mmol/mol）。毛细管电泳法血红蛋白分析未见异常（图 2-110）。相关实验室检查结果：空腹血糖 4.11mmol/L，RBC 4.77×10^{12}/L，Hb 134g/L，MCV 85.5fL，MCH 28.1pg，常规地中海贫血基因检测正常，测序结果为 Hb Fuchu-Ⅰ［*HBA2*：c.217C>T，CD72（CAC>TAC），His>Tyr］。

Note:　　　　　　　　　　　　　　　　　　Comment:

Possible variant interference. Unread barcode　　　　Minor peak(s) > 10%

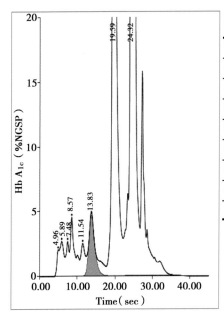

Peak Name	RT	Area	Area%	Concentration (% NGSP)
Unknown	4.96	762.52	0.44	---
A_{1a}	5.89	2346.20	1.34	---
A_{1b}	7.48	1624.49	0.93	---
F	8.57	4201.86	2.41	
LA_{1c}	11.54	2570.34	1.47	
Hb A_{1c}	13.83	5726.80	---	4.69
P3	19.59	44759.19	25.64	---
A_0	24.32	112547.18	64.48	---

Total Area: 174539

Status: Held

图 2-108　高效液相色谱法 Hb A_{1c} 图谱

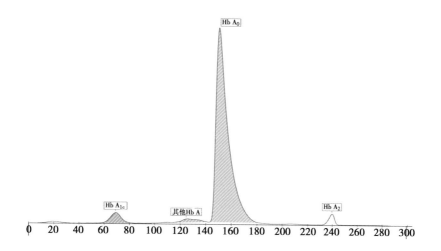

A_{1c} Haemoglobin Electrophoresis

Fractions	%	mmol/mol	Cal. %
Hb A_{1c}	-	35	5.4
其他 Hb A	2.6		
Hb A_0	90.3		
Hb A_2	2.5		

图 2-109　毛细管电泳法 Hb A_{1c} 图谱

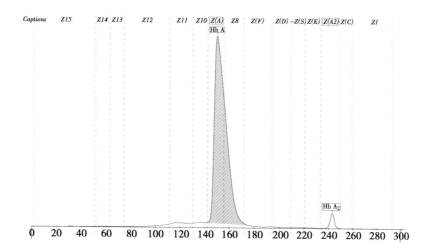

Haemoglobin Electrophoresis

Name	%	Normal Values %
Hb A	97.1	96.8 ~ 97.8
Hb A_2	2.9	2.2 ~ 3.2

图 2-110　毛细管电泳法血红蛋白分析图谱

（徐安平　纪玲）

39. Hb Q-Thailand

异常血红蛋白名称及分子特征

Hb Q-Thailand（其他名称：Hb Asabara、Hb G-Taichung、Hb Kurashiki-l、Hb Mahidol）

alpha1 74（EF3）Asp>His

HGVS 命名　*HBA1*: c.223G>C

📋 病例简介

共 42 例 Hb Q-Thailand 合并 $-\alpha^{4.2}/\alpha\alpha$，1 例 Hb Q-Thailand 合并 $-\alpha^{3.7}/-\alpha^{4.2}$，1 例 Hb Q-Thailand 合并 $-\alpha^{4.2}/-\alpha^{4.2}$，3 例 Hb Q-Thailand 合并 $--^{SEA}/-\alpha^{4.2}$，1 例 Hb Q-Thailand 合并 $\beta^{VS-II-654（C>T）}/\beta$、$--^{SEA}/-\alpha^{4.2}$，1 例 Hb Q-Thailand 合并 $\beta^{VS-II-654（C>T）}/\beta$、$-\alpha^{4.2}/\alpha\alpha$，2 例 Hb Q-Thailand 合并 $\beta^{CD41-42（-TCTT）}/\beta$、$-\alpha^{4.2}/\alpha\alpha$，1 例新生儿 Hb Q-Thailand 合并 $-\alpha^{4.2}/\alpha\alpha$，详细结果见表 2-2。

表 2-2　Hb Q-Thailand 复合地中海贫血的电泳和血常规结果

基因改变	病例（*n*=51）	Hb variant/%，均值（标准差）	Hb A$_2$/%，均值（标准差）	RBC/（10^{12}/L），均值（标准差）	Hb/（g/L），均值（标准差）	MCV/fL，均值（标准差）	MCH/pg，均值（标准差）
Hb Q-Thailand 合并 $-\alpha^{4.2}/\alpha\alpha$	42	31.3 (14.9)	1.8 (0.6)	5.2 (0.7)	133.7 (15.4)	79.1 (8.5)	25.9 (3.2)
Hb Q-Thailand 合并 $-\alpha^{3.7}/-\alpha^{4.2}$	1	42.6	1.1	4.38	154	65.2	22.6
Hb Q-Thailand 合并 $-\alpha^{4.2}/-\alpha^{4.2}$	1	42.2	2.1	5.18	122	71.8	23.6
Hb Q-Thailand 合并 $--^{SEA}/-\alpha^{4.2}$	3	88.4 (1.2)	0.9 (0.1)	5.58 (1.78)	102 (33)	59.8 (0.1)	18.2 (0.1)
Hb Q-Thailand 合并 $\beta^{VS-II-654（C>T）}/\beta$、$--^{SEA}/-\alpha^{4.2}$	1	95.4	4.3	5.95	90	48.2	15.1
Hb Q-Thailand 合并 $\beta^{VS-II-654（C>T）}/\beta$、$-\alpha^{4.2}/\alpha\alpha$	1	16.6	4.8	6.34	129	67.4	20.3
Hb Q-Thailand 合并 $\beta^{CD41-42（-TCTT）}/\beta$、$-\alpha^{4.2}/\alpha\alpha$	2	16.1 (1.2)	5.0 (0.2)	6.60 (0.37)	138 (5)	65.2 (0.8)	20.9 (0.4)

（1）Hb Q-Thailand 合并 -$\alpha^{4.2}/\alpha\alpha$

经测序确认的 42 例 Hb Q-Thailand 杂合子携带者中男性 23 例，女性 19 例，平均年龄 44.2 岁。地区分布：广东省 27 例，贵州省、湖北省、湖南省各 3 例，江西省、辽宁省各 2 例，四川省、重庆市各 1 例。大部分为糖化血红蛋白检测过程中发现，毛细管电泳法糖化血红蛋白图谱发现异常血红蛋白条带并提示图形异常（图 2-111）。毛细管电泳法血红蛋白分析显示异常血红蛋白位于 F 区和 C 区，含量分别为（31.3±14.9）% 和（0.7±0.1）%，Hb A_2 为（1.8±0.6）%（图 2-112），高效液相色谱法血红蛋白分析色谱图均发现 S 窗存在变异峰（图 2-113）。相关实验室检查结果：RBC（5.2±0.7）×10^{12}/L，Hb（133.7±15.4）g/L，MCV（79.1±8.5）fL，MCH（25.9±3.2）pg，常规地中海贫血基因检测结果均为 -$\alpha^{4.2}/\alpha\alpha$，测序结果为 Hb Q-Thailand [*HBA1*：c.223G>C，CD74（GAC>CAC），Asp>His]。

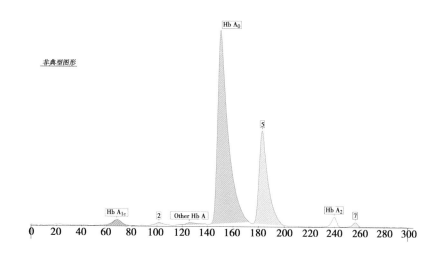

A_{1c} Haemoglobin Electrophoresis

Fractions	%	mmol/mol	Cal. %
Hb A_{1c} (*)	-	18	3.8
2	0.5		
Other Hb A	1.0		
Hb A_0	66.7		
5	27.4		
Hb A_2	1.6		
7	0.8		

图 2-111　毛细管电泳法 Hb A_{1c} 图谱

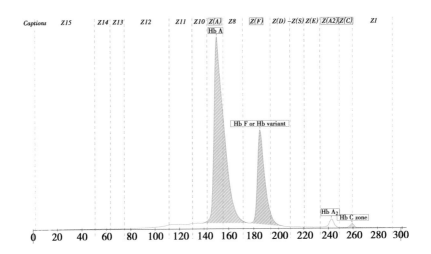

Haemoglobin Electrophoresis

Name	%	Normal Values %
Hb A	71.3	
Hb F or Hb variant	26.5	
Hb A$_2$	1.6	
Hb C zone	0.6	

图 2-112 毛细管电泳法血红蛋白分析图谱

Peak Name	Calibrated Area %	Area %	Retention Time (min)	Peak Area
Unknown	---	0.1	1.02	1739
F	0.2	---	1.11	7298
Unknown	---	0.8	1.25	28874
P2	---	3.2	1.35	112207
P3	---	4.6	1.76	160190
A_0	---	59.7	2.42	2063352
A_2	3.0	---	3.69	97649
S-window	---	28.4	4.58	982381

Total Area: 3,453,691*

F Concentration = 0.2 %
A_2 Concentration = 3.0 %

*Values outside of expected ranges

Analysis comments:

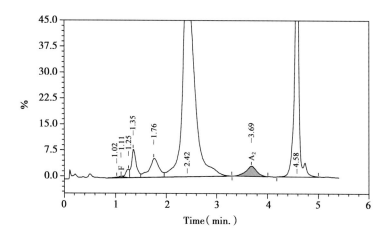

图 2-113　高效液相色谱法血红蛋白分析图谱

（2）Hb Q-Thailand 合并其他类型地中海贫血

1）Hb Q-Thailand 合并 $-\alpha^{3.7}/-\alpha^{4.2}$

毛细管电泳法血红蛋白分析显示异常血红蛋白条带位于 F 区（图 2-114），含量为 42.6%，Hb A_2 为 1.1%。相关实验室检查结果：RBC 4.38×10^{12}/L，Hb 154g/L，MCV 65.2fL，MCH 22.6pg，常规地中海贫血基因结果为 $-\alpha^{3.7}/-\alpha^{4.2}$，测序结果为 Hb Q-Thailand [*HBA1*：c.223G>C, CD74（GAC>CAC），Asp>His]。

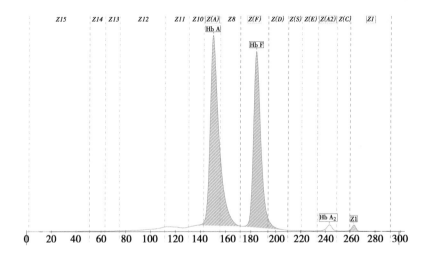

Haemoglobin Electrophoresis

Name	%	Normal Values %
Hb A	55.5	
Hb F	42.6	
Hb A_2	1.1	
Z1	0.8	

图 2-114　毛细管电泳法血红蛋白分析图谱

2）Hb Q-Thailand 合并 $-\alpha^{4.2}/-\alpha^{4.2}$

毛细管电泳法血红蛋白分析显示异常血红蛋白条带位于 F 区（图 2-115），含量为 42.2%，Hb A_2 为 1.1%。相关实验室检查结果：RBC 5.18×10^{12}/L，Hb 122g/L，MCV 71.8fL，MCH 23.6pg，常规地中海贫血基因结果为 $-\alpha^{4.2}/-\alpha^{4.2}$，测序结果为 Hb Q-Thailand [*HBA1*：c.223G>C，CD74（GAC>CAC），Asp>His]。

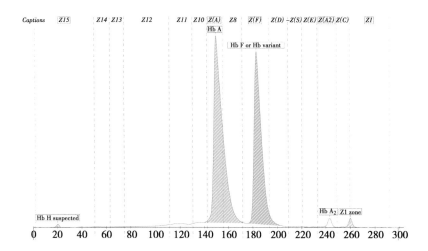

Haemoglobin Electrophoresis

Name	%	Normal Values %
Hb H suspected	0.3	
Hb A	55.4	
Hb F or Hb variant	42.2	
Hb A_2	1.1	
Z1 zone	1.0	

图 2-115　毛细管电泳法血红蛋白分析图谱

3）Hb Q-Thailand 合并 --^{SEA}/-α$^{4.2}$

　　毛细管电泳法血红蛋白分析显示异常血红蛋白条带位于 F 区（图 2-116），含量为（88.4±1.2）%，Hb A$_2$ 为（0.9±0.1）%。相关实验室检查结果：RBC（5.58±1.78）×10^{12}/L，Hb（102±33）g/L，MCV（59.8±0.1）fL，MCH（18.2±0.1）pg，常规地中海贫血基因检测结果为 --^{SEA}/-α$^{4.2}$，测序结果为 Hb Q-Thailand［*HBA1*：c.223G>C，CD74（GAC>CAC），Asp>His］。

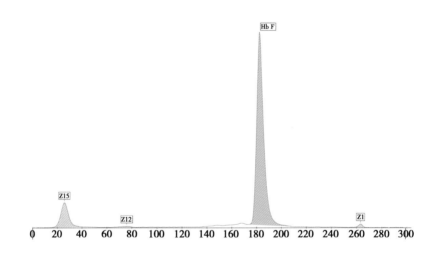

Haemoglobin Electrophoresis

Name	%	Normal Values %
Z15	12.6	
Z12	0.6	
Hb F	86.0	
Z1	0.8	

图 2-116　毛细管电泳法血红蛋白分析图谱

4）Hb Q-Thailand 合并 $\beta^{VS-II-654(C>T)}$/β、$--^{SEA}$/$-\alpha^{4.2}$

毛细管电泳法血红蛋白分析显示异常血红蛋白条带位于 F 区（图 2-117），含量为 95.4%，Hb A_2 为 0.4%，Hb Q-Thailand-A_2 为 4.3%。相关实验室检查结果：RBC 5.95×10^{12}/L，Hb 90g/L，MCV 48.2fL，MCH 15.1pg，常规地中海贫血基因结果为 $\beta^{VS-II-654(C>T)}$/β 合并 $--^{SEA}$/$-\alpha^{4.2}$，测序结果为 Hb Q-Thailand［*HBA1*：c.223G>C，CD74（GAC>CAC），Asp>His］。

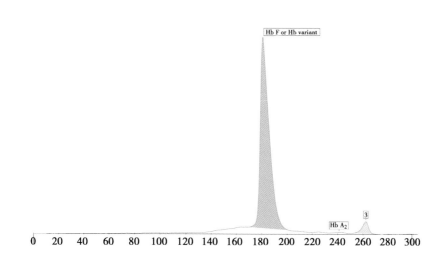

Haemoglobin Electrophoresis

Name	%	Normal Values %
Hb F or Hb variant	95.3	
Hb A_2	0.4	
3	4.3	

图 2-117　毛细管电泳法血红蛋白分析图谱

5）Hb Q-Thailand 合并 $\beta^{VS-II-654(C>T)}/\beta$、$-\alpha^{4.2}/\alpha\alpha$

毛细管电泳法血红蛋白分析显示异常血红蛋白条带位于 F 区（图 2-118），含量为 16.6%，Hb A$_2$ 为 4.8%。相关实验室检查结果：RBC 6.34×10^{12}/L，Hb 129g/L，MCV 67.4fL，MCH 20.3pg，常规地中海贫血基因结果为 $\beta^{VS-II-654(C>T)}/\beta$ 合并 $-\alpha^{4.2}/\alpha\alpha$，测序结果为 Hb Q-Thailand［*HBA1*：c.223G>C，CD74（GAC>CAC），Asp>His］。

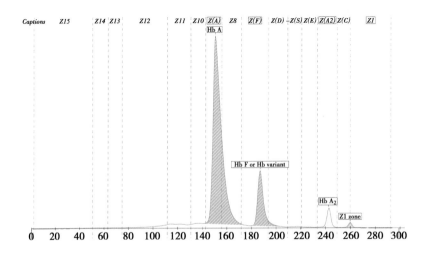

Haemoglobin Electrophoresis

Name	%	Normal Values %
Hb A	78.6	
Hb F or Hb variant	16.6	
Hb A$_2$	3.9	
Z1 zone	0.9	

图 2-118　毛细管电泳法血红蛋白分析图谱

6）Hb Q-Thailand 合并 $\beta^{CD41-42(-TCTT)}/\beta$、$-\alpha^{4.2}/\alpha\alpha$

　　毛细管电泳法血红蛋白分析显示异常血红蛋白条带位于 F 区（图 2-119），含量为（16.1±1.2）%，Hb A_2 为（5.0±0.2）%。相关实验室检查结果：RBC（6.60±0.37）×10^{12}/L，Hb（138±5）g/L，MCV（65.2±0.8）fL，MCH（20.9±0.4）pg，常规地中海贫血基因检测结果为 $\beta^{CD41-42(-TCTT)}/\beta$ 合并 $-\alpha^{4.2}/\alpha\alpha$，测序结果为 Hb Q-Thailand［*HBA1*：c.223G>C，CD74（GAC>CAC），Asp>His］。

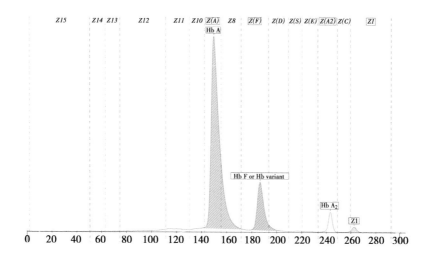

Haemoglobin Electrophoresis

Name	%	Normal Values %
Hb A	78.0	
Hb F or Hb variant	16.7	
Hb A₂	4.1	
Z1	1.2	

图 2-119　毛细管电泳法血红蛋白分析图谱

（3）新生儿 Hb Q-Thailand 合并 -α$^{4.2}$/αα

　　毛细管电泳法血红蛋白分析显示异常血红蛋白位于 N（D/G/K）区，含量为 15.0%（图 2-120）。相关实验室检查结果：常规地中海贫血基因检测结果均为 -α$^{4.2}$/αα，测序结果为 Hb Q-Thailand[*HBA1*：c.223G>C，CD74（GAC>CAC），Asp>His]。

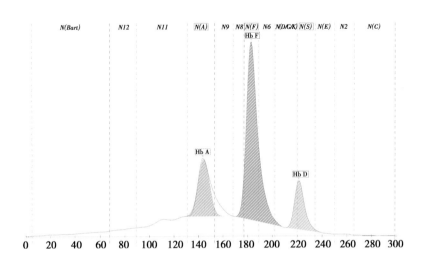

Neonatal Haemoglobin Electrophoresis

Name	%
Hb A	21.2
Hb F	63.8
Hb D	15.0

A / F：0.33

A / X：0.71

图 2-120　毛细管电泳法血红蛋白分析图谱

（徐安平　纪玲　黄劲柏　黄烁丹　邹婕）

40. Hb Liangqing

异常血红蛋白名称及分子特征

Hb Liangqing　　alpha2 74（EF3）Asp>Gly

HGVS 命名　*HBA2*：c.224A>G

📋 病例简介

女婴，1 天，新生儿疾病筛查。血红蛋白电泳分析显示 Hb A 20.7%，Hb F 67.7%，Hb Liangqing 11.6%（图 2-121）。相关实验室检查结果：Hb 131g/L，MCV 106.3fL，MCH 34.5pg，常规地中海贫血基因未见异常。DNA 直接测序，结果显示在 α_2 基因上密码子 74 位置出现碱基置换（GAC>GGC）。

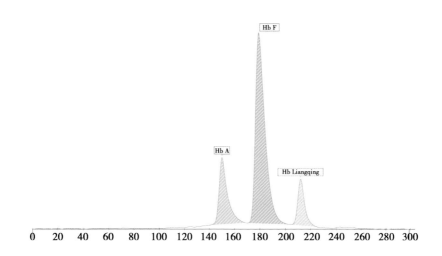

Haemoglobin Electrophoresis

Name	%	Normal Values %
Hb A	20.7	
Hb F	67.7	
Hb Liangqing	11.6	

图 2-121　毛细管电泳法血红蛋白分析图谱

（李友琼　梁亮）

41. Hb Matsue-Oki

异常血红蛋白名称及分子特征

Hb Matsue-Oki　alpha2 or alpha1 75（EF4）Asp>Asn

HGVS 命名　*HBA2*：c.226G>A（or *HBA1*）

病例简介

男性,39 岁,常规体检。毛细管电泳法糖化血红蛋白结果为 4.7%（28mmol/mol）,电泳图谱发现异常血红蛋白条带并提示图形异常（图 2-122）,毛细管电泳法血红蛋白分析显示异常血红蛋白位于 D 区和 1 区,含量分别为 17.7% 和 0.5%,Hb A_2 1.9%（图 2-123）。相关实验室检查结果:空腹血糖 4.68mmol/L,RBC 5.36×10^{12}/L,Hb 176g/L,MCV 89.6fL,MCH 32.8pg,常规地中海贫血基因检测正常,测序结果为 Hb Matsue-Oki[*HBA2*：c.226G>A,CD75（GAC>AAC）,Asp>Asn]。

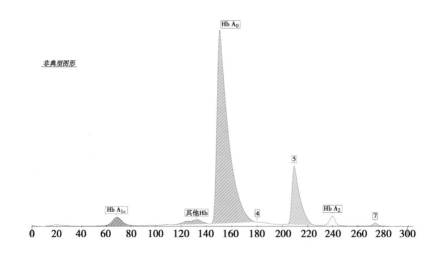

A_{1c} *Haemoglobin Electrophoresis*

Fractions	%	mmol/mol	Cal. %
Hb A_{1c} (*)	-	28	4.7
其他Hb	2.8		
Hb A_0	75.6		
4	0.1		
5	16.0		
Hb A_2	1.9		
7	0.5		

图 2-122　毛细管电泳法 Hb A_{1c} 图谱

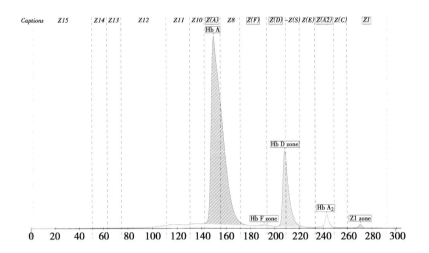

Haemoglobin Electrophoresis

Name	%	Normal Values %
Hb A	79.6	
Hb F zone	0.3	
Hb D zone	17.7	
Hb A$_2$	1.9	
Z1 zone	0.5	

图 2-123　毛细管电泳法血红蛋白分析图谱

（徐安平　纪玲）

42. Hb Stanleyville-Ⅱ

异常血红蛋白名称及分子特征

Hb Stanleyville-Ⅱ   alpha2 or alpha1 78（EF7）Asn>Lys

HGVS 命名   *HBA2*：c.[237C>G（ or *HBA1*) or 237C>A]

病例简介

女性，28岁，因贫血来血液内科门诊就诊。血红蛋白电泳分析显示 Hb F 13.3%，Hb E 59.5%，Hb Stanleyville-Ⅱ 20.9%，Hb A$_2$ 4.2%，Hb Stanleyville-Ⅱ-A$_2$ 2.1%（图2-124），未检出 Hb CS。相关实验室检查结果：Hb 75g/L，MCV 51.4fL，MCH 16.2pg，常规地中海贫血基因分析检出 Hb CS 杂合子、Hb E 杂合子合并 β 链 CD17 杂合子。DNA 直接测序，结果显示在 β 基因上密码子17位置出现碱基置换（A>T）和密码子26位置出现碱基置换（GAG>AAG），α1基因上密码子78位置出现碱基置换（AAC>AAA）和 α$_2$ 基因上密码子142位置出现碱基置换（TAA>CAA）。（病例由百色市人民医院检验科陈丽提供）

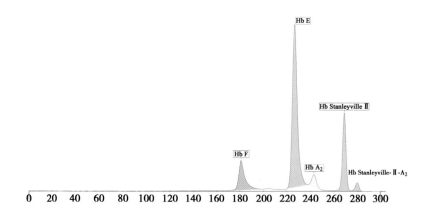

Haemoglobin Electrophoresis

Name	%	Normal Values %
Hb F	13.3	
Hb E	59.5	
Hb A$_2$	4.2	
Hb Stanleyville Ⅱ	20.9	
Hb Stanleyville-Ⅱ-A$_2$	2.1	

图 2-124　毛细管电泳法血红蛋白分析图谱

（李友琼　梁亮）

43. Hb Mantes-La-Jolie

异常血红蛋白名称及分子特征

Hb Mantes-La-Jolie alpha2 or alpha1 79（EF8）Ala>Thr

HGVS 命名 *HBA2*：c.238G>A（or *HBA1*）

📋 病例简介

男性,25岁,湖南省湘潭县人,因参与科研项目(湖南省出生缺陷协同防治科技重大专项,2019SK1010)行地中海贫血相关检查。毛细管电泳法血红蛋白分析图谱未见明显异常,Hb A 含量为 97.1%,Hb A$_2$ 2.9%(图 2-125)。相关实验室检查结果:RBC 5.18 × 10^{12}/L,Hb 162g/L, MCV 91.8fL, MCH 31.4pg,常规地中海贫血基因检测正常,测序结果为 Hb Mantes-La-Jolie[*HBA2*：c.238G>A,CD79（GCG>ACG）,Ala>Thr]。

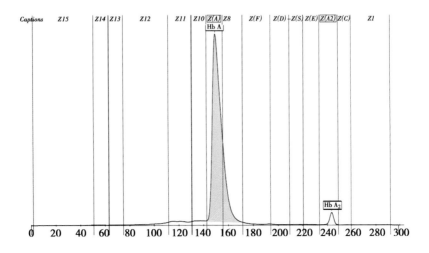

Haemoglobin Electrophoresis

Name	%	Normal Values %
Hb A	97.1	96.5 ~ 97.5
Hb A$_2$	2.9	2.5 ~ 3.5

图 2-125　毛细管电泳法血红蛋白分析图谱

（刘沁　席惠　王华）

44. Hb J-Singapore

异常血红蛋白名称及分子特征

Hb J-Singapore   alpha2 79（EF8）Ala>Gly

HGVS 命名   *HBA2*：c.239C>G

📋 病例简介

男性，64 岁，四川省内江市人，因糖尿病酮症酸中毒就诊。毛细管电泳法血红蛋白分析显示异常血红蛋白位于 12 区和 S 区，含量分别为 22.8% 和 0.5%，Hb A_2 2.5%（图 2-126）。相关实验室检查结果：空腹血糖 13.09mmol/L，RBC 2.74×10^{12}/L，Hb 82g/L，MCV 100.7fL，MCH 29.9pg，α 地中海贫血基因测序结果为 Hb J-Singapore［*HBA2*：c.239C>G，CD79（GCG> GGG），Ala>Gly］。

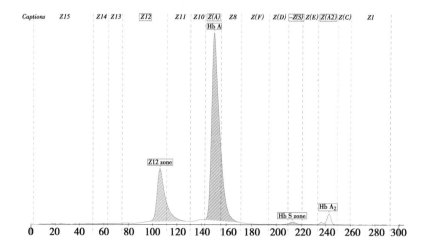

Haemoglobin Electrophoresis

Name	%	Normal Values %
Z12 zone	22.8	
Hb A	74.2	
Hb S zone	0.5	
Hb A₂	2.5	

图 2-126　毛细管电泳法血红蛋白分析图谱

（廖娟）

45. Hb Etobicoke

异常血红蛋白名称及分子特征

Hb Etobicoke　alpha2 or alpha1 84（F5）Ser>Arg

HGVS 命名　*HBA2*: c.[255C>G（ or *HBA1* ）or 253A>C（ or *HBA1* ）or 255C>A（ or *HBA1* ）]

病例简介

女性,30岁,常规产检。毛细管电泳法糖化血红蛋白结果为4.9%（30mmol/mol）,图谱发现异常血红蛋白条带并提示图形异常（图2-127）,高效液相色谱法糖化血红蛋白结果为5.1%（32mmol/mol）（图2-128）。毛细管电泳法血红蛋白分析显示异常血红蛋白位于D区,含量为8.9%,Hb A_2 2.5%（图2-129）。高效液相色谱法血红蛋白分析发现D窗异常血红蛋白,含量为8.5%（图2-130）。相关实验室检查结果:空腹血糖3.80mmol/L,RBC 4.84×10^{12}/L,Hb 155g/L,MCV 89.5fL,MCH 32.0pg,常规地中海贫血基因检测正常,测序结果为 Hb Etobicoke [*HBA2*: c.255C>A, CD84（AGC>AGA）,Ser>Arg]。

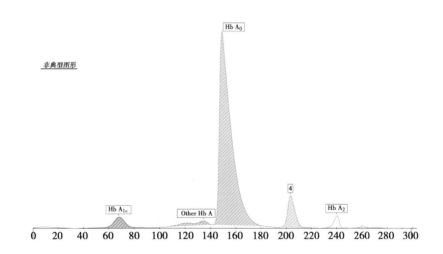

A_{1c} Haemoglobin Electrophoresis

Fractions	%	mmol/mol	Cal. %
Hb A_{1c} (*)	-	30	4.9
Other Hb A	3.1		
Hb A_0	82.3		
4	8.4		
Hb A_2	2.3		

图 2-127　毛细管电泳法 Hb A_{1c} 图谱

Peak Name	NGSP %	Area %	Retention Time (min)	Peak Area
Unknown	---	0.3	0.115	3772
A_{1a}	---	1.0	0.164	14291
A_{1b}	---	0.8	0.222	11099
F	---	1.3	0.263	17765
LA_{1c}	---	1.0	0.398	13760
A_{1c}	5.1	---	0.487	56740
P3	---	3.7	0.760	51165
P4	---	1.4	0.850	18866
A_0	---	86.4	0.997	1188123

Total Area: 1,375,581

Hb A_{1c} (NGSP) = 5.1 %

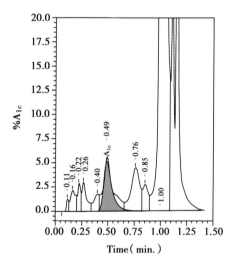

图 2-128　高效液相色谱法 Hb A_{1c} 图谱

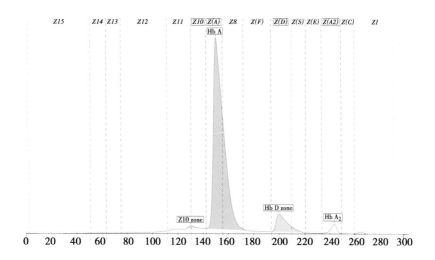

Haemoglobin Electrophoresis

Name	%	Normal Values %
Z10 zone	0.7	
Hb A	87.9	
Hb D zone	8.9	
Hb A$_2$	2.5	

图 2-129　毛细管电泳法血红蛋白分析图谱

Peak Name	Calibrated Area %	Area %	Retention Time (min)	Peak Area
F	0.6	---	1.08	21249
Unknown	---	0.8	1.25	27085
P2	---	3.2	1.34	104451
Unknown	---	0.7	1.52	23244
P3	---	5.0	1.72	161847
A_0	---	78.5	2.35	2564777
A_2	2.3	---	3.60	75912
D-window	---	8.5	4.05	278015
S-window	---	0.4	4.51	11934

Total Area: 3,268,513*

F Concentration = 0.6 %
A_2 Concentration = 2.3 %

*Values outside of expected ranges

Analysis comments:

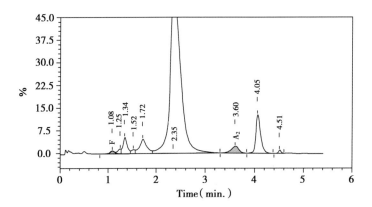

图 2-130　高效液相色谱法血红蛋白分析图谱

（徐安平　纪玲）

46. Hb Wroclaw

异常血红蛋白名称及分子特征

Hb Wroclaw   alpha1 or alpha2 88（F9）Ala>Glu

HGVS 命名   *HBA1*：c.266C>A（or *HBA2*）

📋 **病例简介**

男性，30 岁，生殖中心体检。血红蛋白电泳分析显示 Hb Wroclaw 3.7%，Hb A 94.2%，Hb Wroclaw-A_2 0.2%，Hb A_2 1.9%（图 2-131）。相关实验室检查结果：Hb 163g/L，MCV 79.5fL，MCH 21.0pg，常规地中海贫血基因检测未见异常。DNA 直接测序，结果显示在 α 基因上（α_1 或 α_2）密码子 88 位置出现碱基置换（GCG>GAG）。

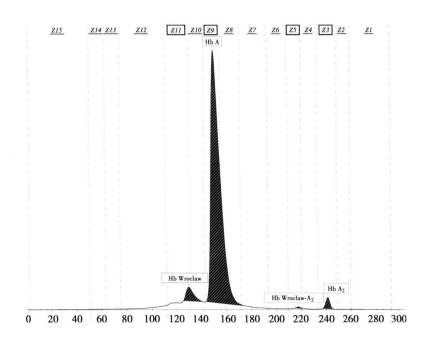

Electrophoresis

Fractions	%
Hb Wroclaw	**3.7**
Hb A	**94.2**
Hb Wroclaw-A_2	**0.2**
Hb A_2	**1.9**

图 2-131　毛细管电泳法血红蛋白分析图谱

（李友琼　梁亮）

47. Hb Luocheng

异常血红蛋白名称及分子特征

Hb Luocheng   alpha1 90（FG2）Lys>Gln

HGVS 命名   *HBA1*：c.271A>C

病例简介

女性，23 岁，来产科门诊进行孕期检查。血红蛋白电泳分析显示，Hb Luocheng 45.5%，Hb A 52.7%，Hb Luocheng-A$_2$ 0.7%，Hb A$_2$ 1.1%（图 2-132）。相关实验室检查结果：Hb 103g/L，MCV 71.6fL，MCH 22.3pg，常规地中海贫血基因检测未见异常。DNA 直接测序，结果显示在 α1 基因上密码子 90 位置出现碱基置换（AAG>CAG）。（病例由河池市妇幼保健院检验科宋曼婷提供）

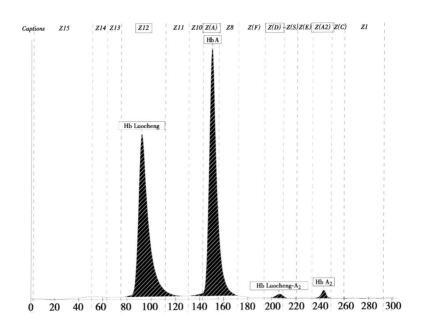

Fractions	%
Hb Luocheng	45.5
Hb A	52.7
Hb Luocheng-A$_2$	0.7
Hb A$_2$	1.1

图 2-132　毛细管电泳法血红蛋白分析图谱

（李友琼　梁亮）

48. Hb Port Phillip

异常血红蛋白名称及分子特征

Hb Port Phillip　　alpha2 or alpha1 91（FG3）Leu>Pro

HGVS 命名　　*HBA2*：c.275T>C（or *HBA1*）

病例简介

女性,42 岁,贵州省织金县人,因不稳定型心绞痛入院。毛细管电泳法糖化血红蛋白结果为 5.8%（40mmol/mol）,图谱发现异常血红蛋白条带并提示图形异常（图 2-133）,高效液相色谱法糖化血红蛋白结果为 5.6%（38mmol/mol）,色谱图发现存在变异峰,含量为 19.5%（图 2-134）。毛细管电泳法血红蛋白分析显示异常血红蛋白位于 8 区,含量为 6.0%,Hb A_2 2.7%（图 2-135）,高效液相色谱法血红蛋白分析未见明显异常（图 2-136）。相关实验室检查结果：空腹血糖 6.04mmol/L,RBC 4.41×10^{12}/L,Hb 118g/L,MCV 87.8fL,MCH 26.8pg,常规地中海贫血基因检测正常,测序结果为 Hb Port Phillip［*HBA2*：c.275T>C,CD91（CTT>CCT）,Leu>Pro］。

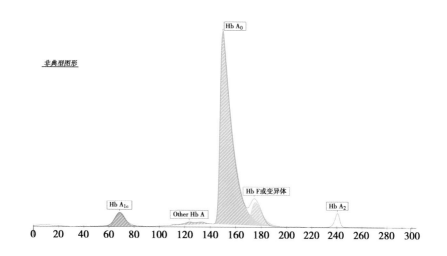

A_{1c} Haemoglobin Electrophoresis

Fractions	%	mmol/mol	Cal. %
Hb A_{1c}（*）	-	40	5.8
Other Hb A	2.0		
Hb A_0	81.4		
Hb F或变异体	9.1		
Hb A_2	2.5		

图 2-133　毛细管电泳法 Hb A_{1c} 图谱

Peak Name	NGSP %	Area %	Retention Time (min)	Peak Area
A_1a	---	0.9	0.161	28281
A_1b	---	0.8	0.224	23800
F	---	0.8	0.260	25175
LA_1c	---	1.0	0.395	32715
A_1c	5.6	---	0.485	117749
P3	---	2.9	0.780	89878
P4	---	1.0	0.853	30411
Unknown	---	0.5	0.905	16979
A_0	---	68.8	0.998	2147002
Variant Window	---	19.5	1.101	607552

Total Area: 3,119,542

Hb A$_{1c}$ (NGSP) = 5.6 %

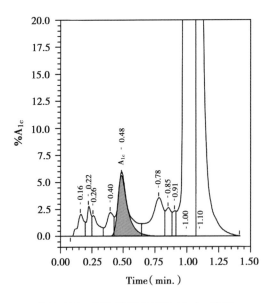

图 2-134　高效液相色谱法 Hb A$_{1c}$ 图谱

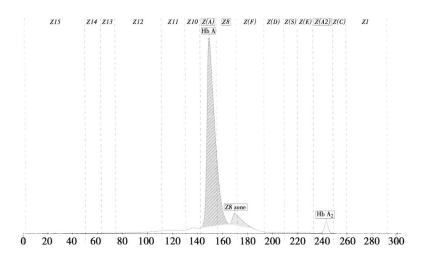

Haemoglobin Electrophoresis

Name	%	Normal Values %
Hb A	91.3	
Z8 zone	6.0	
Hb A₂	2.7	

图 2-135　毛细管电泳法血红蛋白分析图谱

Peak Name	Calibrated Area %	Area %	Retention Time (min)	Peak Area
Unknown	---	0.1	1.02	1043
F	0.3	---	1.10	4326
Unknown	---	0.7	1.27	11332
P2	---	3.9	1.35	62481
P3	---	5.2	1.75	82256
A_0	---	87.5	2.43	1389318
A_2	2.4	---	3.62	36555

Total Area: 1,587,310

F Concentration = 0.3 %
A_2 Concentration = 2.4 %

Analysis comments:

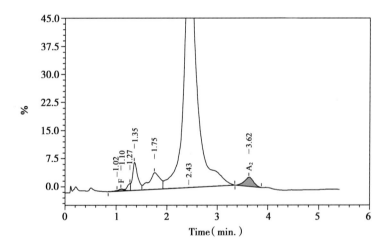

图 2-136 高效液相色谱法血红蛋白分析图谱

（徐安平　纪玲）

49. Hb Roanne

异常血红蛋白名称及分子特征

Hb Roanne　　alpha2 or alpha1 94（G1）Asp>Glu

HGVS 命名　　*HBA2*：c.285C>G（or *HBA1*）

📋 病例简介

男性,32 岁,新疆维吾尔自治区柯坪县人,常规体检。毛细管电泳法糖化血红蛋白结果为 6.6%（49mmol/mol）,图谱见异常血红蛋白条带并提示图形异常（图 2-137）,高效液相色谱法糖化血红蛋白结果为 6.1%（43mmol/mol）,色谱图未见异常（图 2-138）。毛细管电泳法血红蛋白分析显示异常血红蛋白位于 F 区,含量为 14.9%,Hb A$_2$ 2.9%（图 2-139）。相关实验室检查结果:空腹血糖 7.69mmol/L,RBC 5.47×10^{12}/L,Hb 174g/L,MCV 89.4fL,MCH 31.8pg,常规地中海贫血基因检测正常,测序结果为 Hb Roanne[*HBA1*：c.285C>G,CD94（GAC>GAG）,Asp>Glu]。

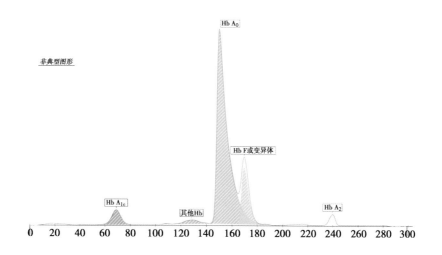

A$_{1c}$ Haemoglobin Electrophoresis

Fractions	%	mmol/mol	Cal. %
Hb A$_{1c}$ (*)	-	49	6.6
其他Hb	2.7		
Hb A$_0$	74.9		
Hb F或变异体	14.7		
Hb A$_2$	2.4		

图 2-137　毛细管电泳法 Hb A$_{1c}$ 图谱

Peak Name	NGSP %	Area %	Retention Time (min)	Peak Area
Unknown	---	0.5	0.115	6168
A$_{1a}$	---	1.3	0.170	16516
A$_{1b}$	---	1.0	0.232	11981
F	---	1.9	0.269	23708
LA$_{1c}$	---	1.8	0.385	21558
A$_{1c}$	6.1*	---	0.483	59977
P3	---	4.0	0.752	48790
P4	---	1.2	0.847	14616
A$_0$	---	83.5	0.990	1027719

*Values outside of expected ranges   Total Area: 1,231,033

Hb A$_{1c}$(NGSP) = 6.1* %

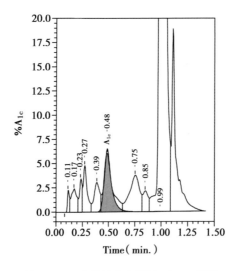

图 2-138　高效液相色谱法 Hb A$_{1c}$ 图谱

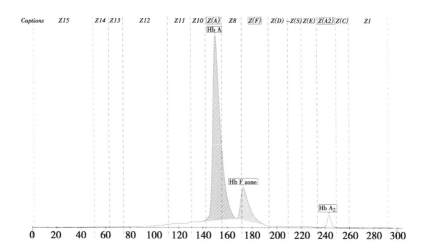

Haemoglobin Electrophoresis

Name	%	Normal Values %
Hb A	82.2	
Hb F zone	14.9	
Hb A$_2$	2.9	

图 2-139　毛细管电泳法血红蛋白分析图谱

（徐安平　纪玲）

50. Hb G-Georgia

📋 病例简介

　　女性,65 岁,吉林省柳河县人,因脑梗死后遗症就诊。毛细管电泳法糖化血红蛋白结果为 8.4%（68mmol/mol）,图谱发现异常血红蛋白条带并提示图形异常（图 2-140）,高效液相色谱法糖化血红蛋白结果为 8.0%（64mmol/mol）,色谱图提示结果超出预期范围（图 2-141）。毛细管电泳法血红蛋白分析显示异常血红蛋白位于 F 区,含量为 8.7%,Hb A_2 2.2%（图 2-142）。相关实验室检查结果:空腹血糖 8.40mmol/L,RBC 4.42×10^{12}/L,Hb 127g/L,MCV 84.4fL,MCH 28.7pg,常规地中海贫血基因检测正常,测序结果为 Hb G-Georgia[*HBA2*：c.287C>T,CD95（CCG>CTG）,Pro>Leu]。

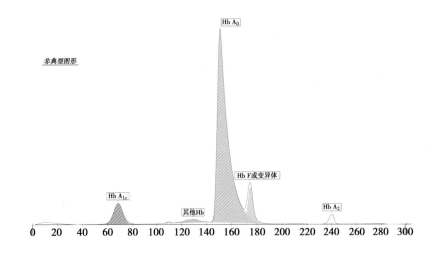

A_{1c} *Haemoglobin Electrophoresis*

Fractions	%	mmol/mol	Cal. %
Hb A_{1c} (*)	-	68	8.4
其他Hb	2.6		
Hb A_0	79.9		
Hb F或变异体	7.6		
Hb A_2	2.0		

图 2-140　毛细管电泳法 Hb A_{1c} 图谱

Peak Name	NGSP %	Area %	Retention Time (min)	Peak Area
Unknown	---	0.2	0.115	7769
A$_{1a}$	---	1.1	0.161	34792
A$_{1b}$	---	2.3	0.227	70815
LA$_{1c}$	---	2.2	0.371	69163
A$_{1c}$	8.0*	---	0.458	223971
P3	---	4.0	0.746	126542
P4	---	1.5	0.837	48398
A$_0$	---	81.5	0.977	2558109

*Values outside of expected ranges   Total Area: 3,139,561

Hb A$_{1c}$(NGSP) = 8.0* %

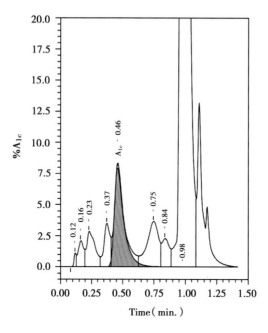

图 2-141　高效液相色谱法 Hb A$_{1c}$ 图谱

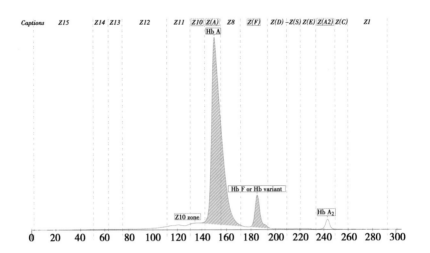

Haemoglobin Electrophoresis

Name	%	Normal Values %
Z10 zone	0.1	
Hb A	89.0	
Hb F or Hb variant	8.7	
Hb A$_2$	2.2	

图 2-142 毛细管电泳法血红蛋白分析图谱

（徐安平　纪玲）

51. Hb Beziers

异常血红蛋白名称及分子特征

Hb Beziers（其他名称：Hb Harlow） alpha1 99（G6）Lys>Asn

HGVS 命名　*HBA1*：c.300G>T

📋 病例简介

男性，52 岁，江苏省高邮市人，因溃疡性结肠炎就诊。毛细管电泳法糖化血红蛋白结果为 6.0%（42mmol/mol），电泳图谱发现异常血红蛋白条带并提示图形异常（图 2-143），高效液相色谱法糖化血红蛋白结果为 5.6%（38mmol/mol），色谱图发现 P3 峰含量为 15.0%，怀疑为异常血红蛋白（图 2-144）。毛细管电泳法血红蛋白分析发现异常峰（图 2-145）。相关实验室检查结果：空腹血糖 6.66mmol/L，RBC 4.60×10^{12}/L，Hb 130g/L，MCV 82.4fL，MCH 28.3pg，常规地中海贫血基因检测正常，测序结果为 Hb Beziers [*HBA1*：c.300G>T，CD99（AAG>AAT），Lys>Asn]。

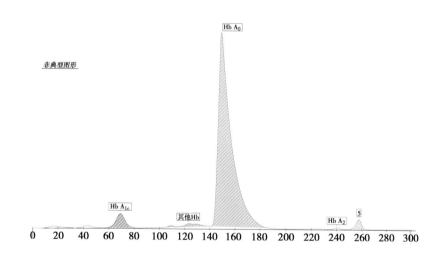

A_{1c} Haemoglobin Electrophoresis

Fractions	%	mmol/mol	Cal. %
Hb A_{1c} (*)	-	42	6.0
其他Hb	2.5		
Hb A_0	90.0		
Hb A_2	0.3		
5	1.9		

图 2-143　毛细管电泳法 Hb A_{1c} 图谱

Peak Name	NGSP %	Area %	Retention Time (min)	Peak Area
Unknown	---	0.3	0.114	6179
A_{1a}	---	1.2	0.160	23473
A_{1b}	---	2.8	0.240	53970
LA_{1c}	---	1.4	0.374	25827
A_{1c}	5.6	---	0.469	92290
P3	---	15.0	0.772	286635
P4	---	1.3	0.894	24887
A_0	---	73.1	0.988	1393391

Total Area: 1,906,653

Hb A_{1c} (NGSP) = 5.6 %

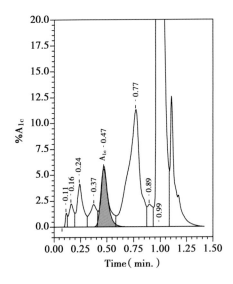

图 2-144　高效液相色谱法 Hb A_{1c} 图谱

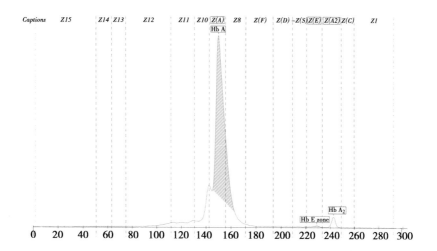

Haemoglobin Electrophoresis

Name	%	Normal Values %
Hb A	96.4	
Hb E zone	0.5	
Hb A$_2$	3.1	

图 2-145　毛细管电泳法血红蛋白分析图谱

（徐安平　纪玲）

52. Hb Manitoba Ⅰ

异常血红蛋白名称及分子特征

Hb Manitoba Ⅰ　alpha2 102（G9）Ser>Arg

HGVS 命名　*HBA2*：c.307A>C

病例简介

男性,55 岁,湖北省武汉市人。常规体检。毛细管电泳法糖化血红蛋白结果为 5.5%（36mmol/mol）,图谱发现异常血红蛋白条带并提示图形异常（图 2-146）,高效液相色谱法糖化血红蛋白结果为 4.52%（26mmol/mol）,色谱图发现 LA_{1c} 含量为 10.34%,提示可能存在变异体干扰（图 2-147）。毛细管电泳法血红蛋白分析显示异常血红蛋白位于 F 区和 C 区,含量分别为 11.8% 和 0.4%,Hb A_2 2.2%（图 2-148）。相关实验室检查结果：空腹血糖 5.13mmol/L,RBC 6.15×10^{12}/L,Hb 168g/L,MCV 85.4fL,MCH 27.3pg,常规地中海贫血基因检测正常,测序结果为 Hb Manitoba Ⅰ[*HBA2*：c.307A>C,CD102（AGC>CGC）,Ser>Arg]。

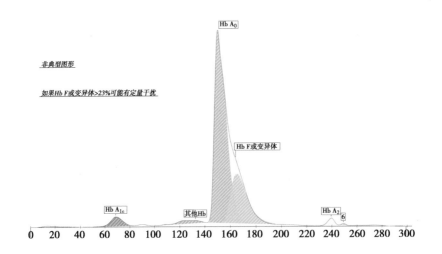

A_{1c} Haemoglobin Electrophoresis

Fractions	%	mmol/mol	Cal. %
Hb A_{1c} (*)	-	36	5.5
其他 Hb	2.3		
Hb A_0	67.2		
Hb F或变异体 (!)	25.3		
Hb A_2	1.5		
6	0.2		

图 2-146　毛细管电泳法 Hb A_{1c} 图谱

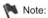 Note:

Possible variant interference. Unread barcode. A1c peak shape
(broad peak)

Comment:

LA1c > 7%

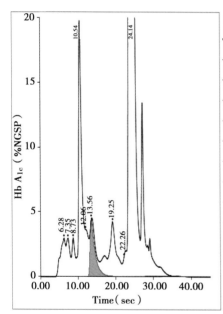

Peak Name	RT	Area	Area%	Concentration (% NGSP)
Unknown	6.28	5714.70	2.24	---
A_{1b}	7.35	3873.21	1.52	---
F	8.73	3363.02	1.32	---
LA_{1c}	10.54	26379.62	10.34	---
Unknown	12.06	4234.12	1.66	---
Hb A_{1c}	13.56	8080.98	---	4.52
P3	19.25	13535.88	5.30	---
Unknown	22.26	2354.29	0.92	---
A_0	24.14	187677.73	73.54	---

Total Area: 255214

Status: Held

图 2-147　高效液相色谱法 Hb A_{1c} 图谱

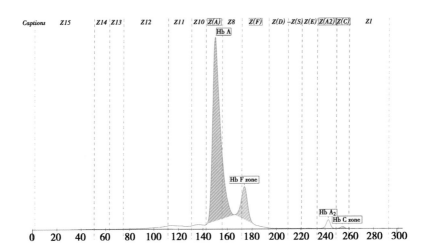

Haemoglobin Electrophoresis

Name	%	Normal Values %
Hb A	85.6	
Hb F zone	11.8	
Hb A$_2$	2.2	
Hb C zone	0.4	

图 2-148　毛细管电泳法血红蛋白分析图谱

（徐安平　纪玲）

53. Hb Iberia

异常血红蛋白名称及分子特征

Hb Iberia   alpha2 104（G11）Cys>Arg

HGVS 命名   *HBA2*：c.313T>C

病例简介

男性,39 岁,湖南省保靖县人,因参与科研项目(湖南省出生缺陷协同防治科技重大专项,2019SK1010)行地中海贫血相关检查。毛细管电泳法血红蛋白分析图谱未见明显异常,Hb A 含量为 97.5%,Hb A$_2$ 2.5%（图 2-149）。相关实验室检查结果：RBC 5.9 × 10^{12}/L,Hb 146g/L,MCV 75fL,MCH 24.6pg,常规地中海贫血基因检测正常,测序结果为 Hb Iberia [*HBA2*：c.313T>C,CD104（TGC>CGC）,Cys>Arg]。

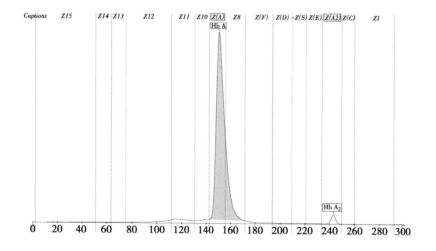

Haemoglobin Electrophoresis

Name	%	Normal Values %
Hb A	97.5	96.5~97.5
Hb A$_2$	2.5	2.5~3.5

图 2-149　毛细管电泳法血红蛋白分析图谱

（刘沁　席惠　王华）

54. Hb Strumica

异常血红蛋白名称及分子特征

Hb Strumica（其他名称：Hb Serbia） alpha2 or alpha1 112（G19）His>Arg

HGVS 命名 *HBA2*：c.338A>G（or *HBA1*）

病例简介

男性，45 岁，不育症就诊。毛细管电泳法糖化血红蛋白结果为 5.5%（37mmol/mol），电泳图谱发现异常血红蛋白条带且提示图形异常（图 2-150），毛细管电泳法血红蛋白分析显示异常血红蛋白位于 D 区和 1 区，含量分别为 18.5% 和 0.5%，Hb A$_2$ 2.1%（图 2-151）。相关实验室检查结果：RBC 5.55×10^{12}/L，Hb 167g/L，MCV 86.5fL，MCH 30.1pg，常规地中海贫血基因检测正常，测序结果为 Hb Strumica［*HBA2*：c.338A>G，CD112（CAC>CGC），His>Arg］。

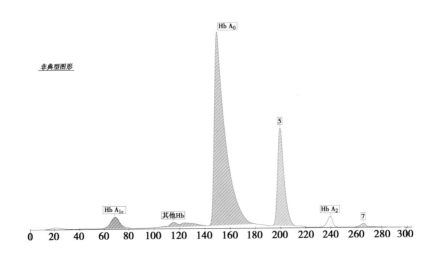

非典型图形

A$_{1c}$ Haemoglobin Electrophoresis

Fractions	%	mmol/mol	Cal. %
Hb A$_{1c}$ (*)	-	37	5.5
其他 Hb	3.5		
Hb A$_0$	69.3		
5	20.9		
Hb A$_2$	1.9		
7	0.7		

图 2-150　毛细管电泳法 Hb A$_{1c}$ 图谱

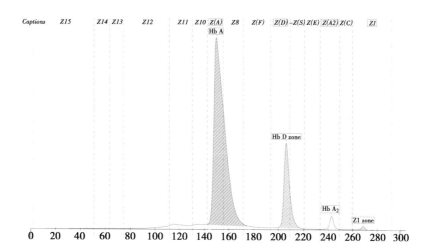

Haemoglobin Electrophoresis

Name	%	Normal Values %
Hb A	78.9	
Hb D zone	18.5	
Hb A$_2$	2.1	
Z1 zone	0.5	

图 2-151　毛细管电泳法血红蛋白分析图谱

（徐安平　纪玲）

55. Hb Broomhill

异常血红蛋白名称及分子特征

Hb Broomhill　alpha2 or alpha1 114（GH2）Pro>Ala

HGVS 命名　*HBA2*：c.343C>G（ or *HBA1* ）

病例简介

经测序确认的 29 例 Hb Broomhill 杂合子携带者中男性 14 例,女性 15 例,平均年龄 45.4 岁。地区分布:广东、广西、湖南各 2 例,河南、黑龙江、辽宁、宁夏、山东、重庆、安徽各 1 例,其余未知。大部分为糖化血红蛋白检测过程中发现,毛细管电泳法未给出糖化血红蛋白结果,图谱可见异常血红蛋白条带并提示图形异常（图 2-152）,高效液相色谱法糖化血红蛋白色谱图未见明显异常（图 2-153）。毛细管电泳法血红蛋白分析结果未提示异常,但肉眼可见 Hb A 峰与变异体未完全分离（图 2-154）,高效液相色谱法血红蛋白分析未见明显异常（图 2-155）。相关实验室检查结果:RBC（4.7 ± 0.6）× 10^{12}/L,Hb（140.4 ± 17.2）g/L,MCV（89.8 ± 4.0）fL,MCH（29.9 ± 1.3）pg,常规地中海贫血基因检测正常,测序结果为 Hb Broomhill [*HBA2*：c.343C>G, CD114（CCC>GCC）, Pro>Ala]。

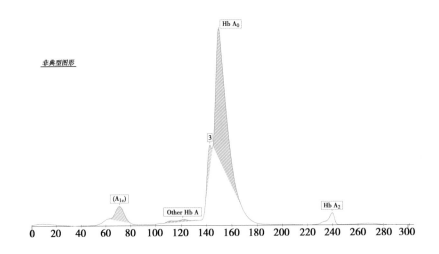

A_{1c} *Haemoglobin Electrophoresis*

Fractions	%	mmol/mol	Cal. %
(A_{1c})	8.3		
Other Hb A	2.5		
3	5.9		
Hb A_0	79.6		
Hb A_2 (!)	3.7		

图 2-152　毛细管电泳法 Hb A_{1c} 图谱

Peak Name	NGSP %	Area %	Retention Time (min)	Peak Area
Unknown	---	0.4	0.113	8465
A_{1a}	---	0.9	0.161	22232
A_{1b}	---	1.7	0.222	40529
LA_{1c}	---	1.4	0.366	32647
A_{1c}	5.1	---	0.451	102078
P3	---	3.4	0.715	78402
P4	---	1.2	0.820	29046
A_0	---	86.6	0.970	2026867

Total Area: 2,340,266

Hb A_{1c} (NGSP) = 5.1 %

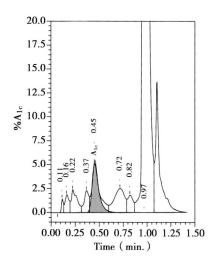

图 2-153　高效液相色谱法 Hb A_{1c} 图谱

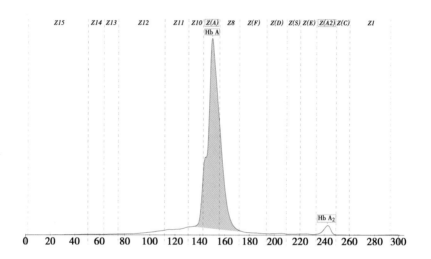

Haemoglobin Electrophoresis

Name	%	Normal Values %
Hb A	**97.3**	96.8~97.8
Hb A$_2$	**2.7**	2.2~ 3.2

图 2-154　毛细管电泳法血红蛋白分析图谱

Peak Name	Calibrated Area %	Area %	Retention Time (min)	Peak Area
Unknown	---	0.0	0.61	1219
F	0.6	---	1.08	16754
Unknown	---	1.7	1.21	49637
P2	---	6.2	1.33	177596
P3	---	6.7	1.72	190662
A_0	---	82.1	2.37	2348831
A_2	2.6	---	3.60	75173

Total Area: 2,859,872

F Concentration = 0.6 %
A_2 Concentration = 2.6 %

Analysis comments:

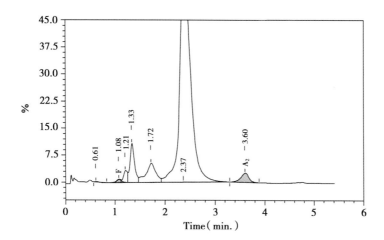

图 2-155 高效液相色谱法血红蛋白分析图谱

（徐安平 纪玲 刘瑜 牛文彦）

56. Hb Melusine

异常血红蛋白名称及分子特征

Hb Melusine   alpha2 or alpha1 114（GH2）Pro>Ser

HGVS 命名   *HBA2*：c.343C>T（or *HBA1*）

📋 **病例简介**

经测序确认的 5 例成人 Hb Melusine 杂合子携带者,其中男性 2 例,女性 3 例,平均年龄 54 岁,其中广东、河南各 1 例,其余未知。均为糖化血红蛋白检测过程中发现,毛细管电泳法未给出糖化血红蛋白结果,图谱发现异常血红蛋白条带并提示图形异常（图 2-156）,高效液相色谱法糖化血红蛋白图谱未见异常（图 2-157）。毛细管电泳法（图 2-158）和高效液相色谱法（图 2-159）血红蛋白电泳分析未见明显异常。相关实验室检查结果：RBC（4.2 ± 0.6）× 10^{12}/L, Hb（129.0 ± 15.7g/L, MCV（93.3 ± 2.3）fL, MCH（30.4 ± 0.6）pg,常规地中海贫血基因检测正常,测序结果为 Hb Melusine [*HBA2*：c.343C>T, CD114（CCC>TCC）, Pro>Ser]。

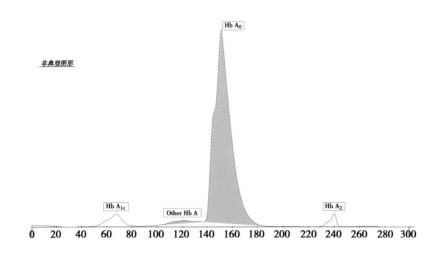

A_{1c} Haemoglobin Electrophoresis

Fractions	%	mmol/mol	Cal. %
Hb A_{1c} (*)	-		
Other Hb A	1.7		
Hb A_0	90.8		
Hb A_2	2.6		

图 2-156　毛细管电泳法 Hb A_{1c} 图谱

Peak Name	NGSP %	Area %	Retention Time (min)	Peak Area
Unknown	---	0.3	0.115	3283
A_{1a}	---	1.0	0.162	11674
A_{1b}	---	0.8	0.222	9304
F	---	1.1	0.255	13849
LA_{1c}	---	1.4	0.395	17706
A_{1c}	5.6	---	0.485	55178
P3	---	3.6	0.768	44199
P4	---	1.4	0.850	16537
A_0	---	86.0	1.000	1052081

Total Area: 1,223,810

Hb A_{1c} (NGSP) = 5.6 %

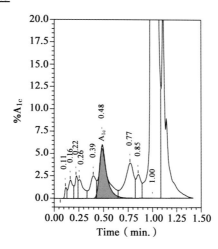

图 2-157　高效液相色谱法 Hb A_{1c} 图谱

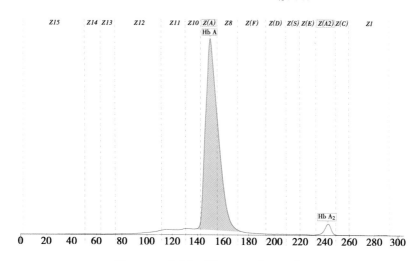

Haemoglobin Electrophoresis

Name	%	Normal Values %
Hb A	**97.0**	96.8 ~ 97.8
Hb A₂	**3.0**	2.2 ~ 3.2

图 2-158　毛细管电泳法血红蛋白分析图谱

Peak Name	Calibrated Area %	Area %	Retention Time (min)	Peak Area
F	0.4	---	1.08	11661
Unknown	---	1.2	1.24	38079
P2	---	4.5	1.34	144487
P3	---	7.0	1.72	223729
A_0	---	83.6	2.31	2657212
A_2	2.3	---	3.60	74512
D-window	---	0.3	3.97	10365
Unknown	---	0.6	4.63	18876

Total Area: 3,178,922*

F Concentration = 0.4 %
A_2 Concentration = 2.3 %

*Values outside of expected ranges

Analysis comments:

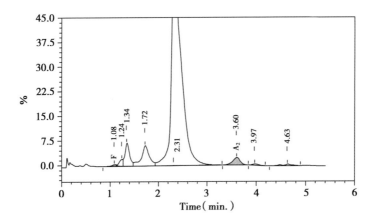

图 2-159　高效液相色谱法血红蛋白分析图谱

（徐安平　纪玲）

57. Hb Hubei

异常血红蛋白名称及分子特征

Hb Hubei　　alpha1 114（GH2）Pro>His

HGVS 命名　　*HBA1*：c.344C>A

病例简介

女性，28 岁，湖北省枝江市人，常规体检。毛细管电泳法未给出糖化血红蛋白结果，图谱提示图形异常（图 2-160），高效液相色谱法糖化血红蛋白结果为 5.9%（41mmol/mol），图谱发现一个变异峰，含量为 22.6%（图 2-161）。毛细管电泳法血红蛋白分析电泳图未见明显异常，Hb A_2 含量为 2.5%（图 2-162），高效液相色谱法血红蛋白分析 Hb A_2 含量为 19.4%，考虑异常血红蛋白与 Hb A_2 共同洗脱，导致 Hb A_2 假性增高（图 2-163）。相关实验室检查结果：空腹血糖 6.02mmol/L，RBC 4.62×10^{12}/L，Hb 130g/L，MCV 92.0fL，MCH 30.5pg，常规地中海贫血基因检测正常，测序结果为 Hb Hubei[*HBA1*：c.344C>A，CD114（CCC>CAC），Pro>His]。

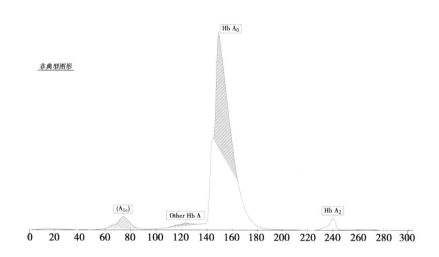

A_{1c} Haemoglobin Electrophoresis

Fractions	%	mmol/mol	Cal. %
(A_{1c})	9.4		
Other Hb A	2.7		
Hb A_0	84.0		
Hb A_2 (!)	3.9		

图 2-160　毛细管电泳法 Hb A_{1c} 图谱

Peak Name	NGSP %	Area %	Retention Time (min)	Peak Area
Unknown	---	0.4	0.114	6732
A$_{1a}$	---	0.8	0.162	15774
A$_{1b}$	---	0.6	0.222	12104
F	---	1.0	0.261	18024
LA$_{1c}$	---	1.2	0.393	22148
A$_{1c}$	5.9	---	0.490	70029
P3	---	2.7	0.767	51172
P4	---	1.0	0.854	18399
A$_0$	---	66.0	0.992	1244262
Variant Window	---	22.6	1.133	426716

Total Area: 1,885,360

Hb A$_{1c}$(NGSP) = 5.9 %

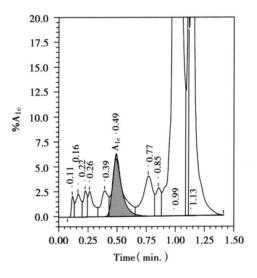

图 2-161　高效液相色谱法 Hb A$_{1c}$ 图谱

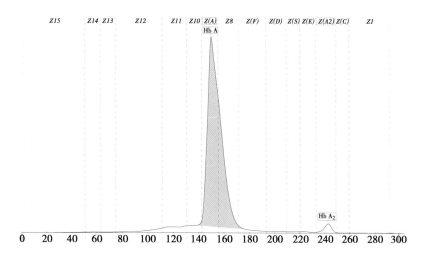

Haemoglobin Electrophoresis

Name	%	Normal Values %
Hb A	97.5	96.8 ~ 97.8
Hb A$_2$	2.5	2.2 ~ 3.2

图 2-162　毛细管电泳法血红蛋白分析图谱

Peak Name	Calibrated Area %	Area %	Retention Time (min)	Peak Area
Unknown	---	0.0	1.00	904
F	0.5	---	1.09	10063
Unknown	---	0.9	1.23	18844
P2	---	3.3	1.35	69745
P3	---	4.7	1.72	98010
Unknown	---	1.5	1.92	30743
A_0	---	69.3	2.37	1457959
A_2	19.4*	---	3.76	416290

Total Area: 2,102,558

F Concentration = 0.5 %
A_2 Concentration = 19.4* %

*Values outside of expected ranges

Analysis comments:

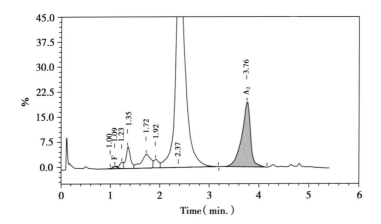

图 2-163　高效液相色谱法血红蛋白分析图谱

（徐安平　纪玲）

58. Hb O-Indonesia

异常血红蛋白名称及分子特征

Hb O-Indonesia（其他名称：Hb Buginese-X，Hb Oliviere）　alpha1 or alpha2 116（GH4）Glu>Lys

HGVS 命名　*HBA1*：c.349G>A（or *HBA2*）

病例简介

男性，28 岁，产科门诊体检。血红蛋白电泳分析显示 Hb A 84.7%，Hb O-Indonesia 12.8%，Hb A$_2$ 2.2%，Hb O-Indonesia-A$_2$ 0.3%（图 2-164）。相关实验室检查结果：Hb 154g/L，MCV 82.7fL，MCH 27.8pg，常规地中海贫血基因检测未见异常。DNA 直接测序，结果显示在 α1 基因上密码子 116 位置出现碱基置换（GAG>AAG）。

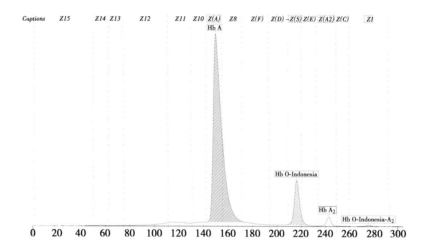

Haemoglobin Electrophoresis

Name	%	Normal Values %
Hb A	**84.7**	
Hb O-Indonesia	**12.8**	
Hb A$_2$	**2.2**	
Hb O-Indonesia-A$_2$	**0.3**	

图 2-164　毛细管电泳法血红蛋白分析图谱

（李友琼　梁亮）

59. Hb Phnom Penh

异常血红蛋白名称及分子特征

Hb Phnom Penh　Isoleucine-inserted between codons 117 (GH5) and 118 (H1) of alpha 1

HGVS 命名　*HBA1*: p. Phe118_Thr119insI

病例简介

经测序确认的 19 例 Hb Phnom Penh 杂合子中男性 11 例,女性 8 例,平均年龄 41.5 岁。地区分布:广东 12 例,江西、海南各 2 例,福建 1 例,其余未知,均在糖化血红蛋白检测过程中发现。毛细管电泳法糖化血红蛋白图谱提示图形异常(图 2-165),高效液相色谱法糖化血红蛋白图谱提示 A_0 拖尾(图 2-166)。毛细管电泳法(图 2-167)血红蛋白分析均未见异常,高效液相色谱法(图 2-168)血红蛋白分析图谱提示结果超出预期范围。基质辅助激光解析电离飞行时间质谱发现一个分子量为 15240.1Da 异常峰(图 2-169)。相关实验室检查结果:RBC (4.9 ± 1.0) $\times 10^{12}$/L, Hb (140.0 ± 16.9)g/L, MCV (88.3 ± 8.8)fL, MCH (29.2 ± 3.4)pg,常规地中海贫血基因检测正常,测序结果为 Hb Phnom Penh[p. Phe118_Thr119insI],理论分子量变化(113.170Da)与实际分子量差异(113.1Da)一致。

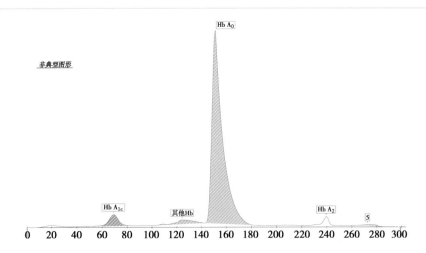

A_{1c} Haemoglobin Electrophoresis

Fractions	%	mmol/mol	Cal. %
Hb A₁c (*)	-	37	5.6
其他 Hb	3.5		
Hb A₀	89.1		
Hb A₂	1.8		
5	0.8		

图 2-165　毛细管电泳法 Hb A_{1c} 图谱

Note:

Comment:

Unread barcode. A0 peak shape (tailing)

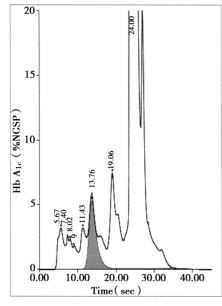

Peak Name	RT	Area	Area%	Concentration (% NGSP)
A_{1a}	5.67	4162.23	1.91	---
A_{1b}	7.40	1631.98	0.75	---
Unknown	8.02	1593.75	0.73	---
F	9.00	1769.69	0.81	---
LA_{1c}	11.43	4405.44	2.02	---
HbA_{1c}	13.76	8854.95	---	5.32
P3	19.06	12598.97	5.78	---
A_0	24.00	182849.88	83.93	---

Total Area: 217867

Status: Held

图 2-166　高效液相色谱法 Hb A$_{1c}$ 图谱

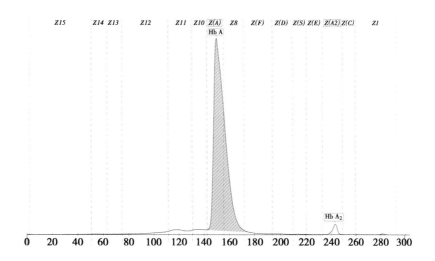

Haemoglobin Electrophoresis

Name	%	Normal Values %
Hb A	97.8	96.8 ~ 97.8
Hb A$_2$	2.2	2.2 ~ 3.2

图 2-167　毛细管电泳法血红蛋白分析图谱

Peak Name	Calibrated Area %	Area %	Retention Time (min)	Peak Area
P1	---	0.1	0.90	1198
Unknown	---	0.1	1.01	2517
F	0.3	---	1.09	6927
Unknown	---	1.0	1.27	20964
P2	---	4.0	1.37	86822
Unknown	---	1.6	1.50	34350
P3	---	4.8	1.76	104734
A_0	---	86.0	2.45	1872642
A_2	2.2*	---	3.66	47522

Total Area: 2,177,676

F Concentration = 0.3 %
A_2 Concentration = 2.2*%

*Values outside of expected ranges

Analysis comments:

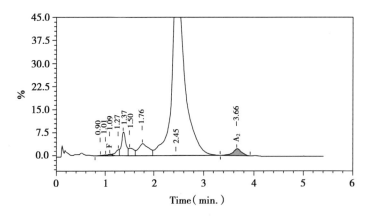

图 2-168　高效液相色谱法血红蛋白分析图谱

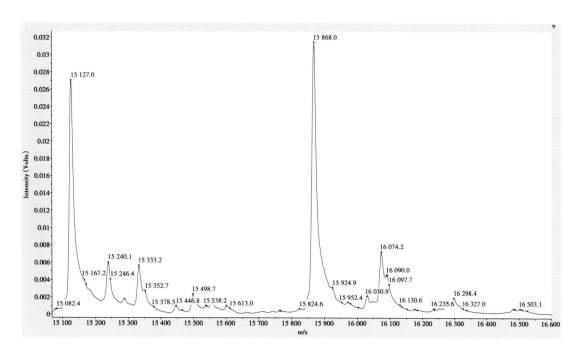

图 2-169　MALDI-TOF MS 图

（徐安平　纪玲）

60. Hb Cervantes

异常血红蛋白名称及分子特征

Hb Cervantes　　alpha2 118（H1）Thr>Ile

HGVS 命名　　*HBA2*: c.356C>T

病例简介

男性,30岁,湖南省麻阳苗族自治县人,因参与科研项目（湖南省出生缺陷协同防治科技重大专项,2019SK1010）行地中海贫血相关检查。毛细管电泳法血红蛋白分析图谱未见明显异常,Hb A 含量为 97.2%,Hb A$_2$ 2.8%（图 2-170）。相关实验室检查结果: RBC 4.57×10^{12}/L,Hb 136g/L,MCV 86.2fL,MCH 29.8pg,常规地中海贫血基因检测正常,测序结果为 Hb Cervantes[*HBA2*: c.356C>T, CD118（ACC>ATC）, Thr>Ile]。

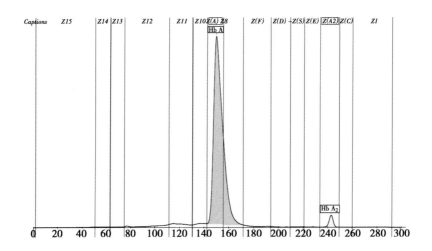

Haemoglobin Electrophoresis

Name	%	Normal Values %
Hb A	97.2	96.5 ~ 97.5
Hb A$_2$	2.8	2.5 ~ 3.5

图 2-170　毛细管电泳法血红蛋白分析图谱

（刘沁　席惠　王华）

61. Hb Groene Hart

异常血红蛋白名称及分子特征

Hb Groene Hart（其他名称：Hb Bemalda P，Hb Bernalda） alpha1 119（H2）Pro>Ser

HGVS 命名　*HBA1*：c.358C>T（or HBA2）

📋 病例简介

男性,湖南省人,因参与科研项目（湖南省出生缺陷协同防治科技重大专项,2019SK1010）
行地中海贫血相关检查。毛细管电泳法血红蛋白分析图谱未见明显异常,Hb A 含量为
97.4%, Hb A$_2$ 2.6%（图 2-171）。相关实验室检查结果：RBC 5.23×10^{12}/L, Hb 144g/L, MCV 86.4fL,
MCH 27.5pg,常规地中海贫血基因检测正常,测序结果为 Hb Groene Hart[*HBA1*：c.358C>T,
CD119（CCT>TCT）,Pro>Ser]。

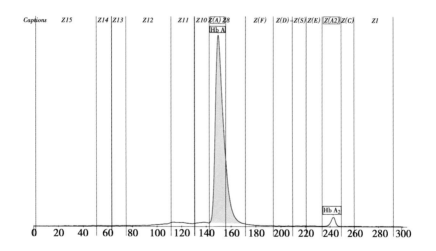

Haemoglobin Electrophoresis

Name	%	Normal Values %
Hb A	97.4	96.5~97.5
Hb A$_2$	2.6	2.5~3.5

图 2-171　毛细管电泳法血红蛋白分析图谱

（刘沁　席惠　王华）

62. Hb Owari

异常血红蛋白名称及分子特征

Hb Owari　alpha2 or alpha1 121（H4）Val>Met

HGVS 命名　*HBA1*：c.364G>A（or *HBA2*）

病例简介

【病例 1】

女性，25 岁，广东省英德市人，常规婚检。毛细管电泳法血红蛋白分析未见明显异常，Hb A 含量为 97.1%，Hb A_2 2.9%（图 2-172）。相关实验室检查结果：RBC 4.92×10^{12}/L，Hb 147g/L，MCV 92.3fL，MCH 29.2pg，常规地中海贫血基因检测正常，测序结果为 Hb Owari［*HBA1*：c.364G>A，CD121（GTG>ATG），Val>Met］。

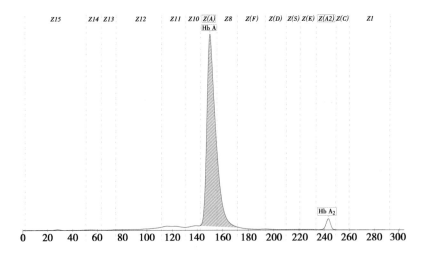

Haemoglobin Electrophoresis

Name	%	Normal Values %
Hb A	97.1	96.8 ~ 97.8
Hb A_2	2.9	2.2 ~ 3.2

图 2-172　毛细管电泳法血红蛋白分析图谱

【病例 2 】

女性, 27 岁, 广东省英德市人, 常规婚检。毛细管电泳法 Hb A 含量为 93.6%, Hb A_2 5.3%, Hb F 1.1%（图 2-173）。相关实验室检查结果: RBC 5.35×10^{12}/L, Hb 111g/L, MCV 68.0fL, MCH 21.7pg, 常规地中海贫血基因检测结果为 β^{CD17}/β^{N}, 测序结果为 Hb Owari [*HBA1* : c.364G>A, CD121（GTG>ATG）, Val>Met]。

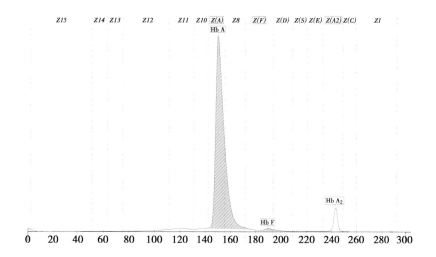

Haemoglobin Electrophoresis

Name	%		Normal Values %
Hb A	93.6	<	96.8 ~ 97.8
Hb F	1.1	>	≤ 0.5
Hb A_2	5.3	>	2.2 ~ 3.2

图 2-173　毛细管电泳法血红蛋白分析图谱

（黄劲柏）

63. Hb Daxin

异常血红蛋白名称及分子特征

Hb Daxin alpha1 122（H5）His>Asp

HGVS 命名 *HBA1*：c.367C>G

病例简介

女性，36 岁，生殖医学与遗传中心体检，血红蛋白电泳分析显示 Hb A_2 2.7%，Hb F 0.6%，Hb A 96.7%，Hb Daxin 跟 Hb A 未能分离（图 2-174）。相关实验室检查结果：Hb 133g/L，MCV 74.3fL，MCH 23.7pg，常规地中海贫血基因检测未见异常。DNA 直接测序，结果显示在 α_1 基因上密码子 122 位置出现碱基置换（CAC>GAC）。

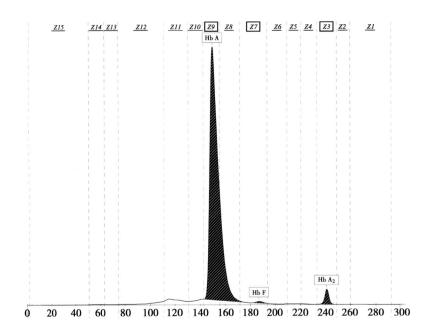

Electrophoresis

Fractions	%	Ref. %
Hb A	**96.7**	96.8~97.8
Hb F	**0.6**	≤ 0.5
Hb A_2	**2.7**	2.2~ 3.2

图 2-174　毛细管电泳法血红蛋白分析图谱

（李友琼　梁亮）

64. Hb Huadu

异常血红蛋白名称及分子特征

Hb Huadu   alpha2 124（H7）Ser>Thr

HGVS 命名   *HBA2*：c.373T>A

📋 病例简介

男性，36 岁，体检。血红蛋白电泳分析显示：Hb Huadu+Hb A 94.1%，Hb Huadu-A_2 0.7%，Hb A_2 5.2%（图 2-175）。相关实验室检查结果：Hb 141g/L，MCV 59.4fL，MCH 18.8pg，常规地中海贫血基因分析检出 β 链 41-42 杂合子。DNA 直接测序，结果显示在 α_2 基因上密码子 124 位置出现碱基置换（TCC>ACC）。（病例由广州市花都区妇幼保健院检验科鞠爱萍提供）

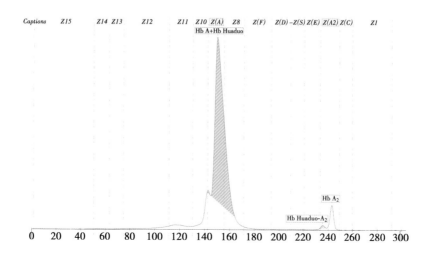

Haemoglobin Electrophoresis

Name	%	Normal Values %
Hb A+Hb Huaduo	94.1	
Hb Huaduo-A_2	0.7	
Hb A_2	5.2	

图 2-175   毛细管电泳法血红蛋白分析图谱

（李友琼　梁亮）

65. Hb Shantou

异常血红蛋白名称及分子特征

Hb Shantou   alpha1 127（H10）Lys>Glu

HGVS 命名   *HBA1*: c.382A>G

📋 病例简介

　　女性, 26 岁, 广东省汕头市人。毛细管电泳法糖化血红蛋白结果为 4.9%（30mmol/mol）, 图谱发现异常血红蛋白条带并提示图形异常（图 2-176）, 高效液相色谱法糖化血红蛋白结果为 4.8%（29mmol/mol）, 色谱图发现存在异常未知峰, 含量为 11.8%（图 2-177）。毛细管电泳法血红蛋白分析显示异常血红蛋白位于 12 区, 含量为 11.9%, Hb A_2 2.0%（图 2-178）, 高效液相色谱法血红蛋白分析发现存在异常未知峰, 含量为 6.8%（图 2-179）。相关实验室检查结果: RBC 3.60×10^{12}/L, Hb 109g/L, MCV 92.2fL, MCH 30.3pg, 常规地中海贫血基因检测正常, 测序结果为 Hb Shantou [*HBA1*: c.382A>G, CD127（AAG>GAG）, Lys>Glu]。

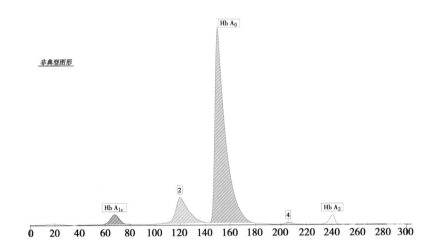

A_{1c} *Haemoglobin Electrophoresis*

Fractions	%	mmol/mol	Cal. %
Hb A_{1c} (*)	-	30	4.9
2	13.6		
Hb A_0	80.5		
4	0.3		
Hb A_2	2.0		

图 2-176　毛细管电泳法 Hb A_{1c} 图谱

Peak Name	NGSP %	Area %	Retention Time (min)	Peak Area
Unknown	---	0.5	0.113	4956
A_{1a}	---	1.0	0.157	10465
A_{1b}	---	1.4	0.225	14937
F	---	1.1	0.264	12266
LA_{1c}	---	1.3	0.400	13945
A_{1c}	4.8	---	0.504	41300
Unknown	---	11.8	0.618	127516
P3	---	2.4	0.775	26476
P4	---	1.9	0.849	20695
A_0	---	74.8	0.998	809138

Total Area:　　1,081,692

Hb A_{1c} (NGSP) = 4.8 %

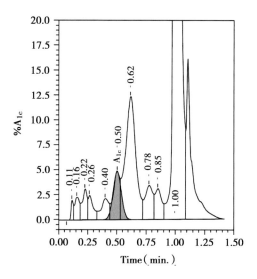

图 2-177　高效液相色谱法 Hb A_{1c} 图谱

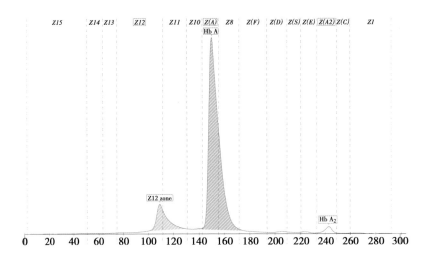

Haemoglobin Electrophoresis

Name	%	Normal Values %
Z12 zone	11.9	
Hb A	86.1	
Hb A$_2$	2.0	

图 2-178　毛细管电泳法血红蛋白分析图谱

Peak Name	Calibrated Area %	Area %	Retention Time (min)	Peak Area
Unknown	---	0.1	0.97	1651
Unknown	---	0.1	1.00	1821
F	0.6	---	1.09	14978
Unknown	---	1.3	1.23	34068
P2	---	7.2	1.35	182199
Unknown	---	6.8	1.41	171879
P3	---	4.7	1.72	117668
A_0	---	77.1	2.38	1949071
A_2	2.1*	---	3.60	55279

Total Area: 2,528,614

F Concentration = 0.6 %
A_2 Concentration = 2.1* %

*Values outside of expected ranges

Analysis comments:

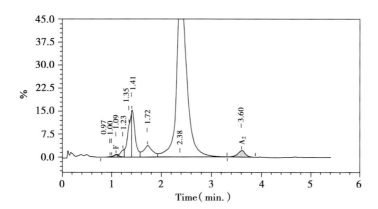

图 2-179　高效液相色谱法血红蛋白分析图谱

（徐安平　纪玲）

66. Hb Questembert

病例简介

女性,36 岁,贵州省人,因生育过一胎 HbH 患儿,再次怀孕后来做产前诊断。毛细管电泳法血红蛋白分析图谱未见明显异常,Hb A 含量为 96.4%,Hb A_2 含量 2.2%,Hb F 含量为 1.4%（图 2-180）。相关实验室检查结果：RBC 2.91×10^{12}/L, Hb 77g/L, MCV 92.4fL, MCH 26.5pg,常规地中海贫血基因检测正常,测序结果为 Hb Questembert［*HBA2*：c.394T>C, CD131（TCT>CCT）, Ser>Pro ］。

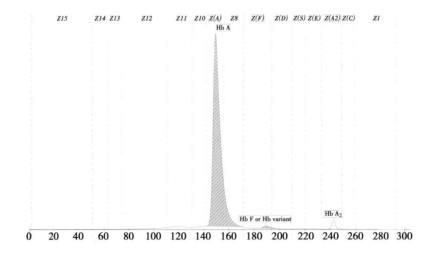

Haemoglobin Electrophoresis

Name	%		Normal Values %
Hb A	96.4	<	96.8 ~ 97.8
Hb F or Hb variant	1.4	>	≤ 0.5
Hb A2	2.2		2.2 ~ 3.2

图 2-180 毛细管电泳法血红蛋白分析图谱

（张鑫丽　阳鑫妙）

67. Hb Val de Marne

异常血红蛋白名称及分子特征

Hb Val de Marne（其他名称：Hb Footscray）　alpha2 or alpha1 133（H16）Ser>Arg

HGVS 命名　*HBA2*：c.402C>A（or *HBA1*）

病例简介

女性，30 岁，来产科门诊就诊。血红蛋白电泳分析显示 Hb A 83.2%，Hb Val de Marne 14.0%，Hb Val de Marne-A_2 0.5%，Hb A_2 2.3%（图 2-181）。相关实验室检查结果：Hb 137g/L，MCV 92.3fL，MCH 30.2pg，常规地中海贫血基因检测未见异常。DNA 直接测序，结果显示在 α_2 基因上密码子 133 位置出现碱基置换（AGC>AGA）。

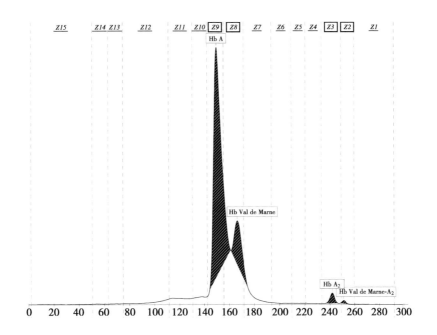

Electrophoresis

Fractions	%
Hb A	**83.2**
Hb Val de Marne	**14.0**
Hb A_2	**2.3**
Hb Val de Marne-A_2	**0.5**

图 2-181　毛细管电泳法血红蛋白分析图谱

（李友琼　梁亮）

68. Hb Jilin

异常血红蛋白名称及分子特征

Hb Jilin   alpha2 139（HC1）Lys>Gln

HGVS 命名   *HBA2*：c.418A>C

病例简介

女性，67 岁，吉林省九台市人，因胸闷气短入院。毛细管电泳法糖化血红蛋白结果为 5.0%（31mmol/mol），图谱发现异常血红蛋白条带并提示图形异常（图 2-182），高效液相色谱法糖化血红蛋白结果为 6.4%（46mmol/mol），色谱图发现存在异常未知峰，含量为 23.1%（图 2-183），亲和层析法糖化血红蛋白结果为 4.8%（29mmol/mol）。毛细管电泳法血红蛋白分析显示异常血红蛋白位于 12 区和 E 区，含量分别为 30.8% 和 0.2%，Hb A_2 1.7%（图 2-184），高效液相色谱法血红蛋白分析发现 P3 峰含量为 28.6%，怀疑是异常血红蛋白，Hb A_2 1.9%（图 2-185）。相关实验室检查结果：空腹血糖 4.49mmol/L，RBC 4.64×10^{12}/L，Hb 154g/L，MCV 97.8fL，MCH 33.2pg，常规地中海贫血基因检测正常，测序结果为 Hb Jilin［*HBA2*：c.418A>C，CD139（AAA>CAA），Lys>Gln］。

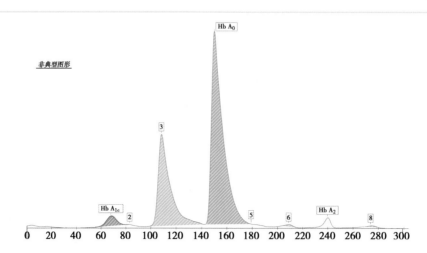

A_{1c} Haemoglobin Electrophoresis

Fractions	%	mmol/mol	Cal. %
Hb A_{1c} (*)	-	31	5.0
2	0.0		
3	31.8		
Hb A_0	62.7		
5	0.0		
6	0.4		
Hb A_2	1.8		

图 2-182　毛细管电泳法 Hb A_{1c} 图谱

Peak Name	NGSP %	Area %	Retention Time (min)	Peak Area
Unknown	---	0.4	0.114	6190
A_{1a}	---	1.6	0.162	22618
A_{1b}	---	2.3	0.219	31694
F	---	3.3	0.266	45543
LA_{1c}	---	2.6	0.378	36341
A_{1c}	6.4*	---	0.488	72351
Unknown	---	23.1	0.633	321174
P3	---	3.0	0.751	41932
P4	---	2.6	0.859	36454
A_0	---	55.9	1.001	778772

*Values outside of expected ranges   Total Area: 1,393,070

Hb A_{1c}(NGSP) = 6.4* %

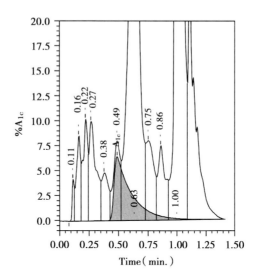

图 2-183　高效液相色谱法 Hb A_{1c} 图谱

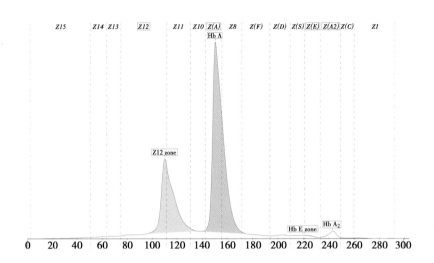

Haemoglobin Electrophoresis

Name	%	Normal Values %
Z12 zone	30.8	
Hb A	67.3	
Hb E zone	0.2	
Hb A$_2$	1.7	

图 2-184　毛细管电泳法血红蛋白分析图谱

Peak Name	Calibrated Area %	Area %	Retention Time (min)	Peak Area
Unknown	---	0.8	1.01	15145
F	1.5	---	1.08	27916
Unknown	---	1.3	1.22	24491
P2	---	3.3	1.35	62567
P3	---	28.6	1.72	545335
A_0	---	62.6	2.40	1194626
A_2	1.9*	---	3.62	37628

Total Area: 1,907,708

F Concentration = 1.5 %
A_2 Concentration =1.9*%

*Values outside of expected ranges

Analysis comments:

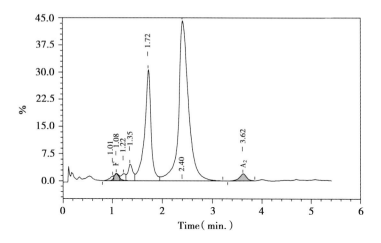

图 2-185　高效液相色谱法血红蛋白分析图谱

（徐安平　纪玲）

69. Hb Tokoname

异常血红蛋白名称及分子特征

Hb Tokoname   alpha1 or alpha2 139（HC1）Lys>Thr

HGVS 命名   *HBA1*：c.419A>C（or *HBA2*）

病例简介

男性,26岁,湖南省湘潭市人,因参与科研项目（湖南省出生缺陷协同防治科技重大专项,2019SK1010）行地中海贫血相关检查。毛细管电泳法血红蛋白分析显示异常血红蛋白位于11区,含量为22.9%,Hb A_2 含量2.2%（图2-186）。相关实验室检查结果：RBC 5.22 × 10^{12}/L, Hb 169g/L, MCV 88.5fL, MCH 32.4pg,常规地中海贫血基因检测正常,测序结果为 Hb Tokoname [*HBA1*：c.419A>C, CD139（AAA>ACA）, Lys>Thr]。

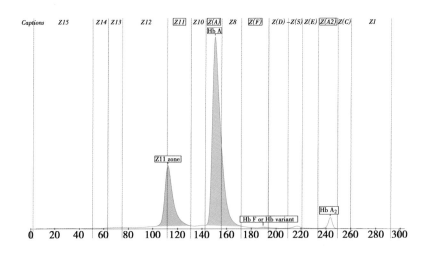

Haemoglobin Electrophoresis

Name	%	Normal Values %
Z11 zone	22.9	
Hb A	74.6	
Hb F or Hb variant	0.3	
Hb A_2	2.2	

图 2-186　毛细管电泳法血红蛋白分析图谱

（刘沁　席惠　王华）

70. Hb Ethiopia

异常血红蛋白名称及分子特征

Hb Ethiopia（其他名称：Hb Rouen） alpha2 or alpha1 140（HC2）Tyr>His

HGVS 命名 *HBA2*：c.421T>C（or *HBA1*）

📋 病例简介

女性,45 岁,常规体检。毛细管电泳法未给出糖化血红蛋白结果,图谱发现异常血红蛋白条带并提示图形异常（图 2-187）,高效液相色谱法糖化血红蛋白结果为 5.87%（41mmol/mol）,色谱图显示 D 窗存在异常血红蛋白,含量为 21.79%（图 2-188）。毛细管电泳法血红蛋白分析 Hb A_2 2.7%,图谱未见异常（图 2-189）,高效液相色谱法血红蛋白分析未给出 Hb A_2 结果,图谱发现 D 窗存在异常血红蛋白,含量为 19.9%（图 2-190）。相关实验室检查结果：空腹血糖 4.53mmol/L, RBC 4.87×10^{12}/L, Hb 140g/L, MCV 88.3fL, MCH 28.7pg,常规地中海贫血基因检测正常,测序结果为 Hb Ethiopia [*HBA2*：c.421T>C, CD140（TAC>CAC）, Tyr>His]。

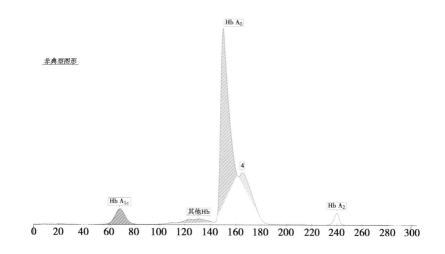

A_{1c} *Haemoglobin Electrophoresis*

Fractions	%	mmol/mol	Cal. %
Hb A_{1c} (*)	-		
其他**Hb**	5.2		
Hb A_0	74.9		
4	6.8		
Hb A_2 (!)	3.5		

图 2-187　毛细管电泳法 Hb A_{1c} 图谱

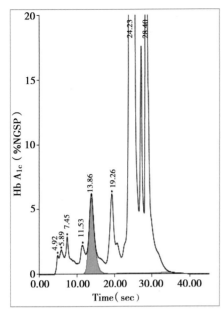

Peak Name	RT	Area	Area%	Concentration (% NGSP)
Unknown	4.92	733.15	0.33	---
A_{1a}	5.89	1712.10	0.76	---
A_{1b}	7.45	3416.14	1.52	---
LA_{1c}	11.53	2501.22	1.11	---
Hb A_{1c}	13.86	7840.62	---	5.87
P3	19.26	8535.50	3.80	---
A_0	24.23	151173.86	67.21	---
D-Window	28.40	49000.32	21.79	---

Total Area: 224913

Status: Held

图 2-188 高效液相色谱法 Hb A_{1c} 图谱

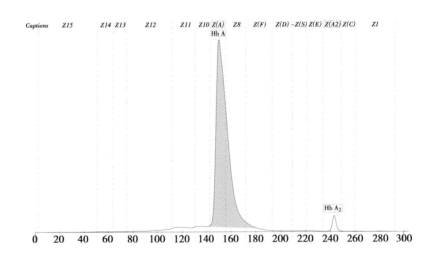

Haemoglobin Electrophoresis

Name	%	Normal Values %
Hb A	97.3	96.8 ~ 97.8
Hb A_2	2.7	2.2 ~ 3.2

图 2-189 毛细管电泳法血红蛋白分析图谱

Peak Name	Calibrated Area %	Area %	Retention Time (min)	Peak Area
Unknown	---	0.1	1.02	1304
F	0.3	---	1.10	5962
Unknown	---	0.9	1.26	18972
P2	---	4.0	1.35	81574
P3	---	5.1	1.76	104834
Unknown	---	2.3	2.01	47858
A_0	---	66.8	2.43	1368478
D-window	---	19.9	3.85	408690
S-window	---	0.6	4.41	11586

Total Area: 2,049,257

F Concentration = 0.3 %
A_2 Concentration = %

Analysis comments:

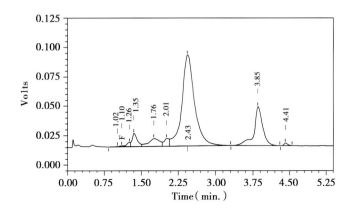

图 2-190　高效液相色谱法血红蛋白分析图谱

（徐安平　纪玲）

3

第三章

HBB 异常血红蛋白

1. Hb South Florida

📋 病例简介

　　女性，69 岁，湖南省怀化市人，因糖尿病就诊。高效液相色谱法糖化血红蛋白结果为 4.52%（26mmol/mol），图谱显示 LA_{1c} 含量为 10.34%，且提示 Hb A_{1c} 宽峰，可能存在异常血红蛋白干扰（图 3-1），毛细管电泳法糖化血红蛋白结果为 5.9%（41mmol/mol），图谱未见异常（图 3-2），亲和层析法糖化血红蛋白结果为 6.2%（44mmol/mol）。毛细管电泳法血红蛋白分析 Hb A_2 含量为 2.6%，图谱未见异常（图 3-3）。相关实验室检查结果：空腹血糖 6.38mmol/L，RBC 4.58×10^{12}/L，Hb 139g/L，MCV 91.9fL，MCH 30.3pg，常规地中海贫血基因检测正常，测序结果为 Hb South Florida[*HBB*：c.4G>A，CD1（GTG>ATG），Val>Met]。

🚩 Note:

Possible variant interference. Unread barcode. A1c peak shape (broad peak)

Comment:

$LA_{1c} > 7\%$

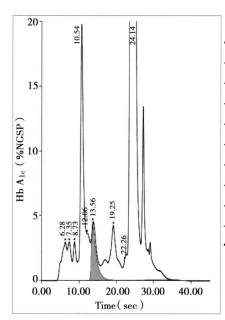

Peak Name	RT	Area	Area%	Concentration (% NGSP)
Unknown	6.28	5714.70	2.24	---
A_{1b}	7.35	3873.21	1.52	---
F	8.73	3363.02	1.32	---
LA_{1c}	10.54	26379.62	10.34	---
Unknown	12.06	4234.12	1.66	---
Hb A_{1c}	13.56	8080.98	---	4.52
P3	19.25	13535.88	5.30	---
Unknown	22.26	2354.29	0.92	---
A_0	24.14	187677.73	73.54	---

Total Area: 255214

Status: Held

图 3-1　高效液相色谱法 Hb A_{1c} 图谱

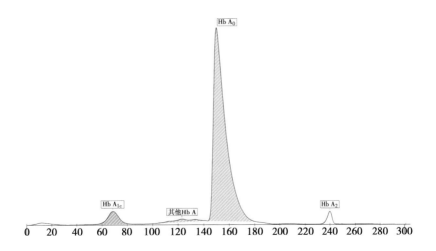

A_{1c} Haemoglobin Electrophoresis

Fractions	%	mmol/mol	Cal. %
Hb A_{1c}	-	41	5.9
其他Hb A	2.4		
Hb A_0	89.8		
Hb A_2	2.4		

图 3-2　毛细管电泳法 Hb A_{1c} 图谱

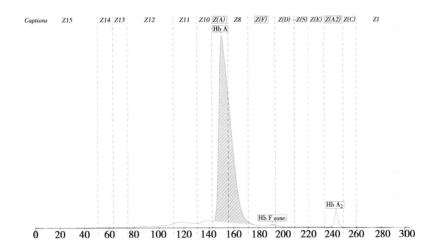

Haemoglobin Electrophoresis

Name	%	Normal Values %
Hb A	96.9	
Hb F zone	0.5	
Hb A_2	2.6	

图 3-3　毛细管电泳法血红蛋白分析图谱

（徐安平　纪玲）

2. Hb Raleigh

异常血红蛋白名称及分子特征

Hb Raleigh   beta 1（NA1）Val>Ala

HGVS 命名   *HBB*：c.5T>C

📋 病例简介

男，36 岁，河南省周口市人。高效液相色谱法未给出糖化血红结果，但图谱提示存在异常未知峰，含量为 46.1%（图 3-4），毛细管电泳法糖化血红蛋白结果为 3.8%（18mmol/mol），图谱未见明显异常（图 3-5）。毛细管电泳法血红蛋白分析图谱正常（图 3-6），高效液相色谱法血红蛋白分析显示 P2 峰含量为 44.5%，怀疑是异常血红蛋白（图 3-7）。相关实验室检查结果：RBC 3.91×10^{12}/L，Hb 114g/L，MCV 93.9fL，MCH 29.2pg，常规地中海贫血基因检测正常，测序结果为 Hb Raleigh [*HBB*：c.5T>C，CD1（GTG>GCG），Val>Ala]。

Peak Name	NGSP %	Area %	Retention Time (min)	Peak Area
Unknown	---	0.4	0.117	9498
A_{1a}	---	1.3	0.174	30632
F	---	5.4	0.251	126481
Unknown	---	46.1	0.407	1074149
P3	---	2.8	0.787	65373
P4	---	0.6	0.867	14212
A_0	---	43.4	1.014	1010425

Total Area: 2,330,771

Hb A_{1c}(NGSP) = %

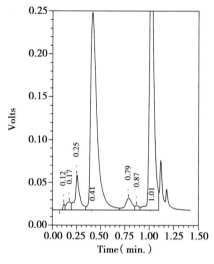

图 3-4　高效液相色谱法 Hb A_{1c} 图谱

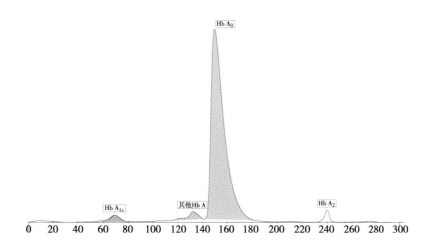

A_{1c} Haemoglobin Electrophoresis

Fractions	%	mmol/mol	Cal. %
Hb A_{1c}	-	**18**	3.8
其他Hb A	3.1		
Hb A_0	92.2		
Hb A_2	2.2		

图 3-5　毛细管电泳法 Hb A_{1c} 图谱

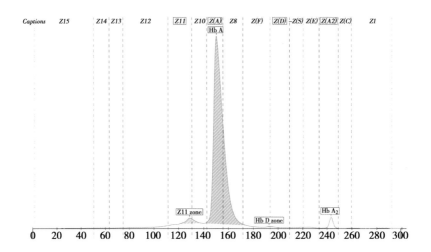

Haemoglobin Electrophoresis

Name	%	Normal Values %
Z11 zone	2.1	
Hb A	95.4	
Hb D zone	0.2	
Hb A_2	2.3	

图 3-6　毛细管电泳法血红蛋白分析图谱

Peak Name	Calibrated Area %	Area %	Retention Time (min)	Peak Area
Unknown	---	0.3	0.62	4196
P1	---	1.1	0.76	15605
F	0.5	---	1.10	7306
P2	---	44.5	1.33	616098
P3	---	4.1	1.73	56106
A_0	---	47.1	2.42	652680
A_2	2.6	---	3.60	33040

Total Area: 1,385,032

F Concentration = 0.5 %
A_2 Concentration = 2.6 %

Analysis comments:

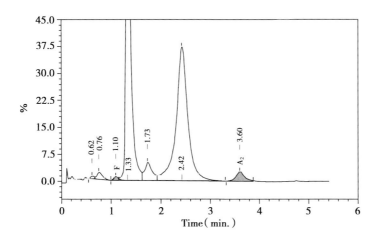

图 3-7　高效液相色谱法血红蛋白分析图谱

（徐安平　纪玲）

3. Hb Deer Lodge

异常血红蛋白名称及分子特征

Hb Deer Lodge   beta 2（NA2）His>Arg

HGVS 命名   *HBB*：c.8A>G

📋 病例简介

女性，27 岁，因不孕症就诊。毛细管电泳法糖化血红蛋白结果为 5.1%（32mmol/mol），图谱发现异常血红蛋白条带并提示图形异常（图 3-8），高效液相色谱法糖化血红蛋白结果为 2.9%（8mmol/mol），色谱图发现存在异常未知峰，含量为 41.9%（图 3-9），亲和层析法糖化血红蛋白结果为 5.4%（28mmol/mol）。毛细管电泳法血红蛋白分析显示异常血红蛋白位于 F 区，含量为 43.2%，Hb A_2 2.5%（图 3-10），高效液相色谱法血红蛋白分析发现 Hb A_2 含量为 40.6%，怀疑异常血红蛋白与 Hb A_2 共同洗脱（图 3-11）。相关实验室检查结果：RBC 4.31×10^{12}/L，Hb 128g/L，MCV 84.5fL，MCH 29.7pg，常规地中海贫血基因检测正常，测序结果为 Hb Deer Lodge [*HBB*：c.8A>G，CD2（CAT>CGT），His>Arg]。

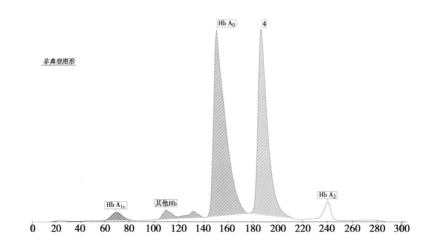

A_{1c} Haemoglobin Electrophoresis

Fractions	%	mmol/mol	Cal. %
Hb A_{1c} (*)	-	32	5.1
其他Hb	4.1		
Hb A_0	50.4		
4	40.4		
Hb A_2	2.7		

图 3-8　毛细管电泳法 Hb A_{1c} 图谱

Peak Name	NGSP %	Area %	Retention Time (min)	Peak Area
Unknown	---	0.3	0.114	5210
A$_{1a}$	---	0.9	0.167	15238
F	---	2.1	0.263	35856
LA$_{1c}$	---	0.7	0.390	12750
A$_{1c}$	2.9*	---	0.489	36569
Unknown	---	2.2	0.619	38006
P3	---	2.4	0.754	42079
P4	---	2.7	0.883	45749
Unknown	---	41.9	0.995	722699
A$_0$	---	44.6	1.083	769515

*Values outside of expected ranges Total Area: 1,723,670

Hb A$_{1c}$ (NGSP) = 2.9* %

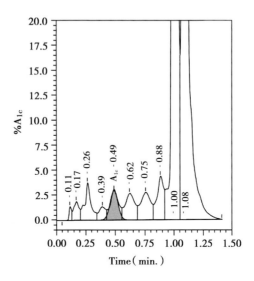

图 3-9　高效液相色谱法 Hb A$_{1c}$ 图谱

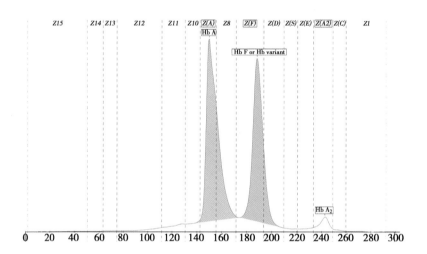

Haemoglobin Electrophoresis

Name	%		Normal Values %
Hb A	54.3	<	96.8 ~ 97.8
Hb F or Hb variant	43.2	>	≤ 0.5
Hb A₂	2.5		2.2 ~ 3.2

图 3-10　毛细管电泳法血红蛋白分析图谱

Peak Name	Calibrated Area %	Area %	Retention Time (min)	Peak Area
Unknown	---	0.1	0.98	1110
F	0.9	---	1.08	10525
Unknown	---	0.5	1.23	5425
P2	---	1.7	1.36	20198
Unknown	---	2.5	1.63	29349
P3	---	2.6	1.73	30494
A_0	---	49.4	2.44	586904
A_2	40.6*	---	3.46	491603
S-window	---	1.1	4.43	13102

Total Area: 1,188,710

F Concentration = 0.9 %
A_2 Concentration = 40.6* %

*Values outside of expected ranges

Analysis comments:

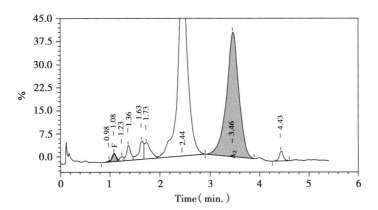

图 3-11　高效液相色谱法血红蛋白分析图谱

（徐安平　纪玲）

4. Hb Graz

病例简介

男，30岁，常规体检。毛细管电泳法糖化血红蛋白结果为5.1%（32mmol/mol），图谱提示图形异常（图3-12），高效液相色谱法未给出糖化血红蛋白结果，色谱图显示存在异常未知峰，含量为45.7%（图3-13）。毛细管电泳法血红蛋白分析 Hb A₂ 2.9%，图谱未见异常（图3-14），高效液相色谱法血红蛋白分析发现P2峰含量为47.6%，怀疑是异常血红蛋白（图3-15）。相关实验室检查结果：常规地中海贫血基因检测正常，测序结果为 Hb Graz ［*HBB*：c.8A>T, CD2（CAT>CTT），His>Leu］。

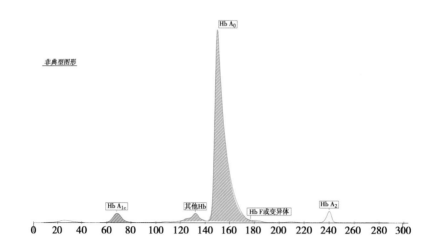

A₁c Haemoglobin Electrophoresis

Fractions	%	mmol/mol	Cal. %
Hb A_{1c} (*)	-	32	5.1
其他Hb	4.0		
Hb A₀	89.5		
Hb F或变异体	-		
Hb A₂	2.4		

图 3-12   毛细管电泳法 Hb A_{1c} 图谱

Peak Name	NGSP %	Area %	Retention Time (min)	Peak Area
Unknown	---	0.3	0.114	6969
A_{1a}	---	1.3	0.155	28173
A_{1b}	---	7.0	0.225	147375
Unknown	---	45.7	0.355	965153
P3	---	2.5	0.733	52055
P4	---	0.6	0.837	12273
A_0	---	42.7	0.995	901841

Total Area:　2,113,839

Hb A_{1c} (NGSP) = %

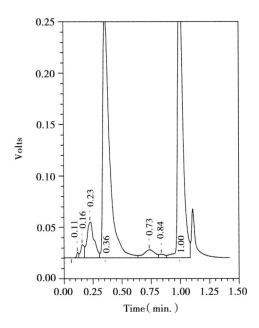

图 3-13　高效液相色谱法 Hb A_{1c} 图谱

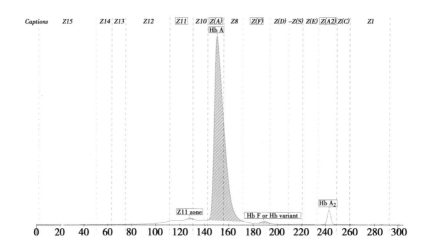

Haemoglobin Electrophoresis

Name	%	Normal Values %
Z11 zone	0.5	
Hb A	95.8	
Hb F or Hb variant	0.8	
Hb A$_2$	2.9	

图 3-14 毛细管电泳法血红蛋白分析图谱

Peak Name	Calibrated Area %	Area %	Retention Time (min)	Peak Area
P1	---	0.2	0.74	4728
F	0.8	---	1.12	16454
P2	---	47.6	1.35	966298
P3	---	3.8	1.76	76894
A_0	---	45.0	2.47	911654
A_2	2.7	---	3.66	51894

Total Area: 2,027,924

F Concentration = 0.8 %
A_2 Concentration = 2.7 %

Analysis comments:

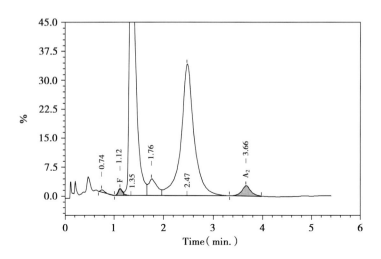

图 3-15　高效液相色谱法血红蛋白分析图谱

（徐安平　纪玲）

5. Hb Marseille

异常血红蛋白名称及分子特征

Hb Marseille（其他名称：Hb Long Island-Marseille） beta 2（NA2）His>Pro

HGVS 命名 *HBB*：c.8A>C

📋 病例简介

女性，32 岁，常规体检。毛细管电泳法糖化血红蛋白结果为 4.8%（29mmol/mol），图谱提示图形异常（图 3-16），高效液相色谱法未给出糖化血红蛋白结果，图谱发现一异常未知峰，含量为 45.9%（图 3-17），亲和层析法糖化血红蛋白结果为 4.7%（28mmol/mol）。毛细管电泳法血红蛋白分析未见异常（图 3-18），高效液相色谱法血红蛋白分析 Hb A_2 含量为 3.0%，Hb F 39.8%，怀疑是异常血红蛋白和 Hb F 共同洗脱，导致 Hb F 假性增高（图 3-19）。相关实验室结果：常规地中海贫血基因检测正常，测序结果为 Hb Marseille[*HBB*：c.8A>C，CD2（CAT>CCT），His>Pro]。

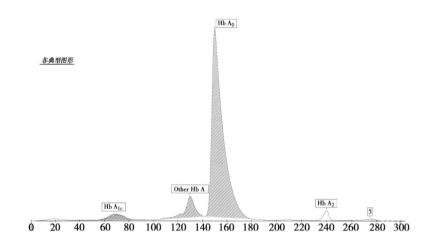

A₁c Haemoglobin Electrophoresis

Fractions	%	mmol/mol	Cal. %
Hb A_{1c} (*)	-	29	4.8
Other Hb A	8.2		
Hb A_0	85.6		
Hb A_2	2.1		
5	0.3		

图 3-16　毛细管电泳法 Hb A_{1c} 图谱

Peak Name	NGSP %	Area %	Retention Time (min)	Peak Area
Unknown	---	0.6	0.112	5905
A_{1a}	---	1.8	0.154	18492
A_{1b}	---	9.1	0.212	91729
Unknown	---	45.9	0.344	461604
P3	---	4.2	0.753	42237
P4	---	0.7	0.848	7018
Unknown	---	0.6	0.928	6478
A_0	---	37.0	1.011	371275

Total Area: 1,004,737

Hb A_{1c} (NGSP) = %

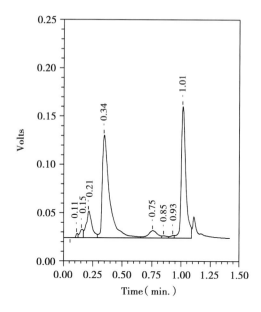

图 3-17　高效液相色谱法 Hb A_{1c} 图谱

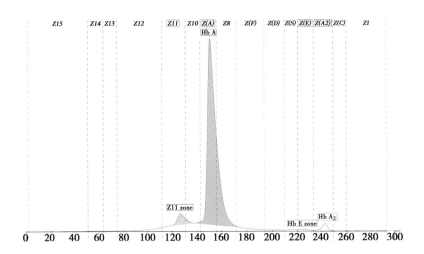

Haemoglobin Electrophoresis

Name	%	Normal Values %
Z11 zone	4.8	
Hb A	92.7	
Hb E zone	0.2	
Hb A$_2$	2.3	

图 3-18 毛细管电泳法血红蛋白分析图谱

Peak Name	Calibrated Area %	Area %	Retention Time (min)	Peak Area
Unknown	---	1.4	0.60	36051
F	39.8*	---	1.22	1017977
P3	---	6.7	1.72	169806
A_0	---	48.3	2.41	1227057
A_2	3.0	---	3.60	76671
S-window	---	0.6	4.46	15387

Total Area: 2,542,949

F Concentration = 39.8*%
A_2 Concentration = 3.0 %

*Values outside of expected ranges

Analysis comments:

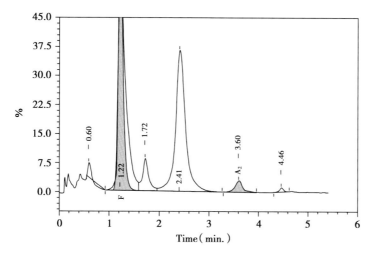

图 3-19　高效液相色谱法血红蛋白分析图谱

（徐安平　纪玲）

6. Hb Okayama

异常血红蛋白名称及分子特征

Hb Okayama   beta 2（NA2）His>Gln

HGVS 命名   *HBB*：c.9T>A

病例简介

男性，28 岁，贵州省六盘水市人，常规体检。毛细管电泳法糖化血红蛋白结果为 5.4%（36mmol/mol），图谱见异常血红蛋白条带且提示图形异常（图 3-20）。毛细管电泳法血红蛋白分析显示异常血红蛋白位于 F 区和 1 区，含量分别为 28.7% 和 0.7%，Hb A_2 1.7%（图 3-21）。相关实验室检查结果：空腹血糖 4.8mmol/L，RBC 6.11×10^{12}/L，Hb 155g/L，MCV 71.6fL，MCH 25.4pg，常规地中海贫血基因检测正常，测序结果为 Hb Okayama［*HBB*：c.9T>A，CD2（CAT>CAA），His>Gln］。

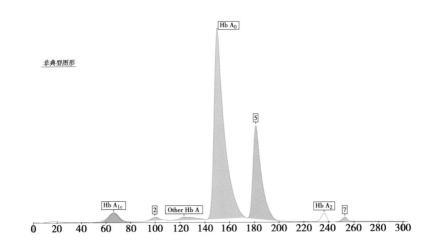

A_{1c} Haemoglobin Electrophoresis

Fractions	%	mmol/mol	Cal. %
Hb A_{1c} (*)	-	36	5.4
2	0.8		
Other Hb A	1.5		
Hb A_0	65.0		
5	27.0		
Hb A_2	1.5		
7	0.7		

图 3-20   毛细管电泳法 Hb A_{1c} 图谱

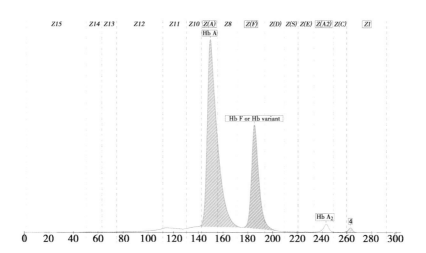

Haemoglobin Electrophoresis

Name	%	Normal Values %
Hb A	68.9	
Hb F or Hb variant	28.7	
Hb A₂	1.7	
4	0.7	

图 3-21　毛细管电泳法血红蛋白分析图谱

（苏薇　程歆琦　高冉）

7. Hb Jiangnan

异常血红蛋白名称及分子特征

Hb Jiangnan   beta 3（NA3）Leu>Lys

HGVS 命名   *HBB*：c.10_11delinsAA

病例简介

男性，19 岁，体检。血红蛋白电泳分析显示：Hb Jiangnan+Hb F 31.8%，Hb A 64.5%，Hb A$_2$ 3.7%（图 3-22）。相关实验室检查结果：Hb 139g/L，MCV 87.4fL，MCH 28.7pg，常规地中海贫血基因检测未见异常。DNA 直接测序，结果显示在 β 基因上密码子 3 位置出现碱基置换（CTG>AAG）。

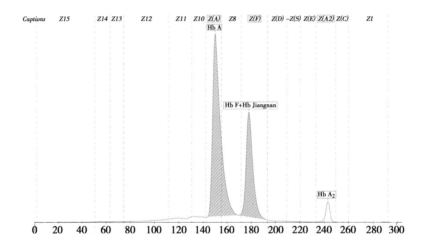

Haemoglobin Electrophoresis

Name	%		Normal Values %
Hb A	64.5	<	≥ 96.8
Hb F+Hb Jiangnan	31.8	>	≤ 5.0
Hb A$_2$	3.7	<	2.2 ~ 3.2

图 3-22　毛细管电泳法血红蛋白分析图谱

（李友琼　梁亮）

8. Hb Gorwihl

异常血红蛋白名称及分子特征

Hb Gorwihl（其他名称：Hb Hinchingbrooke） beta 5（A2）Pro>Ala

HGVS 命名 *HBB*：c.16C>G

📋 病例简介

女性，33 岁，湖南省岳阳市人，因参与科研项目（湖南省出生缺陷协同防治科技重大专项，2019SK1010）行地中海贫血相关检查。毛细管电泳法血红蛋白分析图谱未发现异常，Hb A 含量为 95.6%，Hb A_2 2.9%，Hb F 1.5%（图 3-23）。相关实验室检查结果：RBC 3.93×10^{12}/L，Hb 115g/L，MCV 89.5fL，MCH 29.2pg，常规地中海贫血基因检测正常，测序结果为 Hb Gorwihl [*HBB*：c.16C>G，CD5（CCT>GCT），Pro>Ala]。

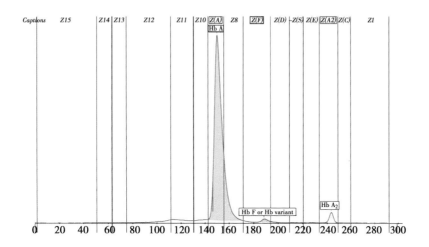

Haemoglobin Electrophoresis

Name	%	Normal Values %
Hb A	95.6	94.5 ~ 97.5
Hb F or Hb variant	1.5	≤ 2.0
Hb A_2	2.9	2.5 ~ 3.5

图 3-23 毛细管电泳法血红蛋白分析图谱

（刘沁 席惠 王华）

9. Hb C

异常血红蛋白名称及分子特征

Hb C beta 6（A3）Glu>Lys

HGVS 命名 *HBB*: c.19G>A

📋 **病例简介**

女性,46 岁,浙江省常山县人,常规体检。毛细管电泳法糖化血红蛋白结果为 4.9%（30mmol/mol）,电泳图谱发现异常血红蛋白条带并提示图形异常（图 3-24）,毛细管电泳法血红蛋白分析显示此异常血红蛋白位于 C 区,含量为 30.6%,Hb A_2 2.9%（图 3-25）。相关实验室检查结果:空腹血糖 4.45mmol/L,RBC 4.89×10^{12}/L,Hb 150g/L,MCV 84.3fL,MCH 30.7pg。常规地中海贫血基因检测均正常,测序结果为 Hb C [*HBB*: c.19G>A, CD6（GAG>AAG）, Glu>Lys]。

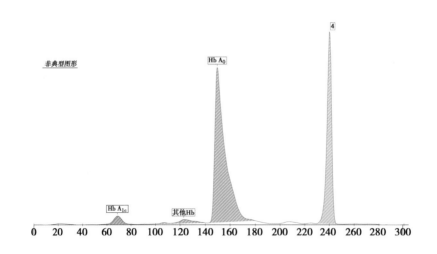

A_{1c} Haemoglobin Electrophoresis

Fractions	%	mmol/mol	Cal. %
Hb A_{1c} (*)	-	30	4.9
其他 Hb	2.6		
Hb A_0	60.0		
4	34.5		

图 3-24　毛细管电泳法 Hb A_{1c} 图谱

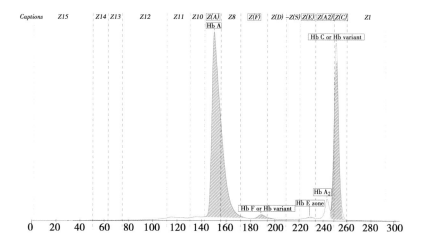

Haemoglobin Electrophoresis

Name	%	Normal Values %
Hb A	64.8	
Hb F or Hb variant	1.4	
Hb E zone	0.3	
Hb A$_2$	2.9	
Hb C or Hb variant	30.6	

图 3-25　毛细管电泳法血红蛋白分析图谱

（徐安平　纪玲）

10. Hb G-Makassar

异常血红蛋白名称及分子特征

Hb G-Makassar   beta 6（A3）Glu>Ala

HGVS 命名   *HBB*：c.20A>C

病例简介

男性，27岁，广东省深圳市人，常规体检。毛细管电泳法糖化血红蛋白结果为4.4%（24mmol/mol），电泳图谱发现异常血红蛋白条带并提示图形异常（图3-26），毛细管电泳法血红蛋白分析显示此异常血红蛋白位于S区，含量为43.1%，Hb A_2 2.6%（图3-27）。相关实验室检查结果：空腹血糖4.67mmol/L，RBC 4.97×10^{12}/L，Hb 148g/L，MCV 87.3fL，MCH 29.8pg，常规地中海贫血基因检测正常，测序结果为Hb G-Makassar［*HBB*：c.20A>C，CD6（GAG>GCG），Glu>Ala］。

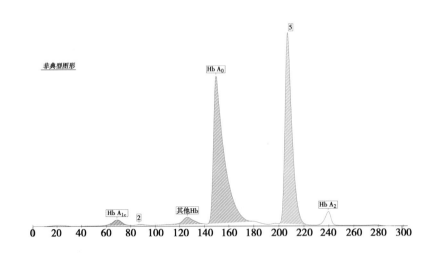

A_{1c} Haemoglobin Electrophoresis

Fractions	%	mmol/mol	Cal. %
Hb A_{1c} (*)	-	24	4.4
2	0.2		
其他Hb	2.9		
Hb A_0	50.8		
5	41.8		
Hb A_2	2.5		

图 3-26   毛细管电泳法 Hb A_{1c} 图谱

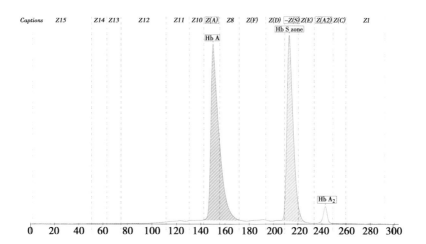

Haemoglobin Electrophoresis

Name	%	Normal Values %
Hb A	54.3	
Hb S zone	43.1	
Hb A$_2$	2.6	

图 3-27　毛细管电泳法血红蛋白分析图谱

（徐安平　纪玲）

11. Hb Lavagna

异常血红蛋白名称及分子特征

Hb Lavagna   beta 6（A3）Glu>Gly

HGVS 命名   *HBB*：c.20A>G

病例简介

男性,48 岁,安徽省枞阳县人,糖尿病、发热查因。毛细管电泳法糖化血红蛋白结果为 6.7%（50mmol/mol）,电泳图谱发现异常血红蛋白条带并提示图形异常（图 3-28）,毛细管电泳法血红蛋白分析显示此异常血红蛋白位于 S 区,含量为 41.0%, Hb A_2 2.7%（图 3-29）。相关实验室检查结果:RBC 3.74×10^{12}/L, Hb 120g/L, MCV 84.8fL, MCH 32.1pg,常规地中海贫血基因检测正常,测序结果为 Hb Lavagna [*HBB*：c.20A>G, CD6（GAG>GGG）, Glu>Gly]。

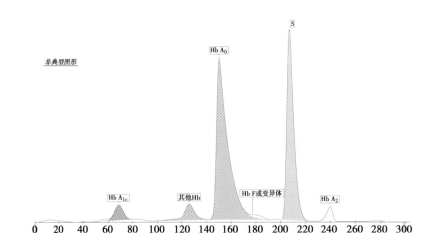

A_{1c} Haemoglobin Electrophoresis

Fractions	%	mmol/mol	Cal. %
Hb A_{1c} (*)	-	50	6.7
其他Hb	5.1		
Hb A_0	51.6		
Hb F或变异体	-		
5	37.0		
Hb A_2	2.6		

图 3-28   毛细管电泳法 Hb A_{1c} 图谱

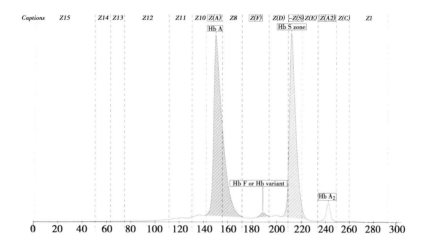

Haemoglobin Electrophoresis

Name	%	Normal Values %
Hb A	55.4	
Hb F or Hb variant	0.9	
Hb S zone	41.0	
Hb A$_2$	2.7	

图 3-29　毛细管电泳法血红蛋白分析图谱

（徐安平　纪玲）

12. Hb S

异常血红蛋白名称及分子特征

Hb S   beta 6（A3）Glu>Val

HGVS 命名   *HBB*：c.20A>T

病例简介

男性，39 岁，非洲人，常规体检。毛细管电泳法糖化血红蛋白结果为 5.7%（39mmol/mol），电泳图谱发现异常血红蛋白条带且提示图形异常（图 3-30），毛细管电泳法血红蛋白分析显示此异常血红蛋白位于 S 区，含量为 33.4%，Hb A_2 3.7%（图 3-31）。相关实验室检查结果：空腹血糖 4.22mmol/L，RBC 5.59×10^{12}/L，Hb 145g/L，MCV 80.0fL，MCH 25.9pg，常规地中海贫血基因检测正常，测序结果为 Hb S[*HBB*：c.20A>T，CD6（GAG>GTG），Glu>Val]。

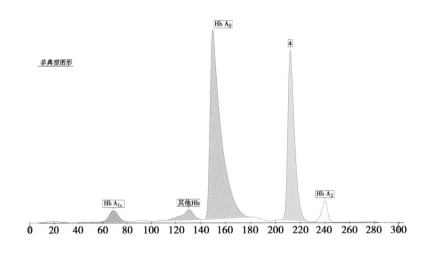

A_{1c} Haemoglobin Electrophoresis

Fractions	%	mmol/mol	Cal. %
Hb A_{1c} (*)	-	39	5.7
其他**Hb**	4.0		
Hb A_0	58.1		
4	31.3		
Hb A_2 (!)	3.4		

图 3-30   毛细管电泳法 Hb A_{1c} 图谱

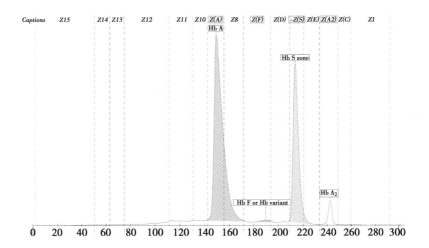

Haemoglobin Electrophoresis

Name	%	Normal Values %
Hb A	62.0	
Hb F or Hb variant	0.9	
Hb S zone	33.4	
Hb A$_2$	3.7	

图 3-31　毛细管电泳法血红蛋白分析图谱

（徐安平　纪玲）

13. Hb Xinyi

异常血红蛋白名称及分子特征

Hb Xinyi　　beta 7（A4）Glu->0

HGVS 命名　*HBB*: c.22-24del GAG

病例简介

男性,30 岁,产科体检。血红蛋白电泳分析显示 Hb A 65.9%,Hb Xinyi 7.6%,Hb F+Hb Q-Thailand 22.2%,Hb A₂ 1.3%,Hb Q-Thailand-A₂（Hb QA₂）1.1%,Hb Xinyi-Q-Thailand 1.9%（图 3-32）。相关实验室检查结果:Hb 119g/L,MCV 80.0fL,MCH 25.0pg,常规地中海贫血基因分析检出 4.2 缺失杂合子。DNA 直接测序,结果显示在 β 基因上密码子 7 位置出现碱基缺失（-GAG）,α1 基因上密码子 74 位置出现碱基置换（GAC>CAC）。

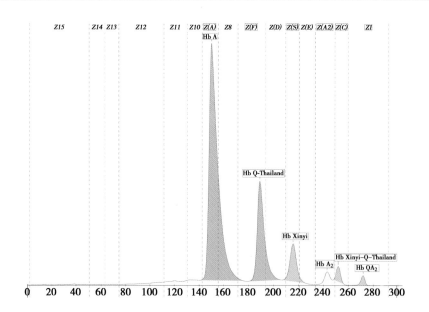

Name	%	Normal Values %
Hb A	65.9	
Hb Q-Thailand	22.2	
Hb Xinyi	7.6	
Hb A₂	1.3	
Hb QA₂	1.1	
Hb Xinyi-Q-Thailand	1.9	

图 3-32　毛细管电泳法血红蛋白分析图谱

（任天凤　李友琼　梁亮）

14. Hb G-Siriraj

异常血红蛋白名称及分子特征

Hb G-Siriraj   beta 7（A4）Glu>Lys

HGVS 命名   *HBB*：c.22G>A

病例简介

（1）成人 Hb G-Siriraj

经测序确认的 10 例 Hb G-Siriraj 杂合子携带者，其中男性 2 例，女性 8 例，平均年龄 44.1 岁。地区分布：广东 5 例，江西 2 例，其余未知。大部分为糖化血红蛋白检测过程中发现，毛细管电泳法糖化血红蛋白图谱发现异常血红蛋白条带并提示图形异常（图 3-33），毛细管电泳法血红蛋白分析显示异常血红蛋白位于 D 区（图 3-34），含量为（31.3±1.1）%，Hb A_2 为（3.4±0.2）%。相关实验室检查结果：RBC（4.5±0.6）× 10^{12}/L，Hb（136.9±16.0）g/L，MCV（84.7±3.9）fL，MCH（28.3±1.6）pg，常规地中海贫血基因检测正常，测序结果为 Hb G-Siriraj [*HBB*：c.22G>A，CD 7（GAG>AAG），Glu>Lys]。

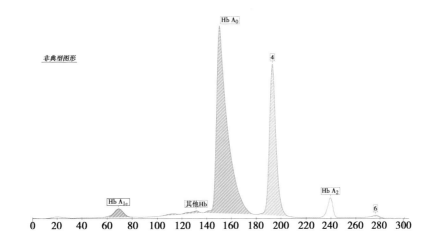

A_{1c} Haemoglobin Electrophoresis

Fractions	%	mmol/mol	Cal. %
Hb A_{1c} (*)	-	30	4.9
其他**Hb**	1.4		
Hb A_0	61.8		
4	30.6		
Hb A_2 (!)	3.2		
6	0.3		

图 3-33　毛细管电泳法 Hb A_{1c} 图谱

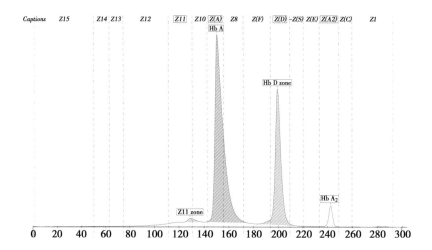

Haemoglobin Electrophoresis

Name	%	Normal Values %
Z11 zone	1.0	
Hb A	63.5	
Hb D zone	32.2	
Hb A$_2$	3.3	

图 3-34　毛细管电泳法血红蛋白分析图谱

（2）1 例新生儿 Hb G-Siriraj 合并 $\beta^{\text{VS-II-654（C>T）}}/\beta$

毛细管电泳法血红蛋白分析显示异常血红蛋白位于 N（F）区（图 3-35），未见 Hb A。相关实验室检查结果：常规地中海贫血基因检测结果为 $\beta^{\text{VS-II-654（C>T）}}/\beta$，测序结果为 Hb G-Siriraj [*HBB*：c.22G>A，CD 7（GAG>AAG），Glu>Lys]。

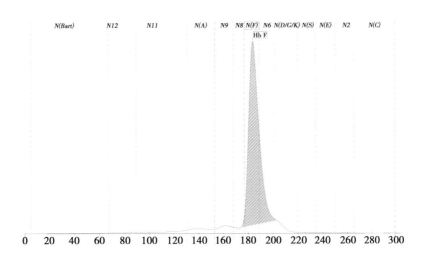

Neonatal Haemoglobin Electrophoresis

Name	%
Hb F	100.0

A / F :

A / X :

图 3-35　毛细管电泳法血红蛋白分析图谱

（徐安平　纪玲　黄烁丹　邹婕）

15. Hb G-San Jose

異常血红蛋白名称及分子特征

Hb G-San Jose　　beta 7（A4）Glu>Gly

HGVS 命名　　*HBB*：c.23A>G

病例简介

女性，56 岁，山西省阳泉市人，常规体检。毛细管电泳法糖化血红蛋白结果为 4.4%（25mmol/mol），图谱发现异常血红蛋白条带并提示图形异常（图 3-36）。毛细管电泳法血红蛋白分析显示异常血红蛋白位于 F 区，含量为 37.2%，Hb A$_2$ 3.6%（图 3-37）。相关实验室检查结果：空腹血糖 4.9mmol/L，RBC 4.14 × 10^{12}/L，Hb 131g/L，MCV 91.0fL，MCH 31.6pg，常规地中海贫血基因检测正常，测序结果为 Hb G-San Jose [*HBB*：c.23A>G，CD7（GAG>GGG），Glu>Gly]。

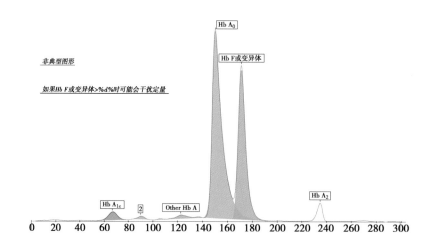

A$_{1c}$ Haemoglobin Electrophoresis

Fractions	%	mmol/mol	Cal. %
Hb A$_{1c}$ (*)	-	25	4.4
2	0.7		
Other Hb A	1.6		
Hb A$_0$	58.1		
Hb F或变异体 (!)	34.1		
Hb A$_2$ (!)	3.1		

图 3-36　毛细管电泳法 Hb A$_{1c}$ 图谱

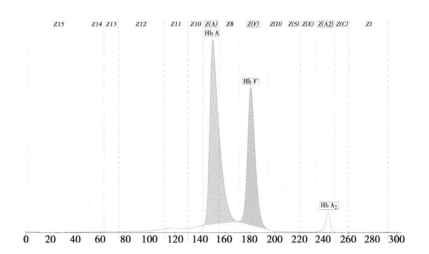

Haemoglobin Electrophoresis

Name	%		Normal Values %
Hb A	59.2	<	96.8 ~ 97.8
Hb F	37.2	>	≤ 0.5
Hb A₂	3.6	>	2.2 ~ 3.2

图 3-37　毛细管电泳法血红蛋白分析图谱

（苏薇　程歆琦　高冉）

16. Hb N-Timone

异常血红蛋白名称及分子特征

Hb N-Timone   beta 8（A5）Lys>Glu

HGVS 命名   *HBB*：c.25A>G

病例简介

女,25 岁,常规体检。毛细管电泳法未给出糖化血红蛋白结果,电泳图谱发现异常血红蛋白条带并提示图形异常（图 3-38）,亲和层析法糖化血红蛋白结果为 5.1%（32mmol/mol）。毛细管电泳法血红蛋白分析显示异常血红蛋白位于 15 区,含量为 48.8%, Hb A_2 2.8%（图 3-39）。相关实验室检查结果:常规地中海贫血基因检测正常,测序结果为 Hb N-Timone[*HBB*：c.25A>G, CD8（AAG>GAG）, Lys>Glu]。

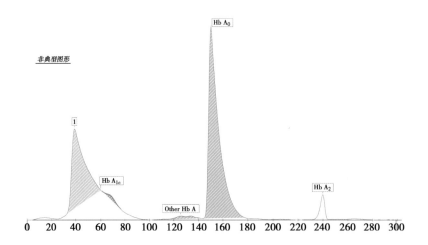

非典型图形

A_{1c} Haemoglobin Electrophoresis

Fractions	%	mmol/mol	Cal. %
Hb A_{1c} (*)	-		
1	32.6		
Other Hb A	1.6		
Hb A_0	61.1		
Hb A_2 (!)	3.6		

图 3-38　毛细管电泳法 Hb A_{1c} 图谱

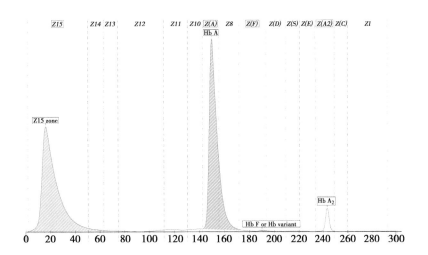

Haemoglobin Electrophoresis

Name	%	Normal Values %
Z15 zone	48.8	
Hb A	48.2	
Hb F or Hb variant	0.2	
Hb A₂	2.8	

图 3-39　毛细管电泳法血红蛋白分析图谱

（徐安平　纪玲）

17. Hb Pôrto Alegre

异常血红蛋白名称及分子特征

Hb Pôrto Alegre　　beta 9（A6）Ser>Cys

HGVS 命名　　*HBB*：c.29C>G

病例简介

女性，32 岁，湖南省平江县人，常规体检。毛细管电泳法未给出糖化血红蛋白结果，图谱可见异常血红蛋白条带并提示图形异常（图 3-40），高效液相色谱法糖化血红蛋白结果为 5.61%（38mmol/mol）（图 3-41），图谱未见异常。毛细管电泳法血红蛋白分析显示异常血红蛋白位于 15 区，含量为 14.2%（图 3-42）。相关实验室检查结果：空腹血糖 4.80mmol/L，RBC 4.60×10^{12}/L，Hb 136g/L，MCV 88.3fL，MCH 29.6pg，测序结果为 Hb Pôrto Alegre [*HBB*：c.29C>G，CD 9（TCT>TGT），Ser>Cys]。

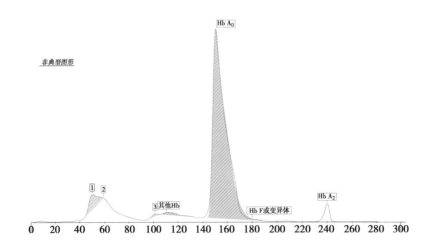

A_{1c} *Haemoglobin Electrophoresis*

Fractions	%	mmol/mol	Cal. %
1	4.3		
2	0.1		
3	0.5		
其他**Hb**	1.4		
Hb A₀	90.1		
Hb F或变异体	-		
Hb A₂ (!)	3.6		

图 3-40　毛细管电泳法 Hb A_{1c} 图谱

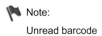 Note:

Comment:

Unread barcode

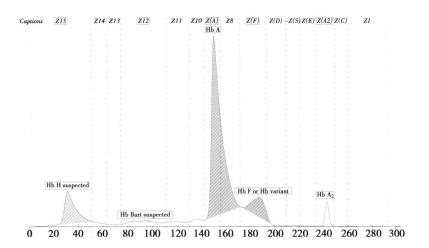

Peak Name	RT	Area	Area%	Concentration (% NGSP)
Unknown	4.98	487.23	0.27	---
A_{1a}	5.99	1712.03	0.97	---
A_{1b}	7.51	1679.91	0.95	---
F	8.78	2274.96	1.28	---
LA_{1c}	11.63	2799.57	1.58	---
Hb A_{1c}	14.05	7374.62	---	5.61
P3	19.56	12759.57	7.20	---
A_0	24.38	148165.74	83.59	---

Total Area: 177254

Status: Held

图 3-41 高效液相色谱法 Hb A_{1c} 图谱

Haemoglobin Electrophoresis

Name	%	Normal Values %
Hb H suspected	**14.2**	
Hb Bart suspected	**0.5**	
Hb A	**71.0**	
Hb F or Hb variant	**10.5**	
Hb A_2	**3.8**	

图 3-42 毛细管电泳法血红蛋白分析图谱

（徐安平　纪玲）

18. Hb Hengyang

异常血红蛋白名称及分子特征

Hb Hengyang   beta 9（A6）Ser>Phe

HGVS 命名   *HBB*：c.29C>T

病例简介

女性，27 岁，湖南省衡阳县人，常规产检。毛细管电泳法糖化血红蛋白结果为 5.0%（31mmol/mol），图谱提示图形异常（图 3-43），高效液相色谱法（图 3-44）糖化血红蛋白结果为 3.1%（10mmol/mol），色谱图发现一个异常未知峰，含量为 36.4%，亲和层析法结果为 4.7%（28mmol/mol）。毛细管电泳法（图 3-45）和高效液相色谱法（图 3-46）血红蛋白分析均未见明显异常。相关实验室检查结果：空腹血糖 4.32mmol/L，RBC 4.35×10^{12}/L，Hb 131g/L，MCV 87.4fL，MCH 30.1pg，常规地中海贫血基因检测正常，测序结果为 Hb Hengyang [*HBB*：c.29C>T，CD9（TCT>TTT），Ser>Phe]。

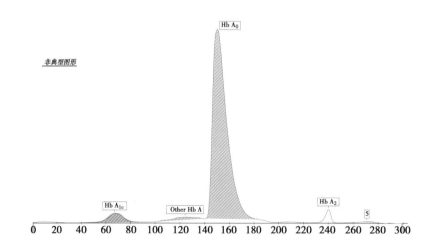

A₁c Haemoglobin Electrophoresis

Fractions	%	mmol/mol	Cal. %
Hb A₁c (*)	-	31	5.0
Other Hb A	2.1		
Hb A₀	90.6		
Hb A₂	2.5		
5	0.4		

图 3-43　毛细管电泳法 Hb A₁c 图谱

Peak Name	NGSP %	Area %	Retention Time (min)	Peak Area
Unknown	---	0.4	0.114	5767
A_1a	---	1.2	0.167	15450
A_1b	---	0.6	0.230	8339
F	---	2.2	0.264	29021
Unknown	---	0.9	0.386	11451
LA_1c	---	2.1	0.482	28189
A_1c	3.1*	---	0.586	29098
P3	---	2.3	0.762	30341
P4	---	2.1	0.856	28047
Unknown	---	0.9	0.911	11676
Unknown	---	36.4	1.006	485530
A_0	---	48.8	1.052	649965

*Values outside of expected ranges   Total Area: 1,332,874

Hb A_1c (NGSP) = 3.1* %

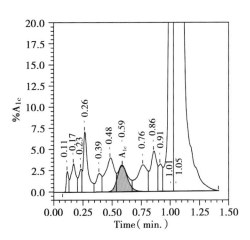

图 3-44　高效液相色谱法 Hb A_1c 图谱

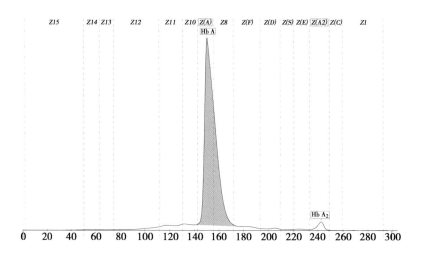

Haemoglobin Electrophoresis

Name	%	Normal Values %
Hb A	97.5	96.8 ~ 97.8
Hb A₂	2.5	2.2 ~ 3.2

图 3-45　毛细管电泳法血红蛋白分析图谱

Peak Name	Calibrated Area %	Area %	Retention Time (min)	Peak Area
F	1.6	---	1.08	28227
Unknown	---	1.2	1.27	21294
P2	---	3.8	1.37	69492
P3	---	5.9	1.79	106514
A_0	---	84.9	2.46	1543820
A_2	2.7	---	3.63	49725

Total Area: 1,819,073

F Concentration = 1.6 %
A_2 Concentration = 2.7 %

Analysis comments:

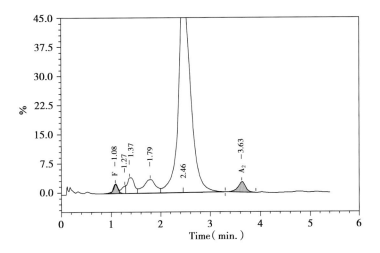

图 3-46　高效液相色谱法血红蛋白分析图谱

（徐安平　纪玲）

19. Hb Hamilton

异常血红蛋白名称及分子特征

Hb Hamilton   beta 11（A8）Val>Ile

HGVS 命名   *HBB*：c.34G>A

病例简介

女性，25 岁，广东省英德市人，常规婚检。毛细管电泳法血红蛋白分析未见明显异常，Hb A 含量为 97.4%，Hb A₂ 2.6%（图 3-47）。相关实验室检查结果：RBC 3.79 × 10¹²/L，Hb 115g/L，MCV 97.4fL，MCH 30.3pg，常规地中海贫血基因检测正常，测序结果为 Hb Hamilton [*HBB*：c.34G>A，CD11（GTT>ATT），Val>Ile]。

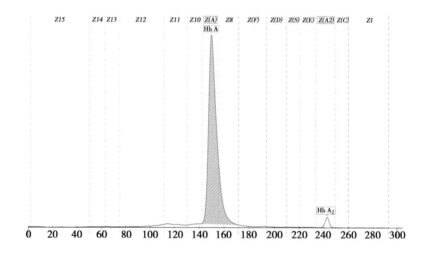

Haemoglobin Electrophoresis

Name	%	Normal Values %
Hb A	97.4	96.8 ~ 97.8
Hb A₂	2.6	2.2 ~ 3.2

图 3-47 毛细管电泳法血红蛋白分析图谱

（黄劲柏）

20. Hb D-Ouled Rabah

异常血红蛋白名称及分子特征

Hb D-Ouled Rabah   beta 19（B1）Asn>Lys

HGVS 命名   *HBB*：c.60C>A or C>G

病例简介

男性，47 岁，湖北省咸宁市人，活动性慢性乙型肝炎复诊。毛细管电泳法糖化血红蛋白结果为 6.3%（45mmol/mol），图谱可见异常血红蛋白条带并提示图形异常（图 3-48），高效液相色谱法糖化血红蛋白结果为 6.1%（43mmol/mol），色谱图发现存在异常未知峰，含量为 43.82%（图 3-49）。毛细管电泳法血红蛋白分析显示异常血红蛋白位于 D 区，含量为 42.6%，Hb A_2 3.0%（图 3-50）。相关实验室检查结果：空腹血糖 6.08mmol/L，RBC 5.05×10^{12}/L，Hb 149g/L，MCV 89.9fL，MCH 29.5pg，常规地中海贫血基因检测均正常，测序结果为 Hb D-Ouled Rabah［*HBB*：c.60C>A，CD19（AAC>AAA），Asn>Lys］。

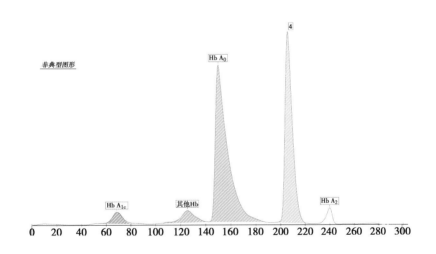

A_{1c} Haemoglobin Electrophoresis

Fractions	%	mmol/mol	Cal. %
Hb A_{1c} (*)	-	45	6.3
其他Hb	4.5		
Hb A_0	50.6		
4	39.0		
Hb A_2	2.7		

图 3-48   毛细管电泳法 Hb A_{1c} 图谱

Note:

Comment:

Possible variant interference. Unread barcode

Elevated peak in E-window

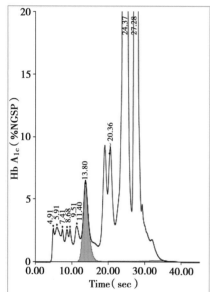

Peak Name	RT	Area	Area%	Concentration (% NGSP)
Unknown	4.91	797.33	0.39	---
A$_{1a}$	5.91	1993.00	0.97	---
A$_{1b}$	7.41	1021.48	0.50	---
F	8.68	1119.56	0.54	---
Unknown	9.51	1176.66	0.57	---
LA$_{1c}$	11.40	2094.83	1.02	---
Hb A$_{1c}$	13.80	5338.35	---	6.08
Unknown	20.36	11875.63	5.76	---
A$_0$	24.37	90432.39	43.85	---
E-Window	27.28	90378.56	43.82	---

Total Area: 206228

Status: Held

图 3-49　高效液相色谱法 Hb A$_{1c}$ 图谱

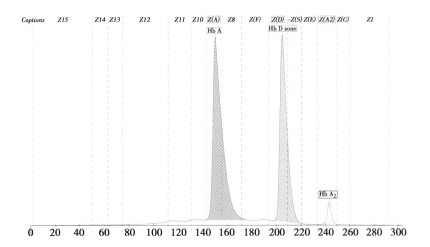

Haemoglobin Electrophoresis

Name	%	Normal Values %
Hb A	54.4	
Hb D zone	42.6	
Hb A$_2$	3.0	

图 3-50　毛细管电泳法血红蛋白分析图谱

（徐安平　纪玲）

21. Hb Cocody

异常血红蛋白名称及分子特征

Hb Cocody   beta 21（B3）Asp>Asn

HGVS 命名   *HBB*：c.64G>A

病例简介

男性，71 岁，北京市人。毛细管电泳法糖化血红蛋白结果 6.2%（44mmol/mol），图谱发现异常血红蛋白条带并提示图形异常（图 3-51）。毛细管电泳法血红蛋白分析显示异常血红蛋白位于 S 区，含量为 38.6%，Hb A_2 含量 2.9%（图 3-52）。相关实验室检查结果：空腹血糖 5.5mmol/L，RBC 5.32×10^{12}/L，Hb 160g/L，MCV 85.3fL，MCH 30.1pg，常规地中海贫血基因检测正常，测序结果为 Hb Cocody [*HBB*：c.64G>A，CD21（GAT>AAT），Asp>Asn]。

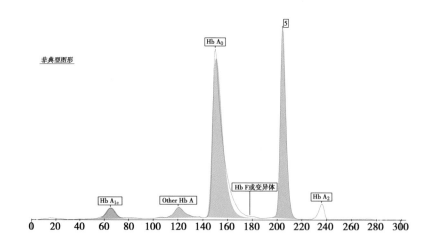

A_{1c} *Haemoglobin Electrophoresis*

Fractions	%	mmol/mol	Cal. %
Hb A_{1c} (*)	-	**44**	6.2
Other Hb A	4.2		
Hb A_0	52.9		
Hb F或变异体	-		
5	36.6		
Hb A_2	2.8		

图 3-51   毛细管电泳法 Hb A_{1c} 图谱

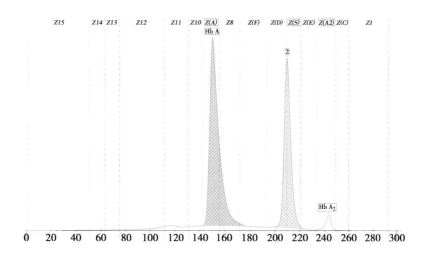

Haemoglobin Electrophoresis

Name	%	Normal Values %
Hb A	58.5	
2	38.6	
Hb A$_2$	2.9	

图 3-52　毛细管电泳法血红蛋白分析图谱

（苏薇　程歆琦　高冉）

22. Hb E-Saskatoon

异常血红蛋白名称及分子特征

Hb E-Saskatoon   beta 22（B4）Glu>Lys

HGVS 命名   *HBB*：c.67G>A

📋 病例简介

男性，53 岁，常规体检。毛细管电泳法糖化血红蛋白结果为 5.8%（40mmol/mol），图谱发现异常血红蛋白条带并提示图形异常（图 3-53），高效液相色谱法糖化血红蛋白结果为 6.0%（42mmol/mol），色谱图发现存在异常峰，含量为 40.5%（图 3-54）。毛细管电泳法血红蛋白分析显示异常血红蛋白位于 Hb A_2 区，含量为 43.6%（图 3-55），高效液相色谱法血红蛋白分析发现存在变异峰，含量为 39.8%，Hb A_2 2.6%（图 3-56）。相关实验室检查结果：RBC 5.32×10^{12}/L，Hb 158g/L，MCV 85.2fL，MCH 29.7pg，常规地中海贫血基因检测正常，测序结果为 Hb E-Saskatoon [*HBB*：c.67G>A，CD22（GAA>AAA），Glu>Lys]。

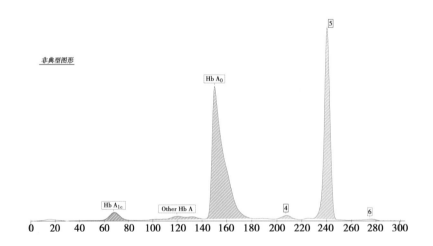

A_{1c} Haemoglobin Electrophoresis

Fractions	%	mmol/mol	Cal. %
Hb A_{1c} (*)	-	40	5.8
Other Hb A	2.8		
Hb A_0	54.3		
4	1.0		
5	38.7		
6	0.2		

图 3-53 毛细管电泳法 Hb A_{1c} 图谱

Peak Name	NGSP %	Area %	Retention Time (min)	Peak Area
Unknown	---	0.5	0.112	7373
A_{1a}	---	0.6	0.164	7764
A_{1b}	---	0.5	0.222	6495
F	---	0.7	0.260	9739
LA_{1c}	---	0.9	0.391	12816
A_{1c}	6.0	---	0.491	39742
P3	---	2.7	0.760	36442
P4	---	0.9	0.855	12647
A_0	---	49.8	1.002	681555
Variant Window	---	40.5	1.137	555357

Total Area: 1,369,929

Hb A_{1c} (NGSP) = 6.0 %

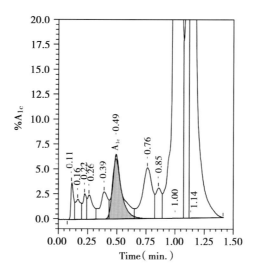

图 3-54 　高效液相色谱法 Hb A_{1c} 图谱

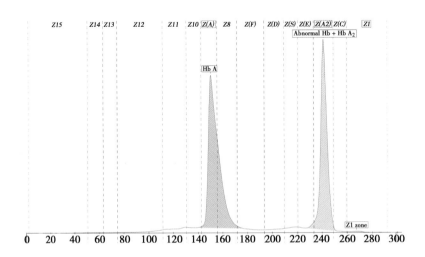

Haemoglobin Electrophoresis

Name	%	Normal Values %
Hb A	56.2	
Abnormal Hb + Hb A$_2$	43.6	
Z1 zone	0.2	

图 3-55　毛细管电泳法血红蛋白分析图谱

Peak Name	Calibrated Area %	Area %	Retention Time (min)	Peak Area
Unknown	---	0.0	1.00	1379
F	0.2	---	1.08	6752
Unknown	---	0.7	1.24	21747
P2	---	2.5	1.34	81451
P3	---	3.5	1.72	112773
A_0	---	50.2	2.35	1617929
Unknown	---	0.3	3.08	10593
A_2	2.6	---	3.62	84850
D-window	---	39.8	4.17	1282876

Total Area: 3,220,349*

F Concentration = 0.2 %
A_2 Concentration = 2.6 %

*Values outside of expected ranges

Analysis comments:

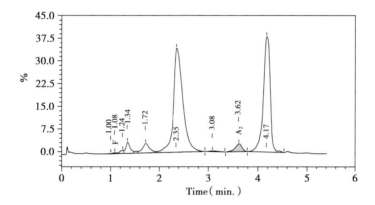

图 3-56　高效液相色谱法血红蛋白分析图谱

（徐安平　纪玲）

23. Hb G-Coushatta

异常血红蛋白名称及分子特征

Hb G-Coushatta（其他名称：Hb G-Hsin Chu、Hb G-Saskatoon、Hb G-Taegu） beta 22（B4）Glu>Ala

HGVS 命名　*HBB*：c.68A>C

📋 病例简介

共 37 例 Hb G-Coushatta 杂合子，1 例 Hb G-Coushatta 合并 --^{SEA}/αα，1 例 Hb G-Coushatta 合并 β$^{VS-II-654（C>T）}$/β，详细结果见表 3-1。

表 3-1　Hb G-Coushatta 复合地中海贫血的电泳和血常规结果

基因改变	病例（*n*=39）	Hb variant /%，均值（标准差）	Hb A$_2$/%，均值（标准差）	RBC/（×10^{12}/L），均值（标准差）	Hb/（g/L），均值（标准差）	MCV/fL，均值（标准差）	MCH/pg，均值（标准差）
Hb G-Coushatta 杂合子	37	41.8（1.0）	2.9（0.2）	4.7（0.7）	139.4（18.1）	87.8（4.3）	29.9（2.1）
Hb G-Coushatta 合并 --^{SEA}/αα	1	38.3	3.2	6.53	146	71.2	22.4
Hb G-Coushatta 合并 β$^{VS-II-654（C>T）}$/β	1	92.4	5.6	6.02	124	65.6	20.6

（1）Hb G-Coushatta 杂合子

经测序确认的 37 例成人 Hb G-Coushatta 杂合子携带者中男性 20 例，女性 17 例，平均年龄 43.8 岁。地区分布：湖北 3 例，黑龙江、江西各 2 例，广东、贵州、海南、河南、辽宁、内蒙古、青海、山东各 1 例，其余未知。大部分为糖化血红蛋白检测过程中发现，毛细管电泳法糖化血红蛋白图谱发现异常血红蛋白条带且提示图形异常（图 3-57）。毛细管电泳法血红蛋白分析显示此异常血红蛋白位于 D 区（图 3-58），含量为（41.8±1.0）%，Hb A$_2$ 为（2.9±0.2）%。高效液相色谱法血红蛋白分析图谱提示结果超出预期范围，怀疑是异常血红蛋白与 Hb A$_2$ 共同洗脱，导致结果假性增高（图 3-59）。相关实验室检查结果：RBC（4.7±0.7）×10^{12}/L，Hb（139.4±18.1）g/L，MCV（87.8±4.3）fL，MCH（29.9±2.1）pg，常规地中海贫血基因检测正常，测序结果为 Hb G-Coushatta[*HBB*：c.68A>C，CD22（GAA>GCA），Glu>Ala]。

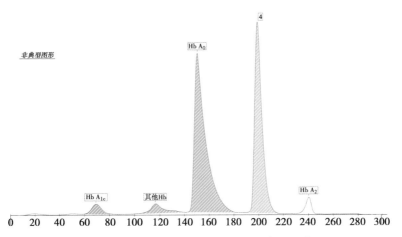

非典型图形

A_{1c} Haemoglobin Electrophoresis

Fractions	%	mmol/mol	Cal. %
Hb A_{1c} (*)	-	40	5.8
其他Hb	3.7		
Hb A_0	50.8		
4	39.9		
Hb A_2	2.7		

图 3-57　毛细管电泳法 Hb A_{1c} 图谱

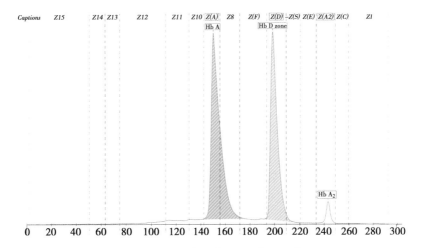

Haemoglobin Electrophoresis

Name	%	Normal Values %
Hb A	54.4	
Hb D zone	42.5	
Hb A_2	3.1	

图 3-58　毛细管电泳法血红蛋白分析图谱

Peak Name	Calibrated Area %	Area %	Retention Time (min)	Peak Area
Unknown	---	0.2	0.96	5065
F	0.3	---	1.09	7922
Unknown	---	0.2	1.27	5552
P2	---	1.6	1.35	37481
P3	---	3.9	1.72	93998
Unknown	---	1.3	2.09	30757
A_0	---	48.4	2.45	1158210
A_2	46.9*	---	3.51	1055102

Total Area: 2,394,087

F Concentration = 0.3 %
A_2 Concentration = 46.9*%

*Values outside of expected ranges

Analysis comments:

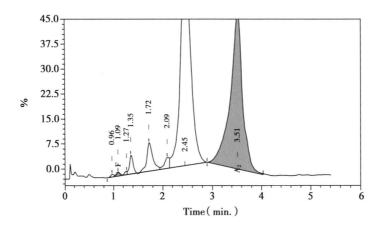

图 3-59 高效液相色谱法血红蛋白分析图谱

（2）Hb G-Coushatta 复合地中海贫血

1）Hb G-Coushatta 合并 --^{SEA}/αα

男,39 岁。毛细管电泳法血红蛋白分析显示异常血红蛋白条带位于 D 区（图 3-60），含量为 38.3%,Hb A_2 为 3.2%。相关实验室检查结果:RBC 6.53×10^{12}/L, Hb 146g/L, MCV 71.2fL, MCH 22.4pg,常规地中海贫血基因检测结果为 --^{SEA}/αα,测序结果为 Hb G-Coushatta [*HBB*: c.68A>C, CD22（GAA>GCA）, Glu>Ala]。

2）Hb G-Coushatta 合并 β$^{VS-II-654（C>T）}$/β

男,30 岁。毛细管电泳法血红蛋白分析显示异常血红蛋白条带含量为 92.4%, Hb A_2 为 5.6%（图 3-61）。相关实验室检查结果:RBC 6.02×10^{12}/L, Hb 124g/L, MCV 65.6fL, MCH 20.6pg,常规地中海贫血基因检测结果为 β$^{VS-II-654（C>T）}$/β,测序结果为 Hb G-Coushatta [*HBB*: c.68A>C, CD22（GAA>GCA）, Glu>Ala]。

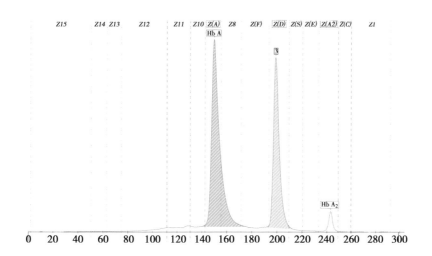

Haemoglobin Electrophoresis

Name	%	Normal Values %
Hb A	58.5	
Hb A$_2$	3.2	
3	38.3	

图 3-60　毛细管电泳法血红蛋白分析图谱

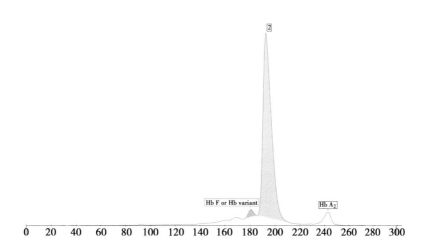

Haemoglobin Electrophoresis

Name	%	Normal Values %
Hb F or Hb variant	2.0	
2	92.4	
Hb A$_2$	5.6	

图 3-61　毛细管电泳法血红蛋白分析图谱

（徐安平　纪玲　刘瑜　牛文彦）

24. Hb G-Taipei

异常血红蛋白名称及分子特征

Hb G-Taipei   beta 22（B4）Glu>Gly

HGVS 命名   *HBB*：c.68A>G

📋 病例简介

共 31 例 Hb G-Taipei 杂合子，1 例 Hb G-Taipei 合并 --^SEA/αα，1 例 Hb G-Taipei 合并 -α^3.7/αα，详细结果见表 3-2。

表 3-2 Hb G-Honolulu 复合地中海贫血的电泳和血常规结果

基因改变	病例（*n*=33）	Hb variant/%，均值（标准差）	Hb A$_2$/%，均值（标准差）	RBC/（×10^{12}/L），均值（标准差）	Hb/（g/L），均值（标准差）	MCV/fL，均值（标准差）	MCH/pg，均值（标准差）
Hb G-Taipei 杂合子	31	39.3（1.4）	3.0（0.2）	4.7（0.6）	139.0（16.2）	87.0（5.0）	29.4（2.0）
Hb G-Taipei 合并 --^SEA/αα	1	25.8	3.0	6.24	138	72.4	22.1
Hb G-Taipei 合并 -α^3.7/αα	1	34.3	3.4	5.69	156	81.2	27.4

（1）Hb G-Taipei 杂合子

经测序确认的 31 例 Hb G-Taipei 杂合子携带者中男性 12 例，女性 19 例，平均年龄 42.3 岁。地区分布：河南、湖北、山西各 3 例，广东、河北、陕西 2 例，福建、湖南、天津、江西、内蒙古各 1 例，其余未知。大部分为糖化血红蛋白检测过程中发现，毛细管电泳法糖化血红蛋白图谱发现异常血红蛋白条带并提示图形异常（图 3-62）。毛细管电泳法血红蛋白分析显示异常血红蛋白位于 D 区（图 3-63），含量为（39.3 ± 1.4）%，Hb A$_2$ 为（3.0 ± 0.2）%，高效液相色谱法血红蛋白分析发现异常血红蛋白和 Hb A$_2$ 共同洗脱，导致 Hb A$_2$ 结果假性增高（图 3-64）。相关实验室检查结果：RBC（4.7 ± 0.6）× 10^{12}/L，Hb（139.0 ± 16.2）g/L，MCV（87.0 ± 5.0）fL，MCH（29.4 ± 2.0）pg，常规地中海贫血基因检测正常，测序结果为 Hb G-Taipei [*HBB*：c.68A>G，CD 22（GAA>GGA），Glu>Gly]。

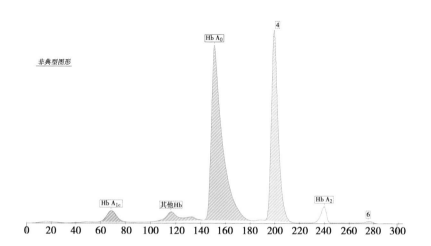

A₁c Haemoglobin Electrophoresis

Fractions	%	mmol/mol	Cal. %
Hb A$_{1c}$ (*)	-	42	6.0
其他Hb	4.0		
Hb A$_0$	53.3		
4	36.7		
Hb A$_2$	2.6		
6	0.2		

图 3-62　毛细管电泳法 Hb A$_{1c}$ 图谱

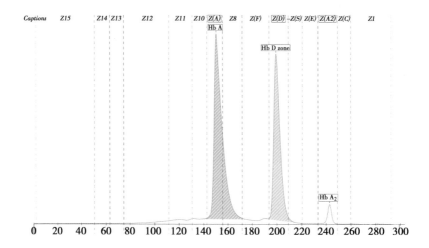

Haemoglobin Electrophoresis

Name	%	Normal Values %
Hb A	57.5	
Hb D zone	39.6	
Hb A$_2$	2.9	

图 3-63　毛细管电泳法血红蛋白分析图谱

Peak Name	Calibrated Area %	Area %	Retention Time (min)	Peak Area
Unknown	---	0.3	1.01	6129
F	2.1*	---	1.10	41820
Unknown	---	0.9	1.21	19292
P2	---	4.1	1.35	86323
P3	---	7.3	1.75	154790
A_0	---	46.5	2.47	989793
A_2	41.6*	---	3.59	832517

Total Area: 2,130,663

F Concentration = 2.1*%
A_2 Concentration = 41.6*%

*Values outside of expected ranges

Analysis comments:

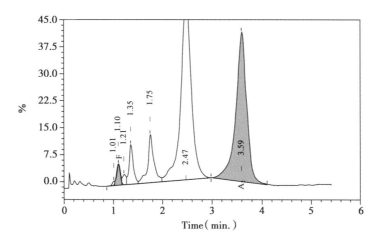

图 3-64 高效液相色谱法血红蛋白分析图谱

（2）Hb G-Taipei 合并地中海贫血

1）Hb G-Taipei 合并 --^{SEA}/αα

男性，39 岁，陕西省山阳县人。毛细管电泳法血红蛋白分析显示异常血红蛋白条带位于 D 区（图 3-65），含量为 25.8%，Hb A_2 3.0%。相关实验室检查结果：RBC 6.24 × 10^{12}/L，Hb 138g/L，MCV 72.4fL，MCH 22.1pg，常规地中海贫血基因检测结果为 --^{SEA}/αα，测序结果为 Hb G-Taipei［*HBB*：c.68A>G, CD 22（GAA>GGA），Glu>Gly］。

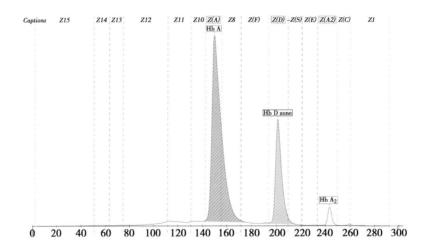

Haemoglobin Electrophoresis

Name	%	Normal Values %
Hb A	71.2	
Hb D zone	25.8	
Hb A_2	3.0	

图 3-65　毛细管电泳法血红蛋白分析图谱

2）Hb G-Taipei 合并 -α$^{3.7}$/αα

男性,64 岁,毛细管电泳法血红蛋白分析显示异常血红蛋白条带位于 D 区（图 3-66），含量为 34.3%,Hb A$_2$ 3.4%。相关实验室检查结果：RBC 5.69 × 10^{12}/L, Hb 156g/L, MCV 81.2fL, MCH 27.4pg,常规地中海贫血基因检测结果为 -α$^{3.7}$/αα,测序结果为 Hb G-Taipei [*HBB*: c.68A>G, CD 22（GAA>GGA）, Glu>Gly]。

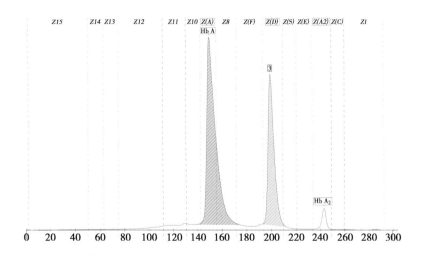

Haemoglobin Electrophoresis

Name	%	Normal Values %
Hb A	62.3	
Hb A$_2$	3.4	
3	34.3	

图 3-66　毛细管电泳法血红蛋白分析图谱

（徐安平　纪玲）

25. Hb Miyashiro

异常血红蛋白名称及分子特征

Hb Miyashiro　　beta 23（B5）Val>Gly

HGVS 命名　　*HBB*：c.71T>G

病例简介

女性，25 岁，福建省泉州市人，常规体检。毛细管电泳法血红蛋白分析未见明显异常条带，Hb A$_2$ 4.3%（图 3-67）。相关实验室检查结果：RBC 3.65 × 10^{12}/L，Hb 100g/L，MCV 85fL，MCH 27.4pg，铁蛋白 54ng/mL，常规地中海贫血基因检测结果为 -α$^{4.2}$/αα，测序结果为 Hb Miyashiro [*HBB*：c.71T>G，CD23（GTT>GGT），Val>Gly]。

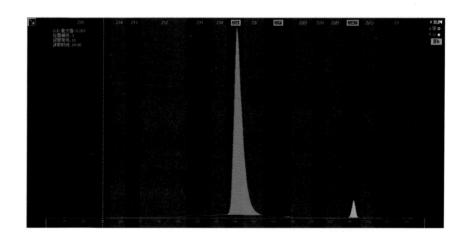

Hameglobin Electrophoresis

Name	%	Normal value %
Hb A	95.3	96.8~97.8
Hb A$_2$	4.3	2.6~3.4
Hb F	0.4	<2.0

图 3-67　毛细管电泳法血红蛋白分析图谱

（庄建龙）

26. Hb E

异常血红蛋白名称及分子特征

Hb E（其他名称：Codon 26（GAG>AAG）beta+）　beta 26（B8）Glu>Lys

HGVS 命名　*HBB*：c.79G>A

📋 病例简介

共 132 例 Hb E 杂合子，3 例 Hb E 合并 -α³·⁷/αα，5 例 Hb E 合并 --ᔆᴱᴬ/αα，2 例 Hb E 合并 β^{VS-Ⅱ-654（C>T）}/β，1 例 Hb E 合并 β^{CD17}/β，1 例 Hb E 合并 β⁻²⁸/β，1 例 Hb E 合并 Hb Q-Thailand，详细结果见表 3-3。

表 3-3　Hb E 复合地中海贫血的电泳和血常规结果

基因改变	病例（n=145）	Hb variant/%，均值（标准差）	Hb A₂/%，均值（标准差）	RBC/（×10¹²/L），均值（标准差）	Hb/（g/L），均值（标准差）	MCV/fL，均值（标准差）	MCH/pg，均值（标准差）
Hb E 杂合子	132	24.3（3.2）	3.3（0.3）	5.1（0.7）	131.0（17.4）	78.8（5.5）	25.6（3.2）
Hb E 合并 -α³·⁷/αα	3	21.5（1.7）	3.6（0.2）	5.2（0.5）	130.0（12.0）	73.8（7.2）	23.8（2.3）
Hb E 合并 --ᔆᴱᴬ/αα	5	15.7（1.5）	3.9（0.4）	5.9（0.9）	121.0（21.0）	66.1（1.6）	20.3（1.2）
Hb E 合并 β^{VS-Ⅱ-654（C>T）}/β	2	33.7（1.1）	4.2（0.8）	2.7（0.6）	63.2（14.4）	77.8（2.0）	23.2（0.5）
Hb E 合并 β^{CD17}/β	1	30.9	5.1	/	34	60	18
Hb E 合并 β⁻²⁸/β	1	32.9	4.8	5.32	110	61.5	20.7
Hb E 合并 Hb Q-Thailand	1	22.7	2.0	6.23	162	26	75.1

（1）Hb E 杂合子

132 例经测序确认的 Hb E 杂合子携带者中男性 68 例，女性 64 例，平均年龄 42.9 岁。地区分布：贵州、黑龙江、上海、宁夏、福建各 1 例，江西、辽宁各 2 例，陕西、安徽各 3 例，云南 4 例，吉林 5 例，湖南 9 例，湖北 10 例，四川 11 例，广西 19 例，广东 57 例，其余未知。大部分为糖化血红蛋白检测过程中发现，毛细管电泳法糖化血红蛋白图谱发现异常血红蛋白条带并提示图形异常（图 3-68）。毛细管电泳法血红蛋白分析显示异常血红蛋白条带位于 E 区（图 3-69），含量为（24.3 ± 3.2）%，Hb A₂ 为（3.3 ± 0.3）%，高效液相色谱法血红蛋白分析见异常血红蛋白和 Hb A₂ 共同洗脱（图 3-70）。相关实验室检查结果：RBC（5.1 ± 0.7）× 10¹²/L，Hb（131.0 ± 17.4）g/L，MCV（78.8 ± 5.5）fL，MCH（25.6 ± 3.2）pg，地中海贫血基因检测结果为 Hb E [*HBB*：c.79G>A，CD26（GAG>AAG），Glu>Lys]。

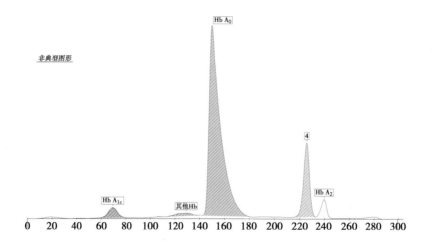

A_{1c} *Haemoglobin Electrophoresis*

Fractions	%	mmol/mol	Cal. %
Hb A_{1c} (*)	-	34	5.2
其他Hb	2.1		
Hb A_0	75.0		
4	15.8		
Hb A_2 (!)	3.5		

图 3-68　毛细管电泳法 Hb A_{1c} 图谱

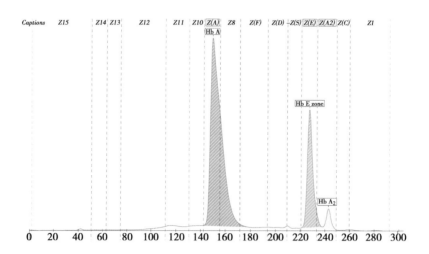

Haemoglobin Electrophoresis

Name	%	Normal Values %
Hb A	72.9	
Hb E zone	24.0	
Hb A_2	3.1	

图 3-69　毛细管电泳法血红蛋白分析图谱

Peak Name	Calibrated Area %	Area %	Retention Time (min)	Peak Area
Unknown	---	0.1	0.63	1410
Unknown	---	0.1	0.98	1378
F	1.2	---	1.10	23633
Unknown	---	1.6	1.22	30393
P2	---	4.8	1.35	90549
P3	---	9.0	1.75	170573
A_0	---	59.1	2.45	1116142
A_2	24.4*	---	3.64	453735

Total Area: 1,887,814

F Concentration = 1.2 %
A_2 Concentration = 24.4*%

*Values outside of expected ranges

Analysis comments:

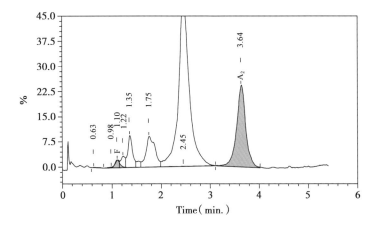

图 3-70　高效液相色谱法血红蛋白分析图谱

（2）Hb E 杂合子合并地中海贫血

1）Hb E 合并 -α³·⁷/αα

毛细管电泳法血红蛋白分析显示异常血红蛋白条带位于 E 区（图 3-71），含量为（21.5 ± 1.7）%，Hb A$_2$ 为（3.6 ± 0.2）%。相关实验室检查结果：RBC（5.2 ± 0.5）× 10¹²/L，Hb（130.0 ± 12.0）g/L，MCV（73.8 ± 7.2）fL，MCH（23.8 ± 2.3）pg，地中海贫血基因检测结果为 Hb E [*HBB*：c.79G>A，CD26（GAG>AAG），Glu>Lys] 合并 -α³·⁷/αα。

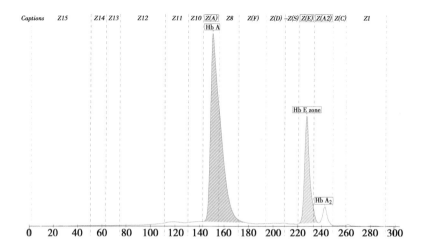

Haemoglobin Electrophoresis

Name	%	Normal Values %
Hb A	74.4	
Hb E zone	22.6	
Hb A$_2$	3.0	

图 3-71　毛细管电泳法血红蛋白分析图谱

2）Hb E 合并 --^{SEA}/αα

毛细管电泳法血红蛋白分析显示异常血红蛋白条带位于 E 区（图 3-72），含量为（15.7±1.5）%，Hb A$_2$ 为（3.9±0.4）%。相关实验室检查结果：RBC（5.9±0.9）×10^{12}/L，Hb（121.0±21.0）g/L，MCV（66.1±1.6）fL，MCH（20.3±1.2）pg，地中海贫血基因检测结果为Hb E [*HBB*：c.79G>A，CD26（GAG>AAG），Glu>Lys] 合并 --^{SEA}/αα。

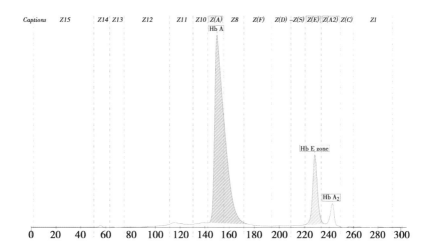

Haemoglobin Electrophoresis

Name	%	Normal Values %
Hb A	81.5	
Hb E zone	14.7	
Hb A$_2$	3.8	

图 3-72　毛细管电泳法血红蛋白分析图谱

3）2例Hb E合并β^{VS-II-654（C>T）}/β

男孩,4岁,以"面色苍白2年余,加重伴间断发热1月余"为代主诉入院。查体:浅表淋巴结未触及,肝肋缘下4cm可触及,质韧,脾脏肋缘下11cm可触及,质硬。毛细管电泳法血红蛋白分析显示异常血红蛋白条带位于E区(图3-73),含量为34.4%,Hb A$_2$为3.6%。血常规:WBC 7.9×10⁹/L,RBC 3.11×10¹²/L,Hb 73.3g/L,PLT 119×10⁹/L,MCV 76.4fL,MCH 23.59pg,MCHC 308.7g/L;红细胞形态:成熟红细胞大小不等,以小细胞为主,色素充盈欠佳,易见异形红细胞,可见靶形红细胞及有核红细胞。地中海贫血基因检测结果为Hb E[*HBB*:c.79G>A,CD26（GAG>AAG）,Glu>Lys]合并β^{VS-II-654（C>T）}/β。

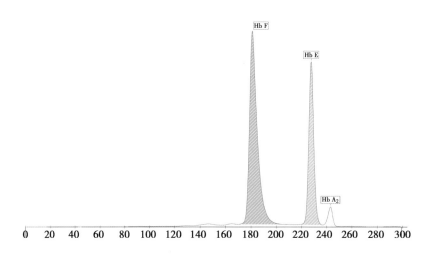

Haemoglobin Electrophoresis

Name	%	Normal Values %
Hb F	62.0	
Hb E	34.4	
Hb A$_2$	3.6	

图3-73 毛细管电泳法血红蛋白分析图谱

女性，41岁，四川省眉山市人，因贫血血液科就诊。毛细管电泳法血红蛋白分析显示异常血红蛋白条带位于 E 区（图 3-74），含量为 32.9%，Hb A_2 为 4.8%。相关实验室检查结果：RBC 2.31×10^{12}/L，Hb 53g/L，MCV 79.2fL，MCH 22.9pg，地中海贫血基因检测结果为 Hb E [*HBB*：c.79G>A，CD26（GAG>AAG），Glu>Lys]合并 $\beta^{\text{VS-II-654（C>T）}}$/β。

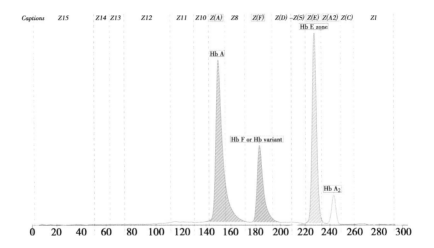

Haemoglobin Electrophoresis

Name	%	Normal Values %
Hb A	43.5	
Hb F or Hb variant	18.8	
Hb E zone	32.9	
Hb A_2	4.8	

图 3-74　毛细管电泳法血红蛋白分析图谱

4）Hb E 合并 β^{CD17}/β

女性,18 岁,以"反复乏力、面色苍白 9 年余,加重伴咳嗽 4 天"为主诉入院,查体:双侧腋窝可触及直径约 1.5cm 淋巴结,肝脏肋下 9cm,脾脏线 I 11cm,II 线 10cm,III 线 6cm。毛细管电泳法血红蛋白分析显示异常血红蛋白条带位于 E 区(图 3-75),含量为 30.9%,Hb A_2 为 5.1%。血常规:Hb 34g/L,MCV 60fL,MCH 18pg;外周血形态:成熟红细胞明显大小不等,色素充盈差,易见靶形红细胞及异形红细胞,少见破裂红细胞。地中海贫血基因检测结果为 Hb E[*HBB*:c.79G>A,CD26(GAG>AAG),Glu>Lys]合并 β^{CD17}/β。

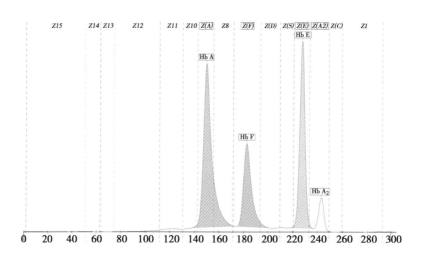

Haemoglobin Electrophoresis

Name	%	Normal Values %
Hb A	43.1	
Hb F	20.9	
Hb E	30.9	
Hb A_2	5.1	

图 3-75　毛细管电泳法血红蛋白分析图谱

5）Hb E 合并 β^{-28}/β

女性，31岁，毛细管电泳法血红蛋白分析显示异常血红蛋白条带位于 E 区，含量为 44.4%，Hb A_2 为 4.7%（图 3-76）。相关实验室检查结果：RBC 5.32×10^{12}/L，Hb 110g/L，MCV 61.5fL，MCH 20.7pg，地中海贫血基因检测结果为 Hb E[*HBB*：c.79G>A，CD26（GAG>AAG），Glu>Lys]合并 β^{-28}/β。

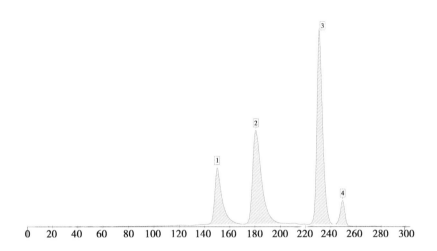

Haemoglobin Electrophoresis

Name	%	Normal Values %
1 Hb A	16.9	
2 Hb F or Hb variant	34.0	
3 Hb E zone	44.4	
4 Hb A_2	4.7	

图 3-76　毛细管电泳法血红蛋白分析图谱

6）Hb E 合并 Hb Q-Thailand

男，32岁，云南省德宏傣族景颇族自治州人，常规体检。毛细管电泳法血红蛋白分析发现多个异常血红蛋白，从左往右分别是 Hb A，7区异常血红蛋白，E区异常血红蛋白，Hb A_2，Hb A_2区异常血红蛋白，1区异常血红蛋白，含量分别为54.3%，22.7%，14.8%，2.0%，5.1%，1.1%（图3-77）。相关实验室检查结果：RBC 6.23×10^{12}/L，Hb 162g/L，MCV 75.1fL，MCH 26pg，常规地中海贫血基因检测异常，缺失型 α 地贫突变检出静止型（$-\alpha^{4.2}/\alpha\alpha$），β 地中海贫血基因突变检出基因 CD26 杂合突变（β^E/β^N），测序结果为 Hb E［*HBB*：c.79G>A，CD26（GAG>AAG），Glu>Lys］合并 Hb Q-Thailand［*HBA1*：c.223G>C，CD74（GAC>CAC），Asp>His］。

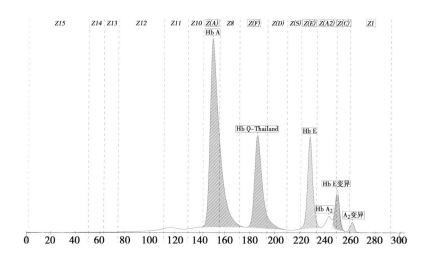

项目名称	%	参考范围
Hb A	54.3	
Hb Q-Thailand	22.7	
Hb E	14.8	
Hb A_2	2.0	
Hb E变异	5.1	
A_2变异	1.1	

图 3-77　毛细管电泳法血红蛋白分析图谱

（徐安平　纪玲　赵晓明　廖娟）

27. Hb Knossos

异常血红蛋白名称及分子特征

Hb Knossos   beta 27（B9）Ala>Ser

HGVS 命名   *HBB*：c.82G>T

病例简介

女性,29 岁,湖南省慈利县人,因参与科研项目(湖南省出生缺陷协同防治科技重大专项,2019SK1010)行地中海贫血相关检查。毛细管电泳法血红蛋白分析图谱未见明显异常,Hb A 含量为 96.1%,Hb A$_2$ 3.5%,Hb F 0.4%(图 3-78)。相关实验室检查结果：RBC 4.0 × 10^{12}/L, Hb 114g/L, MCV 82.7fL, MCH 28.5pg,常规地中海贫血基因检测正常,测序结果为 Hb Knossos [*HBB*：c.82G>T, CD27（GCC>TCC）, Ala>Ser]。

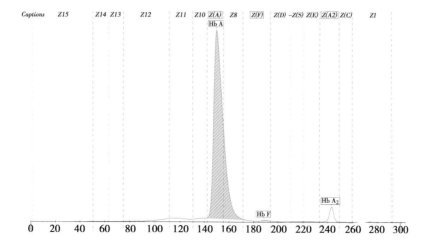

Haemoglobin Electrophoresis

Name	%		Normal Values %
Hb A	96.1	<	≥ 96.8
Hb F	0.4		≤ 5.0
Hb A$_2$	3.5	<	2.2 ~ 3.2

图 3-78　毛细管电泳法血红蛋白分析图谱

（刘沁　席惠　王华）

28. Hb Fulwood

异常血红蛋白名称及分子特征

Hb Fulwood　　beta 35（C1）Tyr>His

HGVS 命名　　*HBB*：c.106T>C

病例简介

女性,25 岁,湖南省湘西土家族苗族自治州人,因参与科研项目（湖南省出生缺陷协同防治科技重大专项,2019SK1010）行地中海贫血相关检查。毛细管电泳法血红蛋白分析图谱未见明显异常,Hb A 含量为 97.3%,Hb A_2 2.7%（图 3-79）。相关实验室检查结果：RBC 5.53×10^{12}/L, Hb 125g/L, MCV 73.5fL, MCH 22.6pg,铁蛋白 6.74ng/ml,常规地中海贫血基因检测正常,测序结果为 Hb Fulwood [*HBB*：c.106T>C, CD35（TAC>CAC）, Tyr>His]。

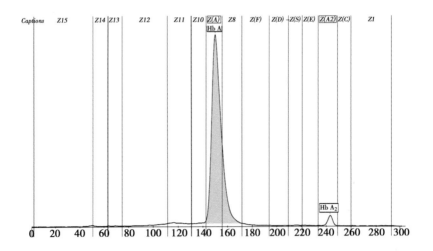

Haemoglobin Electrophoresis

Name	%	Normal Values %
Hb A	97.3	96.5～97.5
Hb A_2	2.7	2.5～3.5

图 3-79　毛细管电泳法血红蛋白分析图谱

（刘沁　席惠　王华）

29. Hb Howick

异常血红蛋白名称及分子特征

Hb Howick   beta 37（C3）Trp>Gly

HGVS 命名   *HBB*：c.112T>G

📋 病例简介

女性,38 岁,吉林省长春市人,因头晕入院就诊。毛细管电泳法糖化血红蛋白结果为 8.5%（70mmol/mol）,图谱发现异常血红蛋白条带并提示图形异常（图 3-80）,高效液相色谱法糖化血红蛋白结果 3.5%（15mmol/mol）,色谱图提示结果超出预期范围（图 3-81）。毛细管电泳法血红蛋白分析显示异常血红蛋白位于 F 区,含量为 40.1%,Hb A_2 3.0%（图 3-82）。相关实验室检查结果:RBC 4.51×10^{12}/L,Hb 123g/L,MCV 84.9fL,MCH 27.3pg,常规地中海贫血基因检测正常,测序结果为 Hb Howick [*HBB*：c.112T>G,CD37（TGG>GGG）,Trp>Gly]。

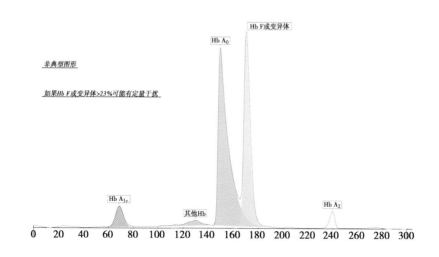

A_{1c} Haemoglobin Electrophoresis

Fractions	%	mmol/mol	Cal. %
Hb A_{1c}(*)	-	70	8.5
其他**Hb**	3.0		
Hb A_0	53.9		
Hb F或变异体 **(!)**	35.2		
Hb A_2	2.5		

图 3-80   毛细管电泳法 Hb A_{1c} 图谱

Peak Name	NGSP %	Area %	Retention Time (min)	Peak Area
Unknown	---	0.5	0.116	9540
A_{1a}	---	1.2	0.165	23141
A_{1b}	---	0.8	0.230	15335
F	---	1.4	0.267	27001
Unknown	---	0.7	0.345	12951
LA_{1c}	---	2.9	0.418	57827
A_{1c}	3.5*	---	0.486	53990
P3	---	3.3	0.746	65609
P4	---	1.4	0.838	28397
A_0	---	85.0	0.977	1668650

*Values outside of expected ranges   Total Area: 1,962,442

Hb A_{1c} (NGSP) = 3.5* %

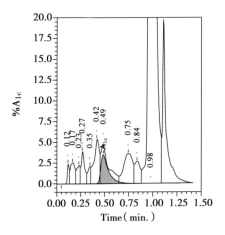

图 3-81　高效液相色谱法 Hb A_{1c} 图谱

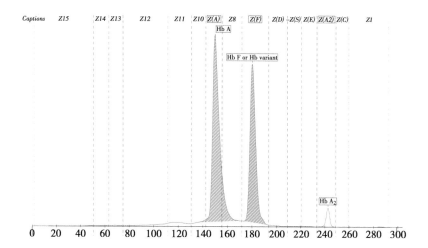

Haemoglobin Electrophoresis

Name	%		Normal Values %
Hb A	56.9	<	96.8 ~ 97.8
Hb F or Hb variant	40.1	>	≤ 0.5
Hb A₂	3.0		2.2 ~ 3.2

图 3-82　毛细管电泳法血红蛋白分析图谱

（徐安平　纪玲）

30. Hb La Coruna

异常血红蛋白名称及分子特征

Hb La Coruna　　beta 38（C4）Thr>Ile

HGVS 命名　　*HBB*: c.116C>T

📋 病例简介

　　女性，32 岁，常规体检。毛细管电泳法糖化血红蛋白结果为 4.9%（30mmol/mol），图谱提示图形异常（图 3-83），高效液相色谱法糖化血红结果为 5.0%（31mmol/mol），图谱未见明显异常（图 3-84），亲和层析法糖化血红蛋白结果为 5.0%（31mmol/mol）。毛细管电泳法（图 3-85）和高效液相色谱法（图 3-86）血红蛋白分析均未见异常血红蛋白。相关实验室检查结果：空腹血糖 4.24mmol/L，RBC 4.93×10^{12}/L，Hb 146g/L，MCV 88.0fL，MCH 29.6pg，常规地中海贫血基因检测正常，测序结果为 Hb La Coruna [*HBB*: c.116C>T, CD38（ACC>ATC），Thr>Ile]。

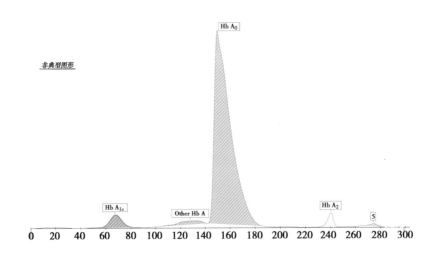

A₁c Haemoglobin Electrophoresis

Fractions	%	mmol/mol	Cal. %
Hb A₁c(*)	-	30	4.9
Other Hb A	2.4		
Hb A₀	90.4		
Hb A₂	2.5		
5	0.6		

图 3-83　毛细管电泳法 Hb A₁c 图谱

Peak Name	NGSP %	Area %	Retention Time (min)	Peak Area
Unknown	---	0.4	0.113	7009
A_{1a}	---	1.1	0.162	19709
A_{1b}	---	0.8	0.220	14301
F	---	1.3	0.261	23255
LA_{1c}	---	1.5	0.387	26956
A_{1c}	5.0	---	0.482	74693
P3	---	3.8	0.748	68712
P4	---	1.4	0.843	25382
A_0	---	85.7	0.980	1557897

Total Area: 1,817,914

Hb A_{1c} (NGSP) = 5.0 %

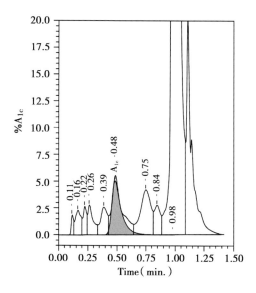

图 3-84　高效液相色谱法 Hb A_{1c} 图谱

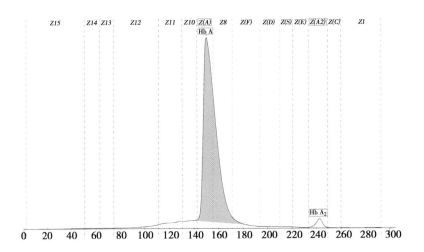

Haemoglobin Electrophoresis

Name	%	Normal Values %
Hb A	97.5	96.8 ~ 97.8
Hb A₂	2.5	2.2 ~ 3.2

图 3-85　毛细管电泳法血红蛋白分析图谱

Peak Name	Calibrated Area %	Area %	Retention Time (min)	Peak Area
F	0.6	---	1.08	20802
Unknown	---	1.0	1.22	33069
P2	---	3.5	1.34	111206
Unknown	---	0.8	1.52	25340
P3	---	5.7	1.71	182857
A₀	---	85.0	2.28	2733831
A₂	2.3	---	3.61	74483
D-window	---	0.4	3.97	12466
Unknown	---	0.7	4.77	21970

Total Area: 3,216,025*

F Concentration = 0.6 %
A₂ Concentration = 2.3 %

*Values outside of expected ranges

Analysis comments:

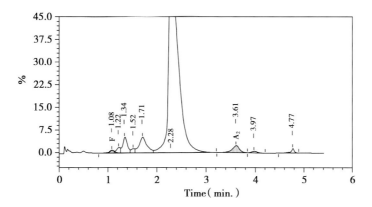

图 3-86　高效液相色谱法血红蛋白分析图谱

（徐安平　纪玲）

31. Hb San Bruno

异常血红蛋白名称及分子特征

Hb San Bruno   beta 39（C5）Gln>His

HGVS 命名   *HBB*：c.120G>C

病例简介

女性，54 岁，因高血压就诊。毛细管电泳法糖化血红蛋白结果 5.7%（39mmol/mol），图谱提示图形异常（图 3-87），高效液相色谱法糖化血红蛋白结果为 5.6%（38mmol/mol），图谱提示存在变异峰，含量为 39.0%（图 3-88），亲和层析法结果为 5.4%（36mmol/mol）。毛细管电泳法血红蛋白分析未见异常（图 3-89），高效液相色谱法血红蛋白分析图谱显示 Hb A_2 含量为34.5%，怀疑是异常血红蛋白与 Hb A_2 共同洗脱（图 3-90）。相关实验室检查结果：空腹血糖5.04mmol/L，常规地中海贫血基因检测正常，测序结果 Hb San Bruno［*HBB*：c.120G>C，CD39（CAG>CAC），Gln>His］。

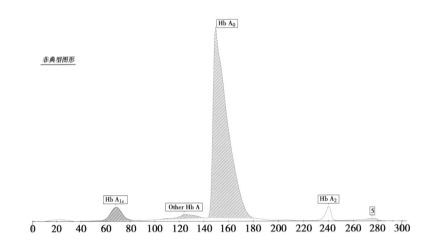

A_{1c} Haemoglobin Electrophoresis

Fractions	%	mmol/mol	Cal. %
Hb A_{1c} (*)	-	39	5.7
Other Hb A	2.7		
Hb A_0	89.0		
Hb A_2	2.5		
5	0.6		

图 3-87　毛细管电泳法 Hb A_{1c} 图谱

Peak Name	NGSP %	Area %	Retention Time (min)	Peak Area
Unknown	---	0.5	0.113	8137
A$_{1a}$	---	1.0	0.164	16483
A$_{1b}$	---	0.5	0.221	8742
F	---	1.3	0.264	21423
Unknown	---	0.4	0.321	6718
LA$_{1c}$	---	1.2	0.389	19219
A$_{1c}$	5.6	---	0.486	45911
P3	---	2.6	0.767	43481
P4	---	2.5	0.874	42545
Unknown	---	2.1	0.939	35295
A$_0$	---	46.1	1.003	771045
Variant Window	---	39.0	1.111	651789

Total Area: 1,670,787

Hb A$_{1c}$ (NGSP) = 5.6 %

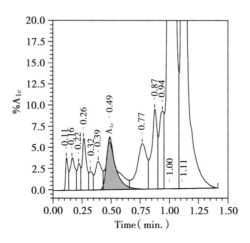

图 3-88　高效液相色谱法 Hb A$_{1c}$ 图谱

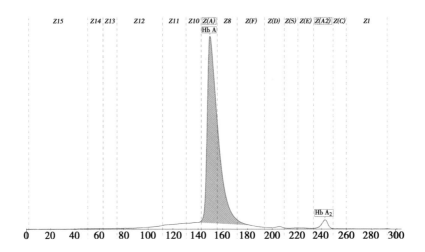

Haemoglobin Electrophoresis

Name	%	Normal Values %
Hb A	97.4	96.8 ~ 97.8
Hb A_2	2.6	2.2 ~ 3.2

图 3-89　毛细管电泳法血红蛋白分析图谱

Peak Name	Calibrated Area %	Area %	Retention Time (min)	Peak Area
Unknown	---	0.1	0.96	964
F	1.2	---	1.10	13325
Unknown	---	0.9	1.24	9504
P2	---	2.7	1.37	28986
Unknown	---	3.1	1.76	32836
P3	---	3.2	1.85	34951
A₀	---	53.1	2.49	571222
A₂	34.5*	---	3.54	384476

Total Area: 1,076,264

F Concentration = 1.2 %
A₂ Concentration = 34.5* %

*Values outside of expected ranges

Analysis comments:

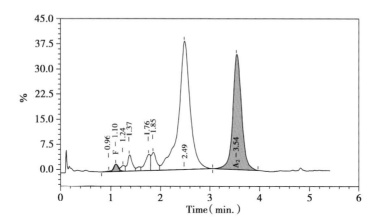

图 3-90　高效液相色谱法血红蛋白分析图谱

（徐安平　纪玲）

32. Hb Athens-GA

异常血红蛋白名称及分子特征

Hb Athens-GA（其他名称：Hb Waco） beta 40（C6）Arg>Lys

HGVS 命名 *HBB*：c.122G>A

📋 病例简介

男性，31 岁，湖南省双峰县人，因参与科研项目（湖南省出生缺陷协同防治科技重大专项，2019SK1010）行地中海贫血相关检查。毛细管电泳法血红蛋白分析显示异常血红蛋白位于 8 区，未能与 Hb A 完全分开，含量合计为 97.4%，Hb A_2 2.6%（图 3-91）。相关实验室检查结果：RBC 4.67 × 10^{12}/L，Hb 149g/L，MCV 88.5fL，MCH 31.9pg，常规地中海贫血基因检测正常，测序结果为 Hb Athens-GA[*HBB*：c.122G>A，CD40（AGG>AAG），Arg>Lys]。

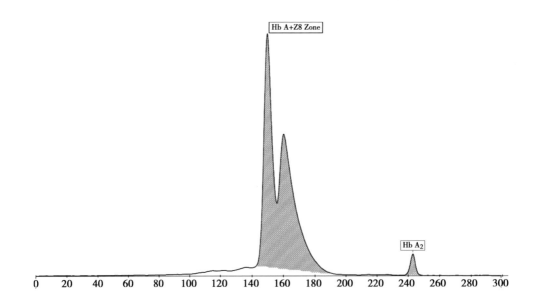

Haemoglobin Electrophoresis

Name	%	Normal Values %
Hb A + Z8 Zone	97.4	
Hb A_2	2.6	

图 3-91 毛细管电泳法血红蛋白分析图谱

（刘沁 席惠 王华）

33. Hb Taipei-Tien

异常血红蛋白名称及分子特征

Hb Taipei-Tien　　beta 40（c6）Arg>Met

HGVS 命名　　*HBB*：c.122G>T

病例简介

女，38 岁，常规体检。毛细管电泳法糖化血红蛋白结果为 5.6%（38mmol/mol），图谱发现异常血红蛋白条带并提示图形异常（图 3-92），高效液相色谱法糖化血红蛋白结果为 4.89%（30mmol/mol），色谱图显示存在异常未知峰，含量为 40.75%，提示 Hb A_{1c} 宽峰，可能存在变异体干扰（图 3-93）。毛细管电泳法血红蛋白分析图谱 Hb A_2 2.3%，图谱未提示异常，但肉眼可见 Hb A 峰型异常（图 3-94），高效液相色谱法血红蛋白分析发现 P3 峰含量为 20.9%，怀疑是异常血红蛋白，Hb A_2 2.7%（图 3-95）。相关实验室检查结果：RBC 4.67×10^{12}/L，Hb 143g/L，MCV 96.1fL，MCH 30.6pg，常规地中海贫血基因检测正常，测序结果为 Hb Taipei-Tien[*HBB*：c.122G>T, CD40（AGG>ATG），Arg>Met]。

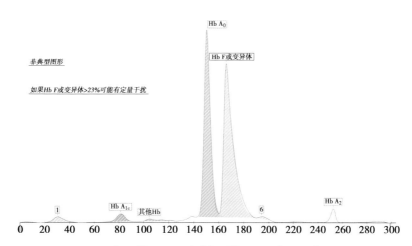

A_{1c} Haemoglobin Electrophoresis

Fractions	%	mmol/mol	Cal. %
Hb A_{1c} (*)	-	38	5.6
1	1.7		
其他Hb	1.1		
Hb A_0	42.0		
Hb F或变异体 (!)	50.0		
6	0.5		
Hb A_2	2.4		

图 3-92　毛细管电泳法 Hb A_{1c} 图谱

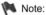

Note: Comment:

Possible variant interference. Unread barcode. A$_{1c}$ peak shape   Minor peak(s) > 10%
(broad peak)

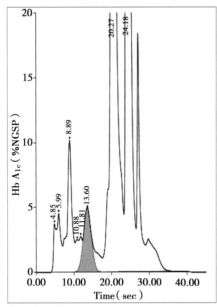

Peak Name	RT	Area	Area%	Concentration (% NGSP)
Unknown	4.85	2041.06	0.71	---
A$_{1a}$	5.99	4800.97	1.68	---
F	8.89	12501.67	4.37	---
LA$_{1c}$	10.88	4417.59	1.55	---
Unknown	11.81	2022.32	0.71	---
Hb A$_{1c}$	13.60	10144.89	---	4.89
Unknown	20.27	116466.09	40.75	---
A$_0$	24.18	133403.19	46.68	---

Total Area: 285798

Status: Held

图 3-93　高效液相色谱法 Hb A$_{1c}$ 图谱

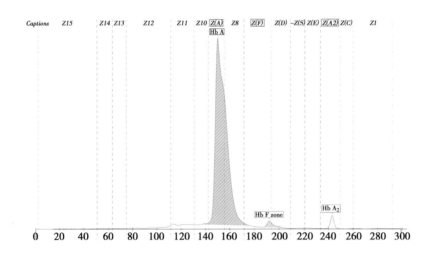

Haemoglobin Electrophoresis

Name	%	Normal Values %
Hb A	**95.7**	
Hb F zone	**2.0**	
Hb A$_2$	**2.3**	

图 3-94　毛细管电泳法血红蛋白分析图谱

Peak Name	Calibrated Area %	Area %	Retention Time (min)	Peak Area
P1	---	0.2	0.85	2007
F	1.4*	---	1.09	16045
Unknown	---	0.9	1.25	10121
P2	---	3.7	1.33	43339
P3	---	20.9	1.79	242331
Unknown	---	4.1	2.06	47992
A_0	---	66.3	2.38	767058
A_2	2.7	---	3.58	28856

Total Area: 1,157,748

F Concentration = 1.4*%
A_2 Concentration = 2.7 %

*Values outside of expected ranges

Analysis comments:

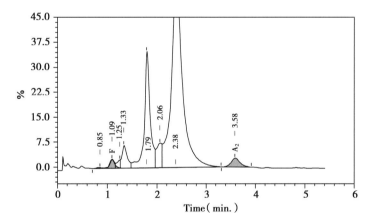

图 3-95　高效液相色谱法血红蛋白分析图谱

（徐安平　纪玲）

34. Hb Hornchurch

异常血红蛋白名称及分子特征

Hb Hornchurch   beta 43（CD2）Glu>Lys

HGVS 命名   *HBB*：c.130G>A

病例简介

女性，23岁，广西贺州市人，常规产检。毛细管电泳法血红蛋白分析显示异常血红蛋白位于2区，含量为93.4%，Hb A$_2$ 1.4%，未见Hb A（图3-96）。相关实验室检查结果：RBC 5.9 × 10^{12}/L，Hb 117g/L，MCV 59.5fL，MCH 19.8pg，常规地中海贫血基因结果为codons 41/42（-TTCT），测序结果为Hb Hornchurch [*HBB*：c.130G>A，CD43（GAG>AAG），Glu>Lys]。

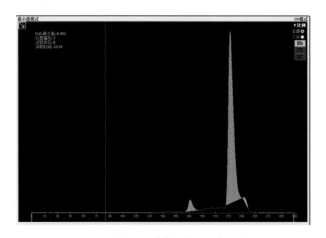

Haemoglobin Electrophoresis

Name	%
Hb A	0
Hb Z2 zone	93.4
Hb A$_2$	1.4

图 3-96　毛细管电泳法血红蛋白分析图谱

（曹群　李东至）

35. Hb Haringey

异常血红蛋白名称及分子特征

Hb Haringey   beta 43（CD2）Glu>Gly

HGVS 命名   *HBB*：c.131A>G

病例简介

男性，25 岁，四川省大英县人，常规体检。毛细管电泳法糖化血红蛋白结果为 5.2%（33mmol/mol），电泳图谱发现异常血红蛋白条带并提示图形异常（图 3-97），毛细管电泳法血红蛋白分析显示此异常血红蛋白位于 F 区，含量为 43.6%，Hb A_2 2.5%（图 3-98）。相关实验室检查结果：空腹血糖 4.89mmol/L，RBC 5.03×10^{12}/L，Hb 168g/L，MCV 92.8fL，MCH 32.4pg，常规地中海贫血基因检测正常，测序结果为 Hb Haringey［*HBB*：c.131A>G，CD43（GAG>GGG），Glu>Gly］。

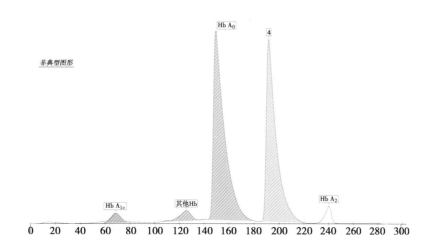

A_{1c} Haemoglobin Electrophoresis

Fractions	%	mmol/mol	Cal. %
Hb A_{1c} (*)	-	33	5.2
其他**Hb**	3.1		
Hb A_0	49.8		
4	42.1		
Hb A_2	2.6		

图 3-97　毛细管电泳法 Hb A_{1c} 图谱

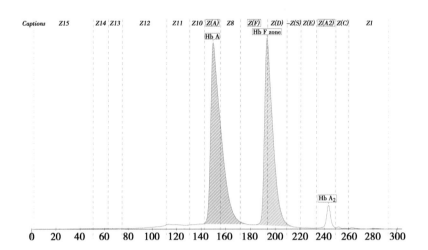

Haemoglobin Electrophoresis

Name	%	Normal Values %
Hb A	53.9	
Hb F zone	43.6	
Hb A$_2$	2.5	

图 3-98　毛细管电泳法血红蛋白分析图谱

（徐安平　纪玲）

36. Hb Mississippi

异常血红蛋白名称及分子特征

Hb Mississippi   beta 44（CD3）Ser>Cys

HGVS 命名   *HBB*：c.134C>G

病例简介

男性，49 岁，常规体检。毛细管电泳法糖化血红蛋白结果为 3.8%（18mmol/mol），电泳图谱发现异常血红蛋白条带并提示图形异常（图 3-99），高效液相色谱法糖化血红蛋白结果为 4.4%（24mmol/mol），色谱图发现存在异常未知峰，含量为 11.06%（图 3-100）。毛细管电泳法血红蛋白分析显示此异常血红蛋白位于 12 区，含量为 13.0%，Hb A_2 3.7%（图 3-101）。相关实验室检查结果：空腹血糖 4.53mmol/L，RBC 5.73×10^{12}/L，Hb 167g/L，MCV 89.5fL，MCH 29.1pg，常规地中海贫血基因检测正常，测序结果为 Hb Mississippi[*HBB*：c.134C>G，CD44（TCC>TGC），Ser>Cys]。

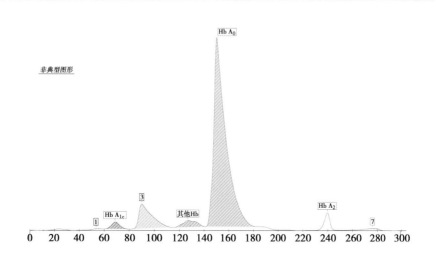

A1c **Haemoglobin Electrophoresis**

Fractions	%	mmol/mol	Cal. %
Hb A_{1c} (*)	-	18.3	3.82
1	0.2		
3	11.2		
其他Hb	3.5		
Hb A_0	79.3		
Hb A_2 (!)	3.3		
7	0.4		

图 3-99　毛细管电泳法 Hb A_{1c} 图谱

Note:

Unread barcode. A_{1c} peak shape (broad peak)

Comment:

Peak in C-Window

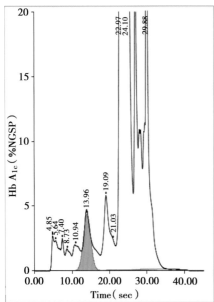

Peak Name	RT	Area	Area%	Concentration (% NGSP)
Unknown	4.85	1150.58	0.52	---
A_{1a}	5.64	2103.25	0.95	---
A_{1b}	7.40	1297.00	0.59	---
F	8.73	1109.28	0.50	---
LA_{1c}	10.94	2473.27	1.12	---
Hb A_{1c}	13.96	6356.85	---	4.37
P3	19.09	7021.23	3.17	---
Unknown	21.03	870.51	0.39	---
Unknown	22.97	20111.42	9.08	---
A_0	24.10	154414.71	69.74	---
C-Window	29.88	24493.91	11.06	---

Total Area: 221402

Status: Held

图 3-100　高效液相色谱法 Hb A_{1c} 图谱

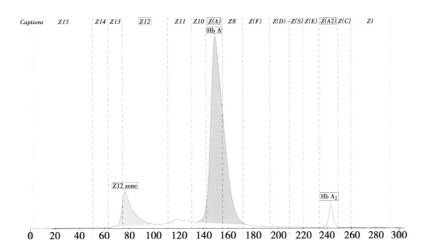

Haemoglobin Electrophoresis

Name	%	Normal Values %
Z12 zone	13.0	
Hb A	83.3	
Hb A₂	3.7	

图 3-101　毛细管电泳法血红蛋白分析图谱

（徐安平　纪玲）

37. Hb Cenxi

异常血红蛋白名称及分子特征

Hb Cenxi   beta 46（CD5）Gly>Arg

HGVS 命名   *HBB*：c.139G>C

病例简介

男性，30岁，与女方一起来产科门诊体检。血红蛋白电泳分析显示，Degraded Hb A 1.9%，Hb A 59.0%，Hb F 1.5%，Hb Cenxi 34.5%，Hb A$_2$ 3.1%（图3-102）。相关实验室检查结果：Hb 133g/L，MCV 81.9fL，MCH 27.7pg，常规地中海贫血基因检测正常。DNA直接测序，结果显示在β基因上密码子46位置出现碱基置换（GGG>CGG）。（病例由岑溪市妇幼保健院检验科黎炎伟提供）

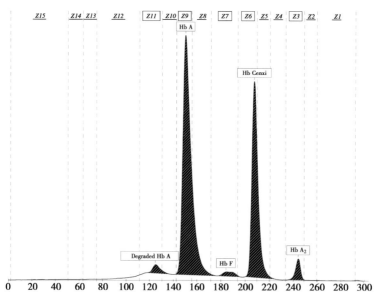

Fractions	%
Degraded Hb A	1.9
Hb A	59.0
Hb F	1.5
Hb Cenxi	34.5
Hb A$_2$	3.1

图 3-102   毛细管电泳法血红蛋白分析图谱

（李友琼   梁亮）

38. Hb G-Copenhagen

异常血红蛋白名称及分子特征

Hb G-Copenhagen   b47（CD6）Asp>Asn

HGVS 命名   *HBB*：c.142G>A

📋 病例简介

男性,57 岁,山西省太原市人,神经科就诊。毛细管电泳法糖化血红蛋白结果为 5.4%（35mmol/mol）,图谱发现异常血红蛋白条带并提示图形异常（图 3-103）。毛细管电泳法血红蛋白分析显示异常血红蛋白位于 S 区,含量为 43.2%, Hb A_2 含量 2.5%（图 3-104）。相关实验室检查结果:空腹血糖 5.3mmol/L, RBC 4.19×10^{12}/L, Hb 133g/L, MCV 87.8fL, MCH 31.7pg,常规地中海贫血基因检测正常,测序结果为 Hb G-Copenhagen [*HBB*：c.142G>A, CD47（GAT>AAT）, Asp>Asn]。

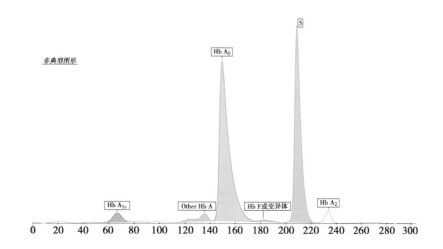

A_{1c} Haemoglobin Electrophoresis

Fractions	%	mmol/mol	Cal. %
Hb A_{1c} (*)	-	35	5.4
Other Hb A	3.2		
Hb A_0	51.4		
Hb F或变异体	0.7		
5	39.6		
Hb A_2	2.3		

图 3-103　毛细管电泳法 Hb A_{1c} 图谱

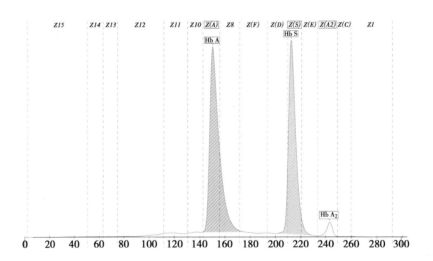

Haemoglobin Electrophoresis

Name	%	Normal Values %
Hb A	54.3	
Hb S	43.2	
Hb A₂	2.5	

图 3-104　毛细管电泳法血红蛋白分析图谱

（苏薇　程歆琦　高冉）

39. Hb Maputo

异常血红蛋白名称及分子特征

Hb Maputo   beta 47（CD6）Asp>Tyr

HGVS 命名   *HBB*：c.142G>T

📋 病例简介

男性，21 岁，与女方一起来产科门诊体检。血红蛋白电泳分析显示 Hb A 60.2%，Hb Maputo 36.5%，Hb A$_2$ 3.3%（图 3-105）。相关实验室检查结果：Hb 153g/L，MCV 75.7fL，MCH 25.4pg，常规地中海贫血基因检测未见异常。DNA 直接测序，结果显示在 β 基因上密码子 47 位置出现碱基置换（GAT>TAT）。

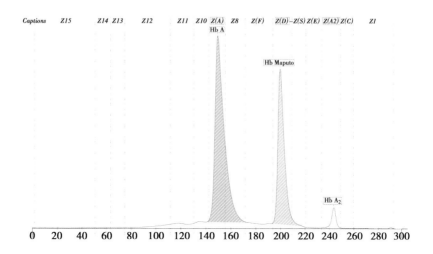

Haemoglobin Electrophoresis

Name	%	Normal Values %
Hb A	60.2	
Hb Maputo	36.5	
Hb A$_2$	3.3	

图 3-105　毛细管电泳法血红蛋白分析图谱

（李友琼　梁亮）

40. Hb Gavello

异常血红蛋白名称及分子特征

Hb Gavello　　beta 47（CD6）Asp>Gly

HGVS 命名　　*HBB*：c.143A>G

病例简介

男性，86岁，湖南省衡阳市人，因短暂性脑缺血发作入院。毛细管电泳法糖化血红蛋白结果为9.9%（85mmol/mol），图谱发现异常血红蛋白条带并提示图形异常（图3-106），高效液相色谱法糖化血红蛋白结果为9.4%（79mmol/mol），色谱图发现存在异常峰，含量为36.6%（图3-107），亲和层析法糖化血红蛋白结果为9.8%（84mmol/mol）。毛细管电泳法血红蛋白分析显示异常血红蛋白位于 D 区，含量分别为37.6%，Hb A_2 2.8%（图3-108），高效液相色谱法血红蛋白分析 Hb A_2 含量为36.7%，怀疑异常血红蛋白与 Hb A_2 共同洗脱（图3-109）。相关实验室检查结果：空腹血糖6.93mmol/L，RBC 4.6×10^{12}/L，Hb 114g/L，MCV 77.2fL，MCH 24.8pg，常规地中海贫血基因检测正常，测序结果为 Hb Gavello[*HBB*：c.143A>G，CD47（GAT>GGT），Asp>Gly]。

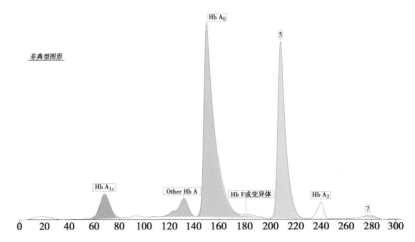

A1c Haemoglobin Electrophoresis

Fractions	%	mmol/mol	Cal. %
Hb A₁c (*)	-	85	9.9
Other Hb A	5.6		
Hb A₀	51.3		
Hb F或变异体	0.8		
5	32.5		
Hb A₂	2.6		
7	0.5		

图 3-106　毛细管电泳法 Hb A_{1c} 图谱

Peak Name	NGSP %	Area %	Retention Time (min)	Peak Area
Unknown	---	0.5	0.112	7526
A_{1a}	---	0.9	0.162	13609
A_{1b}	---	0.8	0.220	12465
F	---	1.1	0.258	17151
Unknown	---	0.6	0.331	9477
LA_{1c}	---	1.4	0.390	20865
A_{1c}	9.4*	---	0.483	76575
P3	---	3.4	0.767	52301
P4	---	4.5	0.878	68115
Unknown	---	2.5	0.947	38606
A_0	---	42.7	1.004	650114
Variant Window	---	36.6	1.114	557011

*Values outside of expected ranges   Total Area: 1,523,813

Hb A_{1c} (NGSP) = 9.4* %

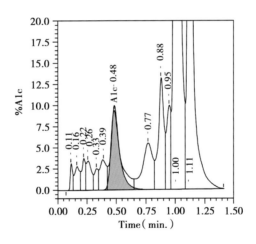

图 3-107　高效液相色谱法 Hb A_{1c} 图谱

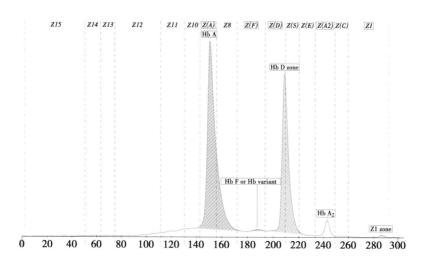

Haemoglobin Electrophoresis

Name	%	Normal Values %
Hb A	58.8	
Hb F or Hb variant	0.5	
Hb D zone	37.6	
Hb A$_2$	2.8	
Z1 zone	0.3	

图 3-108　毛细管电泳法血红蛋白分析图谱

Peak Name	Calibrated Area %	Area %	Retention Time (min)	Peak Area
Unknown	---	0.0	0.63	772
Unknown	---	0.1	0.99	2304
F	0.8	---	1.10	17537
Unknown	---	1.1	1.25	25544
P2	---	5.1	1.36	117735
Unknown	---	3.5	1.76	79431
P3	---	5.3	1.87	122617
A_0	---	48.0	2.46	1103124
A_2	36.7*	---	3.73	827996

Total Area: 2,297,059

F Concentration = 0.8 %
A_2 Concentration = 36.7* %

*Values outside of expected ranges

Analysis comments:

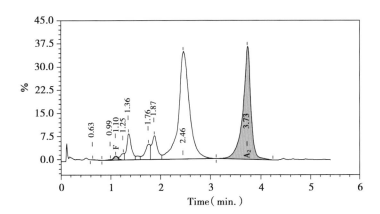

图 3-109　高效液相色谱法血红蛋白分析图谱

（徐安平　纪玲）

41. Hb Yunnan

异常血红蛋白名称及分子特征

Hb Yunnan   beta 49（CD8）Ser>Pro

HGVS 命名   *HBB*：c.148T>C

📋 病例简介

男性,39 岁,湖北省钟祥市人。毛细管电泳法未给出糖化血红蛋白结果,电泳图谱发现异常血红蛋白条带并提示图形异常(图 3-110),高效液相色谱法糖化血红蛋白结果为 5.2%(33mmol/mol),色谱图未见明显异常(图 3-111)。毛细管电泳法血红蛋白分析显示异常血红蛋白位于 8 区,未能与 Hb A 完全分离(图 3-112)。相关实验室检查结果:RBC 5.13×10^{12}/L, Hb 152g/L, MCV 90.3fL, MCH 29.6pg,常规地中海贫血基因检测正常,测序结果为 Hb Yunnan [*HBB*：c.148T>C, CD49 (TCC>CCC), Ser>Pro]。

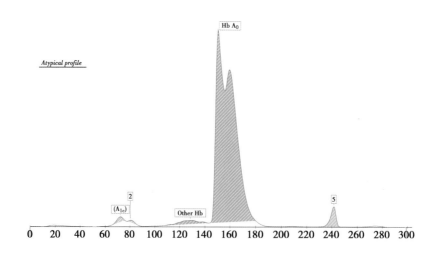

A1c *Haemoglobin Electrophoresis*

Fractions	%	mmol/mol	Cal. %
(A1c)	0.7		
2	0.3		
Other Hb	2.1		
Hb A0	93.7		
5	3.2		

图 3-110　毛细管电泳法 Hb A1c 图谱

Peak Name	NGSP %	Area %	Retention Time (min)	Peak Area
Unknown	---	0.5	0.116	9328
A_{1a}	---	1.6	0.135	28096
A_{1b}	---	1.8	0.236	32833
LA_{1c}	---	1.3	0.400	23155
A_{1c}	5.2	---	0.484	78619
P3	---	5.2	0.772	92621
A₀	---	85.1	0.968	1514030

Total Area: 1,778,683

Hb A$_{1c}$ (NGSP) = 5.2 %

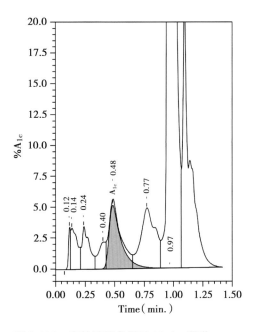

图 3-111　高效液相色谱法 Hb A$_{1c}$ 图谱

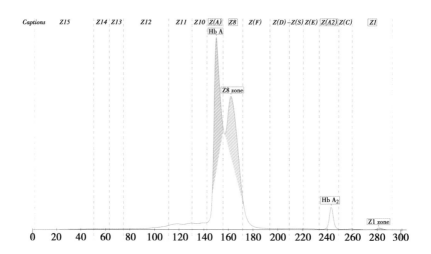

Haemoglobin Electrophoresis

Name	%	Normal Values %
Hb A	48.8	
Z8 zone	43.0	
Hb A₂	7.5	
Z1 zone	0.7	

图 3-112　毛细管电泳法血红蛋白分析图谱

（徐安平　纪玲）

42. Hb Zurich-Langstrasse

异常血红蛋白名称及分子特征

Hb Zurich-Langstrasse   beta 50（D1）Thr>Ser

HGVS 命名   *HBB*：c.151A>T

📋 病例简介

男性,27 岁,湖南省桃江县人,因参与科研项目(湖南省出生缺陷协同防治科技重大专项,2019SK1010)行地中海贫血相关检查。毛细管电泳法血红蛋白分析图谱未见明显异常,Hb A 含量为 94.2%,Hb A$_2$ 5.3%,Hb F 0.5%(图 3-113)。相关实验室检查结果:RBC 5.18 × 10^{12}/L,Hb 109g/L,MCV 63.92fL,MCH 21.02pg,常规地中海贫血基因检测结果为 β$^{\text{VS-II-654（C>T）}}$/β,测序结果为 Hb Zurich-Langstrasse [*HBB*：c.151A>T,CD50（ACT>TCT）,Tyr>Ser]。

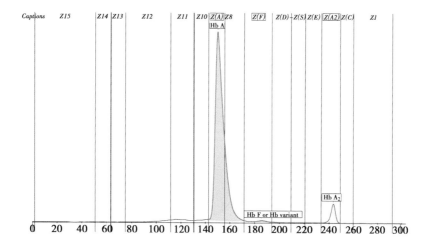

Haemoglobin Electrophoresis

Name	%		Normal Values %
Hb A	94.2	<	94.5 ~ 97.5
Hb F or Hb variant	0.5		≤ 2.0
Hb A$_2$	5.3	>	2.5 ~ 3.5

图 3-113　毛细管电泳法血红蛋白分析图谱

（刘沁　席惠　王华）

43. Hb North Manchester

异常血红蛋白名称及分子特征

Hb North Manchester beta 51（D2）Pro>His

HGVS 命名 *HBB*：c.155C>A

病例简介

男性，42 岁，河南省人，2 型糖尿病病史 11 年，口服二甲双胍、阿卡波糖及西格列汀降糖，复诊。两种高效液相色谱法糖化血红蛋白结果分别为 4.3%、5.1%，家中自测毛细血管空腹血糖及餐后 2 小时血糖分别为 6.8~7.7mmol/L 和 7.1~7.5mmol/L，考虑糖化血红蛋白与自测毛细血管血糖水平不符合，进一步使用多种检测系统复测糖化血红蛋白：两种阳离子高效液相色谱法（图 3-114，图 3-115）结果分别为 4.0%（20mmol/mol）和 3.7%（17mmol/mol），毛细管电泳法（图 3-116）为 5.4%（36mmol/mol），硼酸盐亲和层析法为 5.8%（40mmol/mol）。两种高效液相色谱法均可见异常血红蛋白条带，而电泳图谱却未发现异常血红蛋白条带。进一步毛细管血红蛋白电泳分析同样未发现异常血红蛋白条带（图 3-117）。相关实验室检查结果：空腹血浆血糖 5.97mmol/L，餐后 2 小时血浆血糖 6.85mmol/L，RBC 4.82×10^{12}/L，Hb 149g/L，MCV 90.5fL，MCH 30.9pg，糖化白蛋白（12.45%[11%~16%]）。基因测序结果为 Hb North Manchester[*HBB*：c.155C>A，CD51（CCT>CAT），Pro>His]。

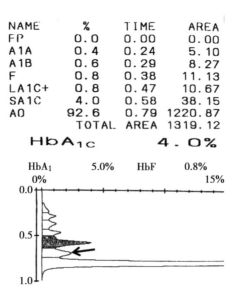

图 3-114 高效液相色谱法 Hb A$_{1c}$ 图谱

Peak Name	NGSP %	Area %	Retention Time (min)	Peak Area
Unknown	---	0.3	0.115	4957
A$_{1a}$	---	0.9	0.165	14340
F	---	1.8	0.254	26708
LA$_{1c}$	---	0.9	0.403	14038
A$_{1c}$	3.7*	---	0.503	42180
Unknown	---	2.2	0.632	33605
P3	---	1.8	0.778	27297
P4	---	2.1	0.850	31653
Unknown	---	0.8	0.911	11910
Unknown	---	36.7	1.013	559223
A$_0$	---	49.8	1.054	759433

*Values outside of expected ranges   Total Area: 1,525,344

Hb A$_{1c}$ (NGSP) = 3.7* %

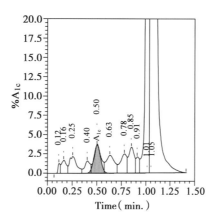

图 3-115　高效液相色谱法 Hb A$_{1c}$ 图谱

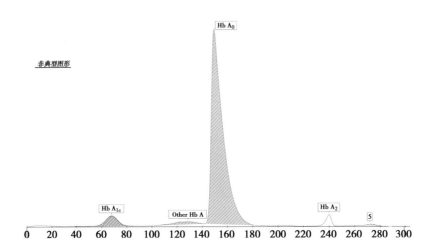

A_{1c} Haemoglobin Electrophoresis

Fractions	%	mmol/mol	Cal. %
Hb A_{1c} (*)	-	35	5.4
Other Hb A	2.4		
Hb A_0	89.8		
Hb A_2	2.5		
5	0.6		

图 3-116　毛细管电泳法 Hb A_{1c} 图谱

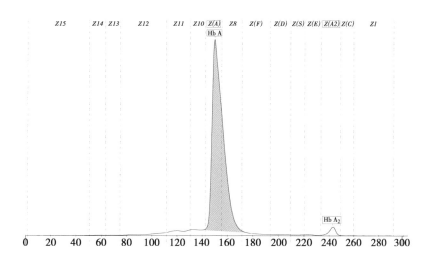

Haemoglobin Electrophoresis

Name	%	Normal Values %
Hb A	**97.3**	96.8 ~ 97.8
Hb A₂	**2.7**	2.2 ~ 3.2

图 3-117 毛细管电泳法血红蛋白分析图谱

（袁燕萍　周翔海）

44. Hb Matera

异常血红蛋白名称及分子特征

Hb Matera   beta 55（D6）Met>Lys

HGVS 命名   *HBB*：c.167T>A

病例简介

女性，23 岁，孕期检查。血红蛋白电泳分析显示，Degraded Hb A 6.1%，Hb Matera 34.6%，Hb A 56.5%，Hb A$_2$ 2.8%（图 3-118）。相关实验室检查结果：Hb 167g/L，MCV 92.7fL，MCH 29.8pg，常规地中海贫血基因检测未见异常。DNA 直接测序，结果显示在 β 基因上密码子 55 位置出现碱基置换（ATG>AAG）。（病例由来宾市妇幼保健院检验科叶丽花提供）

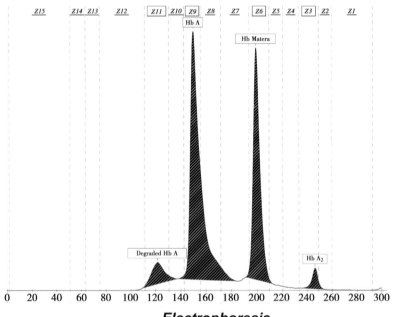

Electrophoresis

Fractions	%
Hb A	**56.5**
Hb Matera	**34.6**
Hb A$_2$	**2.8**
Degraded Hb A	**6.1**

图 3-118　毛细管电泳法血红蛋白分析图谱

（李友琼　梁亮）

45. Hb J-Bangkok

异常血红蛋白名称及分子特征

Hb J-Bangkok（其他名称：Hb J-Korat、Hb J-Manado、Hb J-Meinung） beta 56（D7）Gly>Asp

HGVS 命名　　*HBB*：c.170G>A

病例简介

（1）成人 Hb J-Bangkok

经测序确认的 53 例 Hb J-Bangkok 杂合子携带者,其中男性 29 例,女性 24 例,平均年龄 43.9 岁。地区分布:广东 31 例,湖北 7 例,江西 6 例,湖南 5 例,广西、河南、四川、浙江各 1 例,大部分在产前检查和糖化血红蛋白检测过程中发现。毛细管电泳法糖化血红蛋白图谱发现异常血红蛋白条带并提示图形异常（图 3-119）,毛细管电泳法血红蛋白分析显示异常血红蛋白位于 12 区（图 3-120）,含量为（52.0 ± 0.6）%, Hb A_2 为（2.4 ± 0.2）%。高效液相色谱法血红蛋白分析见异常血红蛋白位于 Hb A_0 和 Hb A_2 之间（图 3-121）。相关实验室检查结果:RBC（4.5 ± 0.6）× 10^{12}/L, Hb（137.6 ± 20.8）g/L, MCV（92.1 ± 4.2）fL, MCH（30.3 ± 1.5）pg,常规地中海贫血基因检测正常,测序结果为 Hb J-Bangkok[*HBB*：c.170G>A, CD56（GGC>GAC）, Gly>Asp]。

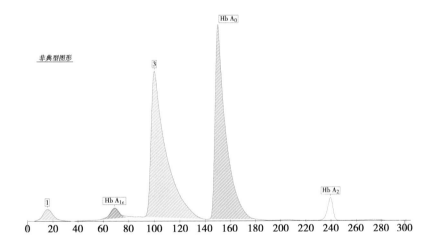

A1c Haemoglobin Electrophoresis

Fractions	%	mmol/mol	Cal. %
Hb A1c (*)	-	35	5.3
1	2.2		
3	48.9		
Hb A0	44.1		
Hb A2	2.6		

图 3-119　毛细管电泳法 Hb A_{1c} 图谱

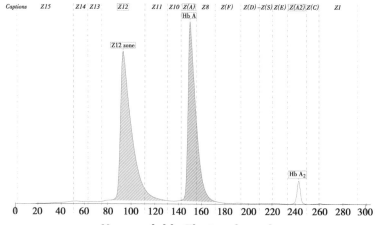

Haemoglobin Electrophoresis

Name	%	Normal Values %
Z12 zone	52.7	
Hb A	44.7	
Hb A$_2$	2.6	

图 3-120　毛细管电泳法血红蛋白分析图谱

Peak Name	Calibrated Area %	Area %	Retention Time (min)	Peak Area
Unknown	---	0.4	1.03	11027
F	1.9*	---	1.12	51976
P2	---	2.6	1.35	74713
Unknown	---	2.1	1.46	59511
P3	---	2.5	1.75	69763
A$_0$	---	44.7	2.03	1271817
Unknown	---	43.1	2.46	1226821
A$_2$	2.9	---	3.67	77842

Total Area: 2,843,470

F Concentration = 1.9*%
A$_2$ Concentration = 2.9 %

*Values outside of expected ranges
Analysis comments:

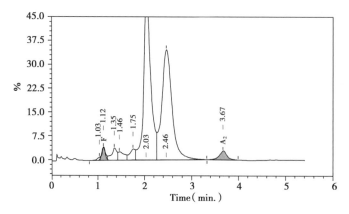

图 3-121　高效液相色谱法血红蛋白分析图谱

（2）1例新生儿 Hb J-Bangkok

毛细管电泳法血红蛋白分析显示异常血红蛋白位于 N（12）区，含量为 10.7%，Hb A$_2$ 0.1%（图 3-122）。相关实验室检查结果：常规地中海贫血基因检测正常，测序结果为 Hb J-Bangkok [*HBB*：c.170G>A, CD56（GGC>GAC），Gly>Asp]。

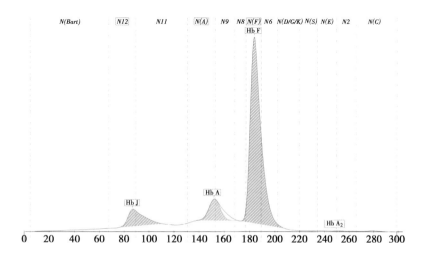

Neonatal Haemoglobin Electrophoresis

Name	%	
Hb J	10.7	A／F：0.12
Hb A	9.8	A／X：7.42
Hb F	79.4	
Hb A$_2$	0.1	

图 3-122　毛细管电泳法血红蛋白分析图谱

（徐安平　纪玲　黄烁丹　邹婕）

46. Hb Viseu

异常血红蛋白名称及分子特征

Hb Viseu   beta 57（E1）Asn>Thr

HGVS 命名   *HBB*：c.173A>C

病例简介

男性，33 岁，北京市人，常规体检。毛细管电泳法糖化血红蛋白结果为 4.5%（25mmol/mol），图谱发现异常血红蛋白条带并提示图形异常（图 3-123）。毛细管电泳法血红蛋白分析显示异常血红蛋白位于 F 区，含量为 33.7%，Hb A_2 3.9%（图 3-124）。相关实验室检查结果：空腹血糖 4.8mmol/L，RBC 5.20×10^{12}/L，Hb 150g/L，MCV 83.3fL，MCH 28.8pg，常规地中海贫血基因检测正常，测序结果为 Hb Viseu［*HBB*：c.173A>C，CD57（AAC>ACC），Asn>Thr］。

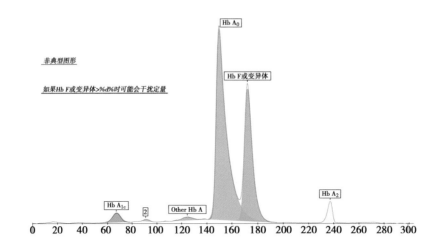

A_{1c} Haemoglobin Electrophoresis

Fractions	%	mmol/mol	Cal. %
Hb A_{1c} (*)	-	25	4.5
2	0.3		
Other Hb A	1.5		
Hb A_0	61.4		
Hb F或变异体 (!)	31.0		
Hb A_2 (!)	3.3		

图 3-123　毛细管电泳法 Hb A_{1c} 图谱

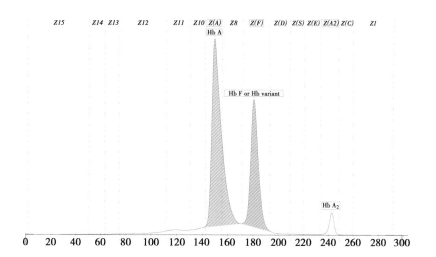

Haemoglobin Electrophoresis

Name	%		Normal Values %
Hb A	62.4	<	96.8 ~ 97.8
Hb F or Hb variant	33.7	>	≤ 0.5
Hb A₂	3.9	>	2.2 ~ 3.2

图 3-124　毛细管电泳法血红蛋白分析图谱

（苏薇　程歆琦　高冉）

47. Hb Dahua

异常血红蛋白名称及分子特征

Hb Dahua   beta 59（E3）Lys>Met

HGVS 命名   *HBB*：c.179A>T

病例简介

男婴，6个月，儿科门诊体检。血红蛋白电泳分析显示：Hb Dahua 51.2%，Hb A 44.3%，Hb F 2.3%，Hb A_2 2.2%（图3-125）。相关实验室检查结果：Hb 119g/L，MCV 80.0fL，MCH 25.0pg，常规地中海贫血基因检测未见异常。DNA 直接测序，结果显示在 β 基因上密码子 59 位置出现碱基置换（AAG>ATG）。（病例由河池市大化妇幼保健院检验科覃艳野提供）

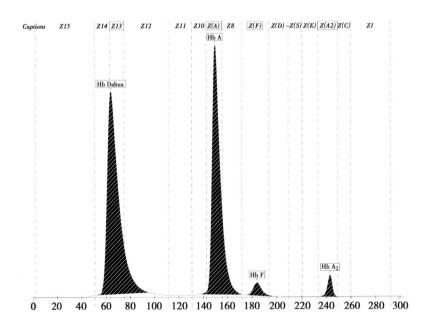

Fractions	%
Hb Dahua	51.2
Hb A	44.3
Hb F	2.3
Hb A_2	2.2

图 3-125   毛细管电泳法血红蛋白分析图谱

（李友琼 梁亮）

48. Hb J-Kaohsiung

异常血红蛋白名称及分子特征

Hb J-Kaohsiung（其他名称：Hb J-Honolulu） beta 59（E3）Lys>Thr

HGVS 命名 *HBB*：c.179A>C

病例简介

男性，53 岁，福建省漳浦县人，因糖尿病就诊。毛细管电泳法未给出糖化血红蛋白结果，图谱发现异常血红蛋白条带并提示图形异常（图 3-126），高效液相色谱法糖化血红蛋白结果为 7.6%（60mmol/mol），色谱图发现 P4 峰 36.6%，怀疑是异常血红蛋白（图 3-127）。毛细管电泳法血红蛋白分析显示异常血红蛋白位于 13 区，含量为 48.4%，Hb A_2 2.6%（图 3-128）。相关实验室检查结果：空腹血糖 11.34mmol/L，RBC 5.11×10^{12}/L，Hb 163g/L，MCV 92.8fL，MCH 31.9pg，常规地中海贫血基因检测正常，测序结果为 Hb J-Kaohsiung［*HBB*：c.179A>C，CD59（AAG>ACG），Lys>Thr］。

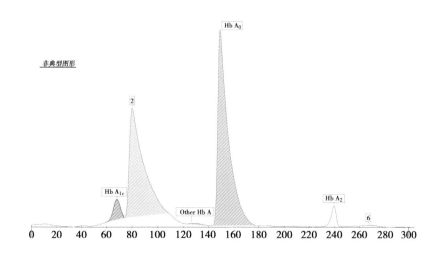

A1c Haemoglobin Electrophoresis

Fractions	%	mmol/mol	Cal. %
Hb A$_{1c}$ (*)	-		
2	39.6		
Other Hb A	0.4		
Hb A$_0$	53.4		
Hb A$_2$	2.7		
6	0.2		

图 3-126 毛细管电泳法 Hb A$_{1c}$ 图谱

Peak Name	NGSP %	Area %	Retention Time (min)	Peak Area
A_{1a}	---	1.0	0.166	22727
Unknown	---	0.8	0.191	19226
A_{1b}	---	1.0	0.223	23979
F	---	1.8	0.291	44097
LA_{1c}	---	5.9	0.349	142286
A_{1c}	7.6*	---	0.498	154668
P3	---	2.4	0.775	57014
P4	---	36.6	0.916	875091
A_0	---	44.0	1.015	1052842

*Values outside of expected ranges   Total Area: 2,391,929

Hb A_{1c} (NGSP) = 7.6* %

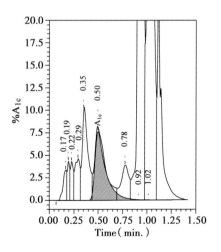

图 3-127　高效液相色谱法 Hb A_{1c} 图谱

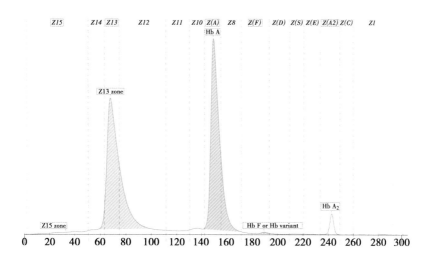

Haemoglobin Electrophoresis

Name	%	Normal Values %
Z15 zone	0.1	
Z13 zone	48.4	
Hb A	48.6	
Hb F or Hb variant	0.3	
Hb A$_2$	2.6	

图 3-128　毛细管电泳法血红蛋白分析图谱

（徐安平　纪玲）

49. Hb J-Lome

异常血红蛋白名称及分子特征

Hb J-Lome   beta 59（E3）Lys>Asn

HGVS 命名   *HBB*：c.[180G>C or 180G>T]

📋 **病例简介**

经测序确认的 6 例 Hb J-Lome 杂合子携带者,其中男性 2 例,女性 4 例,平均年龄 46.5
岁。地区分布:河北省、内蒙古自治区、吉林省各 1 例,其余未知,均为糖化血红蛋白检测过
程中发现。毛细管电泳法糖化血红蛋白未给出结果,图谱发现异常血红蛋白条带并提示图形
异常(图 3-129),毛细管电泳法血红蛋白分析显示异常血红蛋白位于 13 区(图 3-130),含量
为(51.0 ± 1.5)%, Hb A_2 为(2.4 ± 0.2)%。相关实验室检查结果:RBC(4.5 ± 0.7)× 10^{12}/L,
Hb(136.0 ± 16.7)g/L, MCV(92.2 ± 5.0)fL, MCH(30.2 ± 1.0)pg,常规地中海贫血基因检测正
常,测序结果为 Hb J-Lome[*HBB*：c.180G>C, CD59（AAG>AAC）, Lys>Asn]。

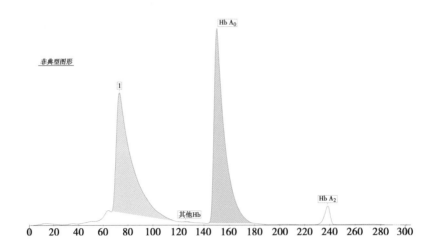

A_{1c} *Haemoglobin Electrophoresis*

Fractions	%	mmol/mol	Cal. %
1	47.1		
其他**Hb**	0.1		
Hb A_0	50.2		
Hb A_2	2.6		

图 3-129　毛细管电泳法 Hb A_{1c} 图谱

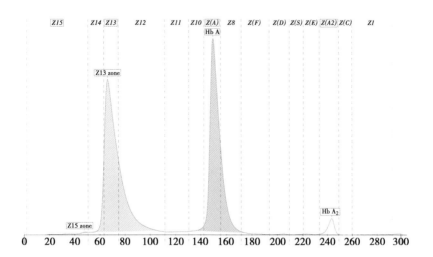

Haemoglobin Electrophoresis

Name	%	Normal Values %
Z15 zone	0.1	
Z13 zone	51.9	
Hb A	45.4	
Hb A₂	2.6	

图 3-130　毛细管电泳法血红蛋白分析图谱

（徐安平　纪玲）

50. Hb Hikari

异常血红蛋白名称及分子特征

Hb Hikari   beta 61（E5）Lys>Asn

HGVS 命名   *HBB*：c.186G>C 或 *HBB*：c.186G>T

病例简介

女性，59 岁，山西省人。毛细管电泳法糖化血红蛋白结果为 5.4%（35mmol/mol），图谱发现异常血红蛋白条带并提示图形异常（图 3-131）。毛细管电泳法血红蛋白分析显示异常血红蛋白位于 12 区，含量为 46.8%，Hb A_2 2.8%（图 3-132）。相关实验室检查结果：空腹血糖 5.7mmol/L，RBC 4.47×10^{12}/L，Hb 143g/L，MCV 92.8fL，MCH 32.0pg，常规地中海贫血基因检测正常，测序结果为 Hb Hikari［*HBB*：c.186G>C，CD61（AAG>AAC），Lys>Asn］。

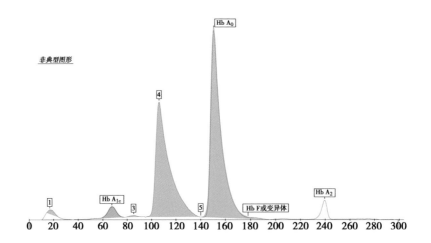

A_{1c} Haemoglobin Electrophoresis

Fractions	%	mmol/mol	Cal. %
Hb A_{1c} (*)	-	35	5.4
1	0.6		
3	0.3		
4	43.9		
5	0.0		
Hb A_0	49.9		
Hb F或变异体	-		

图 3-131　毛细管电泳法 Hb A_{1c} 图谱

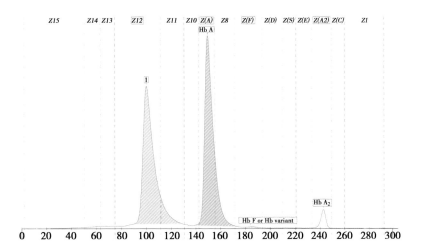

Haemoglobin Electrophoresis

Name	%	Normal Values %
1	46.8	
Hb A	50.2	
Hb F or Hb variant	0.2	
Hb A₂	2.8	

图 3-132 毛细管电泳法血红蛋白分析图谱

（苏薇　程歆琦　高冉）

51. Hb Hachioji

异常血红蛋白名称及分子特征

Hb Hachioji   beta 62（E6）Ala>Val

HGVS 命名   *HBB*：c.188C>T

病例简介

男性，30岁，湖南省人，因参与科研项目（湖南省出生缺陷协同防治科技重大专项，2019SK1010）行地中海贫血相关检查。毛细管电泳法血红蛋白分析图谱未见明显异常，Hb A 含量为97.0%，Hb A$_2$ 3.0%（图3-133）。相关实验室检查结果：RBC 5.16 × 10^{12}/L，Hb 146g/L，MCV 86.5fL，MCH 28.2pg，常规地中海贫血基因检测正常，测序结果为 Hb Hachioji [*HBB*：c.188C>T，CD62（GCT>GTT），Ala>Val]。

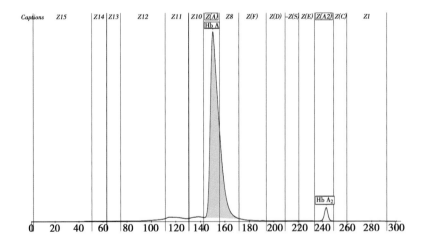

Haemoglobin Electrophoresis

Name	%	Normal Values %
Hb A	97.0	96.5～97.5
Hb A$_2$	3.0	2.5～3.5

图 3-133 毛细管电泳法血红蛋白分析图谱

（刘沁　席惠　王华）

52. Hb Hezhou

异常血红蛋白名称及分子特征

Hb Hezhou   beta 64（E8）Gly>Ser

HGVS 命名   *HBB*：c.193G>A

病例简介

男性，40 岁，广西壮族自治区昭平县人，常规体检。毛细管电泳法未给出糖化血红蛋白结果，图谱发现异常血红蛋白条带并提示图形异常（图 3-134），高效液相色谱法糖化血红蛋白结果为 5.36%（35mmol/mol），色谱图提示 Hb A_{1c} 和 Hb A_0 峰拖尾（图 3-135）。毛细管电泳法血红蛋白分析显示异常血红蛋白位于 8 区，与 Hb A 不能完全分开，Hb A_2 3.0%（图 3-136）。相关实验室检查结果：空腹血糖 4.55mmol/L，RBC 4.80×10^{12}/L，Hb 136g/L，MCV 88.8fL，MCH 28.3pg，常规地中海贫血基因检测正常，测序结果为 Hb Hezhou［*HBB*：c.193G>A，CD64（GGC>AGC），Gly>Ser］。

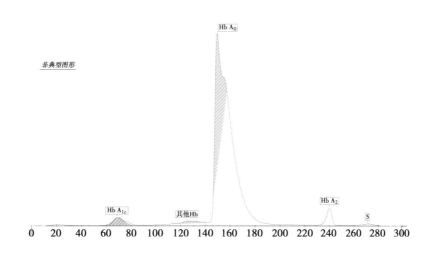

A_{1c} Haemoglobin Electrophoresis

Fractions	%	mmol/mol	Cal. %
Hb A_{1c} (*)	-		
其他Hb	4.2		
Hb A_0	76.6		
Hb A_2 (!)	9.1		
5	0.7		

图 3-134 毛细管电泳法 Hb A_{1c} 图谱

Note: Comment:

Unread barcode. A1c peak shape (tailing). A0 peak shape (tailing)

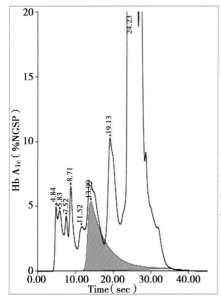

Peak Name	RT	Area	Area%	Concentration (% NGSP)
Unknown	4.84	1217.63	0.51	---
A_{1a}	5.83	2175.87	0.92	---
A_{1b}	7.52	1414.57	0.60	---
F	8.71	2924.36	1.23	---
LA_{1c}	11.52	4977.10	2.10	---
Hb A_{1c}	13.99	9687.64	---	5.36
P3	19.13	8930.27	3.76	---
A_0	24.23	205980.75	86.80	---

Total Area: 237308

Status: Held

图 3-135　高效液相色谱法 Hb A_{1c} 图谱

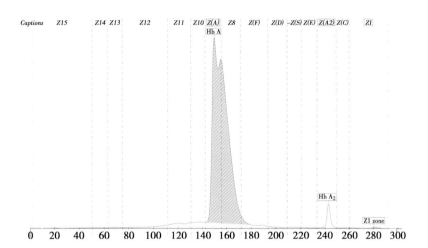

Haemoglobin Electrophoresis

Name	%	Normal Values %
Hb A	96.8	
Hb A₂	3.0	
Z1 zone	0.2	

图 3-136　毛细管电泳法血红蛋白分析图谱

（徐安平　纪玲）

53. Hb Guangxi

异常血红蛋白名称及分子特征

Hb Guangxi　　beta 65（E9）Lys>Glu

HGVS 命名　　*HBB*：c.196A>G

📋 病例简介

女性，33 岁，广西壮族自治区灌阳县人，常规体检。毛细管电泳法未给出糖化血红蛋白结果，图谱发现异常血红蛋白条带并提示图形异常（图 3-137），高效液相色谱法糖化血红蛋白结果为 5.2%（33mmol/mol），色谱图发现 P4 峰含量为 37.0%，怀疑是异常血红蛋白（图 3-138）。毛细管电泳法血红蛋白分析显示异常血红蛋白位于 15 区，含量为 44.9%，Hb A_2 2.3%（图 3-139），高效液相色谱法血红蛋白分析发现 P3 峰含量为 39.3%，怀疑是异常血红蛋白，Hb A_2 2.7%（图 3-140）。相关实验室检查结果：空腹血糖 4.5mmol/L，RBC 4.09 × 10^{12}/L，Hb120g/L，MCV 89.5fL，MCH 29.3pg，常规地中海贫血基因检测正常，测序结果为 Hb Guangxi [*HBB*：c.196A>G，CD65（AAG>GAG），Lys>Glu]。

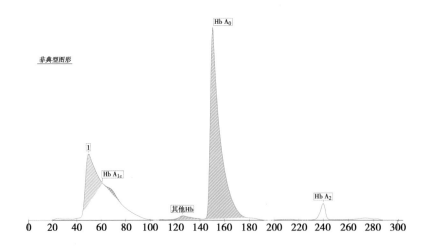

A₁c Haemoglobin Electrophoresis

Fractions	%	mmol/mol	Cal. %
Hb A₁c (*)	-		
1	20.0		
其他Hb	2.3		
Hb A₀	73.1		
Hb A₂ (!)	3.2		

图 3-137　毛细管电泳法 Hb A₁c 图谱

Peak Name	NGSP %	Area %	Retention Time (min)	Peak Area
Unknown	---	0.4	0.115	7961
A_{1a}	---	1.5	0.178	27036
A_{1b}	---	0.5	0.224	8268
Unknown	---	1.3	0.260	23465
F	---	2.1	0.294	38871
LA_{1c}	---	1.6	0.344	28766
Unknown	---	1.4	0.422	26251
A_{1c}	5.2	---	0.449	77316
P3	---	1.8	0.712	33446
P4	---	37.0	0.852	677553
A_0	---	48.2	0.984	881530

Total Area: 1,830,462

Hb A_{1c} (NGSP) = 5.2 %

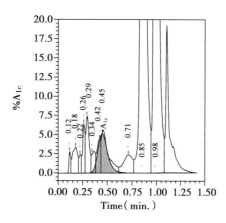

图 3-138　高效液相色谱法 Hb A_{1c} 图谱

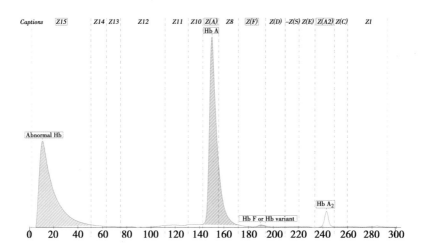

Haemoglobin Electrophoresis

Name	%	Normal Values %
Abnormal Hb	44.9	
Hb A	52.3	
Hb F or Hb variant	0.5	
Hb A$_2$	2.3	

图 3-139　毛细管电泳法血红蛋白分析图谱

Peak Name	Calibrated Area %	Area %	Retention Time (min)	Peak Area
P1	---	0.3	0.81	6505
Unknown	---	1.8	0.97	36832
F	1.3	---	1.09	27358
Unknown	---	1.9	1.27	37896
P2	---	3.9	1.36	79332
P3	---	39.3	1.88	798102
A_0	---	48.6	2.48	986047
A_2	2.7	---	3.66	56954

Total Area: 2,029,026

F Concentration = 1.3 %
A_2 Concentration = 2.7 %

Analysis comments:

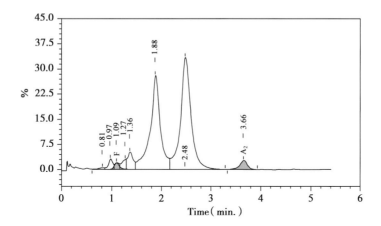

图 3-140　高效液相色谱法血红蛋白分析图谱

（徐安平　纪玲）

54. Hb J-Sicilia

病例简介

男性，32岁，常规体检。毛细管电泳法糖化血红蛋白未给出结果，图谱发现异常血红蛋白条带并提示图形异常（图 3-141），高效液相色谱法糖化血红蛋白结果为 7.6%（60mmol/mol），色谱图发现 P4 峰含量为 32.4%（图 3-142），怀疑是异常血红蛋白，亲和层析法糖化血红蛋白结果为 5.0%（28mmol/mol）。毛细管电泳法血红蛋白分析显示此异常血红蛋白位于 12 区，含量为 44.9%，Hb A_2 2.6%（图 3-143）。相关实验室检查结果：空腹血糖 4.16mmol/L，RBC 5.24 × 10^{12}/L，Hb 168g/L，MCV 97.1fL，MCH 32.1pg，常规地中海贫血基因检测正常，测序结果为 Hb J-Sicilia［*HBB*：c.198G>T，CD65（AAG>AAT），Lys>Asn］。

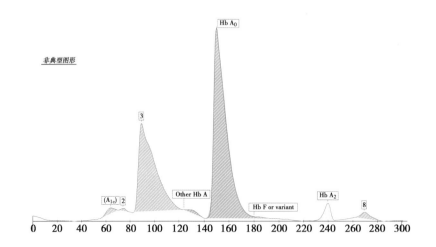

A_{1c} Haemoglobin Electrophoresis

Fractions	%	mmol/mol	Cal. %
(A_{1c})	1.0		
2	0.3		
3	35.6		
Other Hb A	0.7		
Hb A_0	58.0		
Hb F or variant	-		
Hb A_2	2.9		

图 3-141　毛细管电泳法 Hb A_{1c} 图谱

Peak Name	NGSP %	Area %	Retention Time (min)	Peak Area
Unknown	---	0.8	0.113	15082
A_{1a}	---	1.1	0.155	20751
Unknown	---	0.8	0.188	14153
A_{1b}	---	1.0	0.219	18918
F	---	1.8	0.265	33832
Unknown	---	3.3	0.344	61469
A_{1c}	7.6*	---	0.498	120451
P3	---	4.6	0.742	86243
P4	---	32.4	0.913	607671
A_0	---	47.8	0.992	897065

*Values outside of expected ranges   Total Area: 1,875,635

Hb A_{1c} (NGSP) = 7.6* %

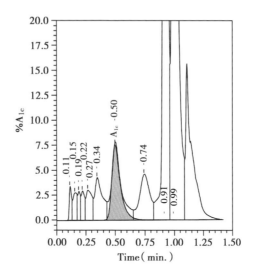

图 3-142　高效液相色谱法 Hb A_{1c} 图谱

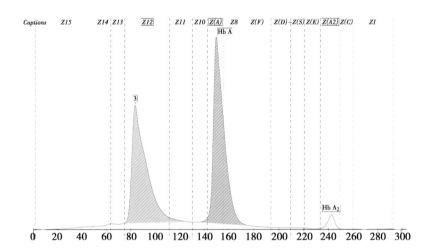

Haemoglobin Electrophoresis

Name	%	Normal Values %
Hb A	52.5	
Hb A$_2$	2.6	
3	44.9	

图 3-143　毛细管电泳法血红蛋白分析图谱

（徐安平　纪玲）

55. Hb M-Milwaukee-Ⅰ

异常血红蛋白名称及分子特征

Hb M-Milwaukee-Ⅰ   beta 67（E11）Val>Glu

HGVS 命名   *HBB*：c.203T>A

病例简介

女性，63 岁，湖南省宁乡市人。因间断胸痛、胸闷入院。毛细管电泳法糖化血红蛋白结果为 6.1%（43mmol/mol），图谱发现异常血红蛋白条带并提示图形异常（图 3-144），高效液相色谱法糖化血红蛋白结果为 12.2%（110mmol/mol），色谱图显示存在变异峰，含量为 31.6%（图 3-145）。毛细管电泳法血红蛋白分析 Hb A_2 结果为 3.1%，图谱见 Z1 区有异常条带（图 3-146）。相关实验室检查结果：空腹血糖 6.92mmol/L，RBC 4.37×10^{12}/L，Hb 132g/L，MCV 91.8fL，MCH 30.2pg，常规地中海贫血基因检测正常，测序结果为 Hb M-Milwaukee-Ⅰ［*HBB*：c.203T>A，CD67（GTG>GAG），Val>Glu］。

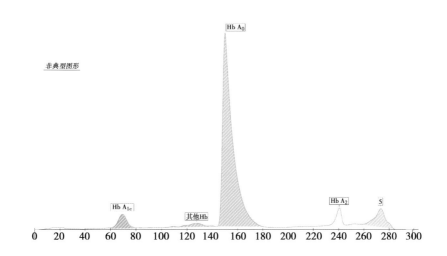

A_{1c} Haemoglobin Electrophoresis

Fractions	%	mmol/mol	Cal. %
Hb A_{1c} (*)	-	43	6.1
其他Hb	2.8		
Hb A_0	80.0		
Hb A_2(!)	3.8		
5	8.3		

图 3-144 毛细管电泳法 Hb A_{1c} 图谱

Peak Name	NGSP %	Area %	Retention Time (min)	Peak Area
Unknown	---	0.3	0.117	5420
A_{1a}	---	1.5	0.163	26233
A_{1b}	---	0.9	0.234	16920
F	---	1.2	0.261	21620
LA_{1c}	---	2.9	0.375	51864
A_{1c}	12.2*	---	0.465	126613
P3	---	2.5	0.743	44393
P4	---	1.5	0.833	27549
Unknown	---	1.0	0.904	18063
A_0	---	49.6	0.992	892667
Variant Window	---	31.6	1.122	569728

*Values outside of expected ranges   Total Area: 1,801,071

Hb A$_{1c}$ (NGSP) = 12.2* %

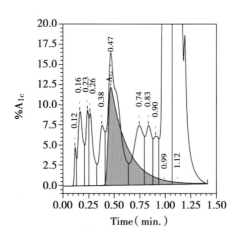

图 3-145　高效液相色谱法 Hb A$_{1c}$ 图谱

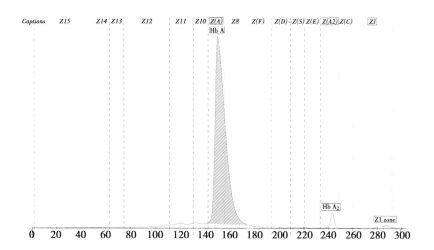

Haemoglobin Electrophoresis

Name	%	Normal Values %
Hb A	96.5	
Hb A₂	3.1	
Z1 zone	0.4	

图 3-146　毛细管电泳法血红蛋白分析图谱

（徐安平　纪玲）

56. Hb Loves Park

病例简介

　　男性，57 岁，广东省南澳县人，常规体检。高效液相色谱法糖化血红蛋白结果为 9.3%（78mmol/mol），色谱图显示存在变异峰，含量为 34.9%（图 3-147）。毛细管电泳法糖化血红蛋白结果为 9.4%（79mmol/mol），图谱未见明显异常血红蛋白（图 3-148）。毛细管电泳法（图 3-149）和高效液相色谱法（图 3-150）血红蛋白分析均未见明显异常。相关实验室检查结果：空腹血糖 4.07mmol/L，RBC 3.88×10^{12}/L，Hb 115g/L，MCV 88.7fL，MCH 29.6pg，常规地中海贫血基因检测正常，测序结果为 Hb Loves Park [*HBB*：c.205C>T，CD68（CTC>TTC），Leu>Phe]。

Peak Name	NGSP %	Area %	Retention Time (min)	Peak Area
Unknown	---	0.4	0.114	5712
A_{1a}	---	1.1	0.160	16160
A_{1b}	---	1.0	0.223	14581
F	---	1.1	0.259	15917
LA_{1c}	---	1.1	0.406	15867
A_{1c}	9.3*	---	0.499	72066
P3	---	3.3	0.784	46080
P4	---	1.4	0.858	19252
A_0	---	50.6	1.007	716293
Variant Window	---	34.9	1.091	494426

*Values outside of expected ranges　　　　　　Total Area:　1,416,353

Hb A_{1c} (NGSP) = 9.3* %

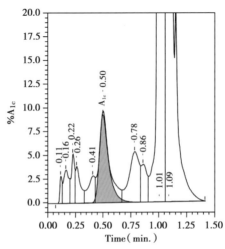

图 3-147　高效液相色谱法 Hb A_{1c} 图谱

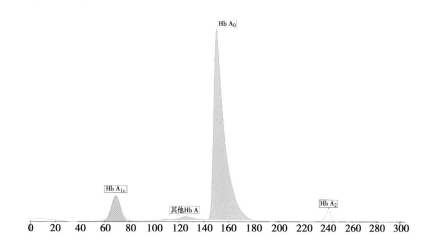

A_{1c} *Haemoglobin Electrophoresis*

Fractions	%	mmol/mol	Cal. %
Hb A_{1c}	-	**79**	9.4
其他Hb A	2.8		
Hb A_0	84.6		
Hb A_2	2.5		

图 3-148　毛细管电泳法 Hb A_{1c} 图谱

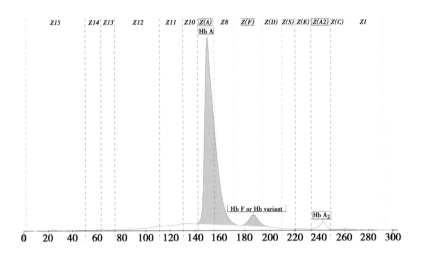

Haemoglobin Electrophoresis

Name	%		Normal Values %
Hb A	92.0	<	96.8 ~ 97.8
Hb F or Hb variant	5.5	>	≤ 0.5
Hb A₂	2.5		2.2 ~ 3.2

图 3-149　毛细管电泳法血红蛋白分析图谱

Peak Name	Calibrated Area %	Area %	Retention Time (min)	Peak Area
Unknown	---	0.1	0.92	1114
Unknown	---	0.1	1.00	2536
F	0.7	---	1.09	14568
Unknown	---	1.0	1.26	18608
P2	---	6.6	1.36	127988
P3	---	8.2	1.74	160182
A_0	---	80.2	2.42	1559131
A_2	3.1	---	3.60	60890

Total Area: 1,945,018

F Concentration = 0.7 %
A_2 Concentration = 3.1 %

Analysis comments:

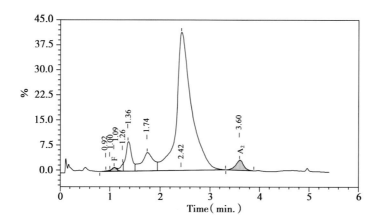

图 3-150　高效液相色谱法血红蛋白分析图谱

（徐安平　纪玲）

57. Hb Rambam

异常血红蛋白名称及分子特征

Hb Rambam（其他名称：Hb J-Cambridge） beta 69（E13）Gly>Asp

HGVS 命名　*HBB*：c.209G>A

病例简介

男性，40岁，河南省焦作市人，常规体检。毛细管电泳法未给出糖化血红蛋白结果，电泳图谱发现异常血红蛋白条带并提示图形异常（图3-151），毛细管电泳法血红蛋白分析显示此异常血红蛋白位于12区，含量为52.4%，Hb A_2 2.5%（图3-152）。相关实验室检查结果：空腹血糖4.54mmol/L，RBC 5.17×10^{12}/L，Hb 168g/L，MCV 93.4fL，MCH 32.5pg，常规地中海贫血基因检测正常，测序结果为 Hb Rambam [*HBB*：c.209G>A，CD69（GGT>GAT），Gly>Asp]。

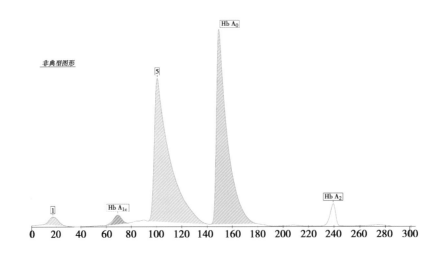

A_{1c} Haemoglobin Electrophoresis

Fractions	%	mmol/mol	Cal. %
Hb A_{1c} (*)	-		
1	1.7		
5	48.9		
Hb A_0	45.2		
Hb A_2	2.5		

图 3-151　毛细管电泳法 Hb A_{1c} 图谱

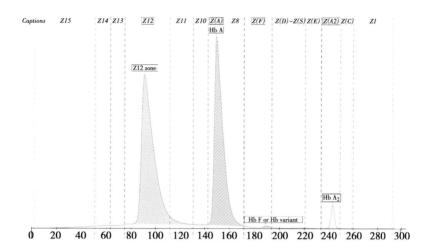

Haemoglobin Electrophoresis

Name	%	Normal Values %
Z12 zone	52.4	
Hb A	44.8	
Hb F or Hb variant	0.3	
Hb A₂	2.5	

图 3-152　毛细管电泳法血红蛋白分析图谱

（徐安平　纪玲）

58. Hb J-Iran

异常血红蛋白名称及分子特征

Hb J-Iran　　beta 77（EF1）His>Asp

HGVS 命名　　*HBB*：c.232C>G

📋 病例简介

男性，54岁，河北省高碑店市人，常规体检。毛细管电泳法糖化血红蛋白结果为6.0%（42mmol/mol），图谱发现异常血红蛋白条带并提示图形异常（图3-153）。毛细管电泳法血红蛋白分析显示异常血红蛋白位于12区，含量为28.3%，Hb A_2 含量为1.9%（图3-154）。相关实验室检查结果：空腹血糖6.0mmol/L，RBC 4.81×10^{12}/L，Hb 158g/L，MCV 97.4fL，MCH 32.8pg，常规地中海贫血基因检测正常，测序结果为 Hb J-Iran [*HBB*：c.232C>G，CD77（CAC>GAC），His>Asp]。

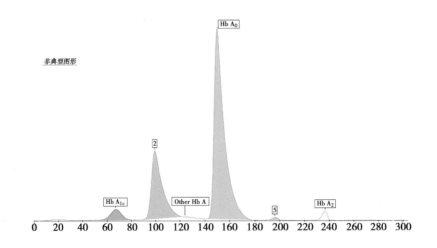

A_{1c} Haemoglobin Electrophoresis

Fractions	%	mmol/mol	Cal. %
Hb A_{1c} (*)	-	42	6.0
2	26.0		
Other Hb A	0.1		
Hb A_0	67.4		
5	0.5		
Hb A_2	1.8		

图 3-153　毛细管电泳法 Hb A_{1c} 图谱

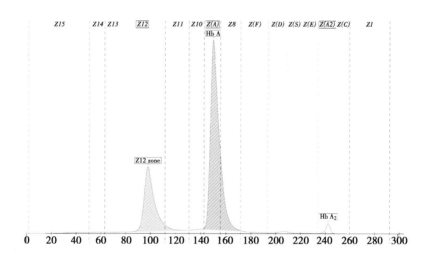

Haemoglobin Electrophoresis

Name	%	Normal Values %
Z12 zone	28.3	
Hb A	69.8	
Hb A$_2$	1.9	

图 3-154　毛细管电泳法血红蛋白分析图谱

（苏薇　程歆琦　高冉）

59. Hb Penang

异常血红蛋白名称及分子特征

Hb Penang   beta 78（EF2）Leu>Pro

HGVS 命名   *HBB*：c.236T>C

病例简介

男性，30岁，湖南省人，因参与科研项目（湖南省出生缺陷协同防治科技重大专项，2019SK1010）行地中海贫血相关检查。毛细管电泳法血红蛋白分析显示异常血红蛋白位于12区，含量为4.2%，Hb A_2 2.9%（图3-155）。相关实验室检查结果：RBC 5.33×10^{12}/L，Hb 167g/L，MCV 95.6fL，MCH 31.4pg，常规地中海贫血基因检测正常，测序结果为 Hb Penang [*HBB*：c.236T>C，CD78（CTG>CCG），Leu>Pro]。

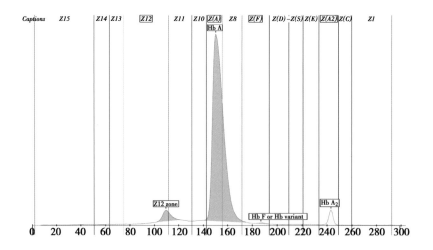

Haemoglobin Electrophoresis

Name	%	Normal Values %
Z12 zone	4.2	
Hb A	92.6	
Hb F or Hb variant	0.3	
Hb A_2	2.9	

图 3-155　毛细管电泳法血红蛋白分析图谱

（刘沁　席惠　王华）

60. Hb Yaizu

异常血红蛋白名称及分子特征

Hb Yaizu　beta 79（EF3）Asp>Asn

HGVS 命名　*HBB*：c.238G>A

📋 病例简介

女性，76岁，因2型糖尿病就诊。毛细管电泳法糖化血红蛋白结果为11.8%（105mmol/mol），图谱发现异常血红蛋白条带并提示图形异常（图3-156）。毛细管电泳法血红蛋白分析显示异常血红蛋白位于D区，含量为38.7%，Hb A_2 2.6%（图3-157）。相关实验室检查结果：空腹血糖19.02mmol/L，RBC 4.82×10^{12}/L，Hb 131g/L，MCV 81.5fL，MCH 27.2pg，常规地中海贫血基因检测正常，测序结果为 Hb Yaizu [*HBB*：c.238G>A，CD79（GAC>AAC），Asp>Asn]。

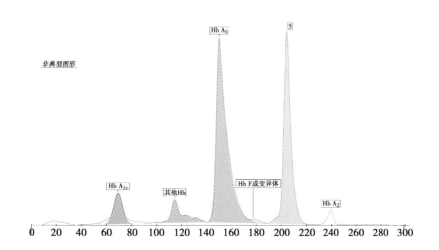

A_{1c} *Haemoglobin Electrophoresis*

Fractions	%	mmol/mol	Cal. %
Hb A_{1c} (*)	-	105	11.8
其他 **Hb**	7.4		
Hb A_0	49.4		
Hb **F**或变异体	-		
5	33.3		
Hb A_2	2.0		

图 3-156　毛细管电泳法 Hb A_{1c} 图谱

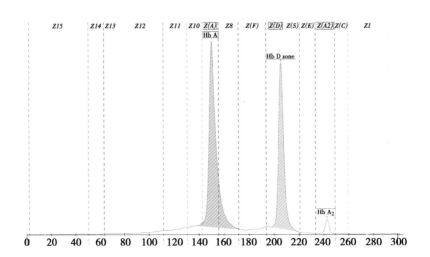

Haemoglobin Electrophoresis

Name	%	Normal Values %
Hb A	58.7	
Hb D zone	38.7	
Hb A$_2$	2.6	

图 3-157　毛细管电泳法血红蛋白分析图谱

（徐安平　纪玲）

61. Hb Taradale

异常血红蛋白名称及分子特征

Hb Taradale   beta 82（EF6）Lys>Arg

HGVS 命名   *HBB*：c.248A>G

病例简介

女,30 岁,常规体检。高效液相色谱法糖化血红蛋白结果为 2.9%,色谱图发现存在未知变异峰,含量为 38.7%（图 3-158）,毛细管电泳法糖化血红蛋白结果为 5.6%（37mmol/mol）,图谱未见异常（图 3-159）。高效液相色谱法血红蛋白分析发现存在未知峰,含量为 41.4%,怀疑是异常血红蛋白,Hb A_2 0.8%,提示结果超出预期范围（图 3-160）,毛细管电泳法血红蛋白分析 Hb A_2 含量为 2.6%,图谱未见明显异常（图 3-161）。相关实验室检查结果:常规地中海贫血基因检测正常,测序结果为 Hb Taradale[*HBB*：c.248A>G,CD82（AAG>AGG）,Lys>Arg]。

Peak Name	NGSP %	Area %	Retention Time (min)	Peak Area
Unknown	---	0.4	0.117	9470
A_{1a}	---	1.5	0.168	39842
F	---	3.1	0.264	82148
Unknown	---	0.6	0.379	15506
LA_{1c}	---	2.3	0.467	61078
A_{1c}	2.9*	---	0.549	66500
P3	---	2.5	0.728	66853
P4	---	3.5	0.811	94283
Unknown	---	1.2	0.907	32438
Unknown	---	38.7	0.989	1040193
A_0	---	43.9	1.072	1180964

*Values outside of expected ranges   Total Area: 2,689,276

Hb A_{1c} (NGSP) = 2.9* %

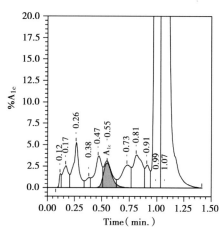

图 3-158　高效液相色谱法 Hb A_{1c} 图谱

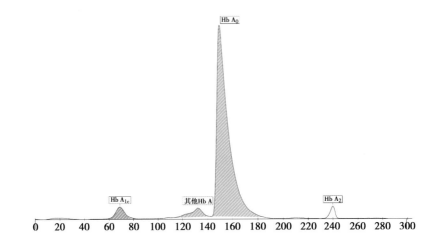

A_{1c} *Haemoglobin Electrophoresis*

Fractions	%	mmol/mol	Cal. %
Hb A_{1c}	-	**37**	5.6
其他 Hb A	4.5		
Hb A_0	88.3		
Hb A_2	2.5		

图 3-159　毛细管电泳法 Hb A_{1c} 图谱

Peak Name	Calibrated Area %	Area %	Retention Time (min)	Peak Area
Unknown	---	0.1	0.61	3238
F	1.2	---	1.11	34689
Unknown	---	0.3	1.27	8465
P2	---	2.3	1.35	63833
Unknown	---	2.4	1.47	68216
P3	---	5.3	1.84	148735
Unknown	---	1.1	2.03	31102
A_0	---	45.1	2.43	1256800
Unknown	---	41.4	3.17	1153851
A_2	0.8*	---	3.66	20760

Total Area: 2,789,688

F Concentration = 1.2 %
A_2 Concentration = 0.8*%

*Values outside of expected ranges

Analysis comments:

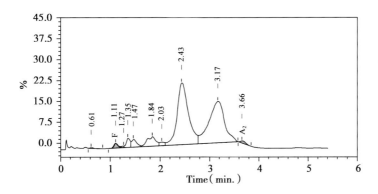

图 3-160　高效液相色谱法血红蛋白分析图谱

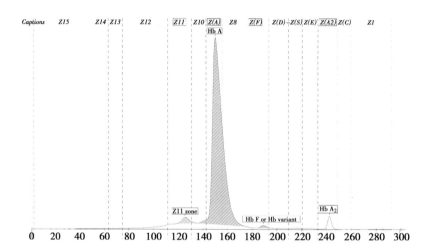

Haemoglobin Electrophoresis

Name	%	Normal Values %
Z11 zone	2.2	
Hb A	94.4	
Hb F or Hb variant	0.8	
Hb A$_2$	2.6	

图 3-161　毛细管电泳法血红蛋白分析图谱

（徐安平　纪玲）

62. Hb Ta-Li

异常血红蛋白名称及分子特征

Hb Ta-Li   beta 83（EF7）Gly>Cys

HGVS 命名   *HBB*：c.250G>T

📋 病例简介

    女性,54岁,福建省平潭县人,常规体检。毛细管电泳法糖化血红蛋白结果为 4.0%（20mmol/mol）,电泳图谱可见异常血红蛋白条带并提示图形异常（图 3-162）,高效液相色谱法糖化血红蛋白结果为 4.1%（21mmol/mol）,色谱图发现存在异常未知峰,含量为 34.9%（图 3-163）,亲和层析法糖化血红蛋白结果为 4.3%（23mmol/mol）。毛细管电泳法血红蛋白分析显示异常血红蛋白位于 F 区,含量为 33.1%,Hb A_2 2.9%（图 3-164）。相关实验室检查结果:空腹血糖 5.00mmol/L,RBC 4.35×10^{12}/L,Hb 126g/L,MCV 86.7fL,MCH 29.0pg。常规地中海贫血基因检测正常,测序结果为 Hb Ta-Li[*HBB*：c.250G>T, CD83（GGC>TGC）, Gly>Cys]。

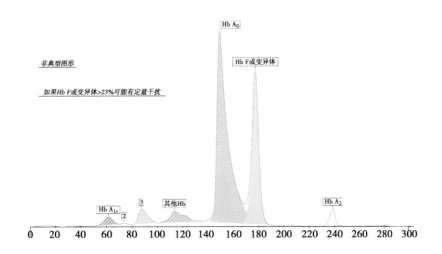

非典型图形

如果Hb F或变异体>23%可能有定量干扰

A_{1c} Haemoglobin Electrophoresis

Fractions	%	mmol/mol	Cal. %
Hb A_{1c} (*)	-	20	4.0
2	0.1		
3	3.5		
其他Hb	4.4		
Hb A_0	58.9		
Hb F或变异体 (!)	28.8		
Hb A_2	2.5		

图 3-162　毛细管电泳法 Hb A_{1c} 图谱

Peak Name	NGSP %	Area %	Retention Time (min)	Peak Area
Unknown	---	0.2	0.115	4622
A_{1a}	---	1.0	0.168	20405
F	---	1.7	0.258	33306
Unknown	---	1.4	0.324	28127
A_{1c}	4.1	---	0.460	40343
Unknown	---	8.3	0.596	164381
P3	---	0.8	0.828	16462
A_0	---	49.5	0.985	979518
Variant Window	---	34.9	1.130	689741

Total Area: 1,976,904

Hb A_{1c} (NGSP) = 4.1 %

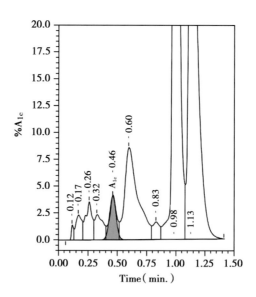

图 3-163　高效液相色谱法 Hb A_{1c} 图谱

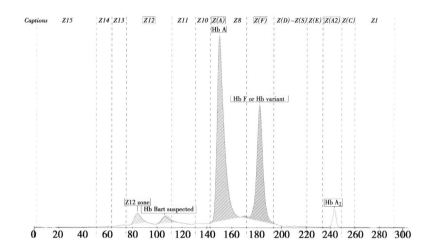

Haemoglobin Electrophoresis

Name	%	Normal Values %
Z12 zone	3.1	
Hb Bart suspected	3.4	
Hb A	57.5	
Hb F or Hb variant	33.1	
Hb A$_2$	2.9	

图 3-164 毛细管电泳法血红蛋白分析图谱

（徐安平　纪玲）

63. Hb Pyrgos

异常血红蛋白名称及分子特征

Hb Pyrgos   beta 83（EF7）Gly>Asp

HGVS 命名   *HBB*：c.251G>A

病例简介

男性,47岁,辽宁省鞍山市人。毛细管电泳法未给出糖化血红蛋白结果,图谱发现异常血红蛋白条带并提示图形异常（图 3-165）。毛细管电泳法血红蛋白分析显示异常血红蛋白位于 12 区,含量为 52.2%, Hb A$_2$ 2.4%（图 3-166）。相关实验室检查结果：空腹血糖 6.8mmol/L, RBC 4.99 × 10^{12}/L, Hb 170g/L, MCV 93.2fL, MCH 34.1pg,常规地中海贫血基因检测正常,测序结果为 Hb Pyrgos [*HBB*：c.251G>A, CD83（GGC>GAC）, Gly>Asp]。

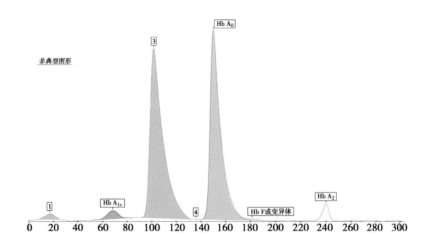

A$_{1c}$ Haemoglobin Electrophoresis

Fractions	%	mmol/mol	Cal. %
Hb A$_{1c}$ (*)	-		
1	1.4		
3	50.0		
4	0.0		
Hb A$_0$	44.2		
Hb F或变异体	-		
Hb A$_2$	2.3		

图 3-165　毛细管电泳法 Hb A$_{1c}$ 图谱

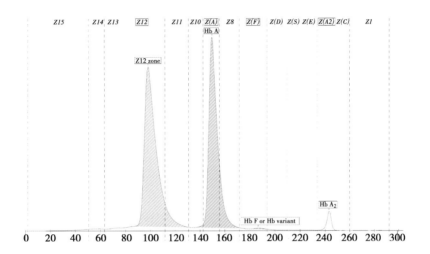

Haemoglobin Electrophoresis

Name	%	Normal Values %
Z12 zone	52.2	
Hb A	45.1	
Hb F or Hb variant	0.3	
Hb A₂	2.4	

图 3-166 毛细管电泳法血红蛋白分析图谱

（苏薇 程歆琦 高冉）

64. Hb Henan

异常血红蛋白名称及分子特征

Hb Henan   beta 90（F6）Glu>Gln

HGVS 命名   *HBB*：c.271G>C

病例简介

女性，30岁，河南省许昌市人，常规产检。毛细管电泳法血红蛋白分析显示异常血红蛋白位于 7 区，含量为 44.3%，Hb A_2 2.8%（图 3-167）。相关实验室检查结果：RBC 3.83×10^{12}/L，Hb 116g/L，MCV 85.4fL，MCH 30.3pg，常规地中海贫血基因检测正常，测序结果为 Hb Henan [*HBB*：c.271G>C，CD90（GAG>CAG），Glu>Gln]。

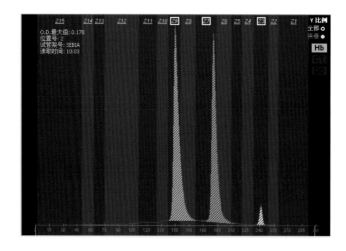

Haemoglobin Electrophoresis

Name	%
Hb A	52.9
Hb Z7 zone	44.3
Hb A_2	2.8

图 3-167　毛细管电泳法血红蛋白分析图谱

（曹群　李东至）

65. Hb Shenzhen

异常血红蛋白名称及分子特征

Hb Shenzhen   beta 90（F6）Glu>Ala

HGVS 命名   *HBB*：c.272A>C

病例简介

男性，52 岁，广东省深圳市人，常规体检。毛细管电泳法糖化血红蛋白结果为 4.9%（30mmol/mol），图谱发现异常血红蛋白条带且提示图形异常（图 3-168），高效液相色谱法糖化血红蛋白结果为 5.0%（31mmol/mol），色谱图发现存在变异峰，含量为 42.9%（图 3-169）。毛细管电泳法血红蛋白分析显示异常血红蛋白位于 D 区，含量为 41.5%，Hb A_2 2.7%（图 3-170）。相关实验室检查结果：空腹血糖 3.74mmol/L，RBC 4.32×10^{12}/L，Hb 135g/L，MCV 87fL，MCH 28.1pg，常规地中海贫血基因检测正常，测序结果为 Hb Shenzhen[*HBB*：c.272A>C，CD90（GAG>GCG），Glu>Ala]。

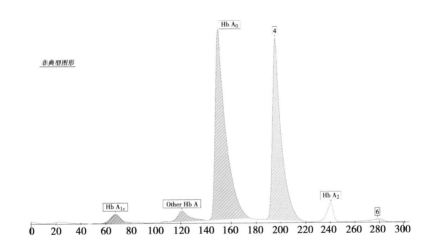

A1c Haemoglobin Electrophoresis

Fractions	%	mmol/mol	Cal. %
Hb A_1c (*)	-	30	4.9
Other Hb A	3.6		
Hb A_0	50.7		
4	40.2		
Hb A_2	2.9		
6	0.3		

图 3-168   毛细管电泳法 Hb A_{1c} 图谱

Peak Name	NGSP %	Area %	Retention Time (min)	Peak Area
A_{1a}	---	1.4	0.138	22019
A_{1b}	---	0.6	0.221	9420
F	---	0.7	0.265	11583
Unknown	---	0.5	0.333	7694
LA_{1c}	---	0.7	0.403	10493
A_{1c}	5.0	---	0.488	35844
P3	---	1.9	0.769	29818
P4	---	1.0	0.856	16521
Unknown	---	2.3	0.908	36491
A_0	---	45.8	1.002	731338
Variant Window	---	42.9	1.133	685311

Total Area: 1,596,531

Hb A_{1c} (NGSP) = 5.0 %

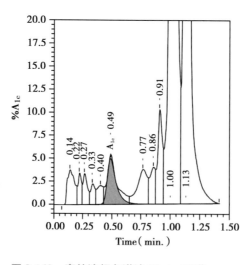

图 3-169　高效液相色谱法 Hb A_{1c} 图谱

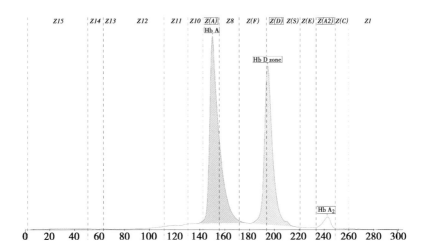

Haemoglobin Electrophoresis

Name	%	Normal Values %
Hb A	55.8	
Hb D zone	41.5	
Hb A$_2$	2.7	

图 3-170　毛细管电泳法血红蛋白分析图谱

（徐安平　纪玲）

66. Hb Fort Dodge

异常血红蛋白名称及分子特征

Hb Fort Dodge   beta 93（F9）Cys>Tyr

HGVS 命名   *HBB*：c.281G>A

病例简介

男性，38岁，因糖尿病就诊。毛细管电泳法未给出糖化血红蛋白结果，图谱发现异常血红蛋白条带并提示图形异常（图 3-171），高效液相色谱法糖化血红蛋白结果为 8.0%（64mmol/mol），色谱图显示存在异常未知峰，含量为 32.5%（图 3-172），亲和层析法糖化血红蛋白结果为 12.7%（115mmol/mol）。毛细管电泳法血红蛋白分析图谱异常，可见异常血红蛋白条带未能与 Hb A 分开（图 3-173），高效液相色谱法血红蛋白分析显示存在未知变异峰，含量为 36.7%，Hb A$_2$ 2.4%（图 3-174）。相关实验室检查结果：空腹血糖 16.58mmol/L，RBC 6.79 × 10^{12}/L，Hb 179g/L，MCV 80.7fL，MCH 26.4pg，常规地中海贫血基因检测正常，测序结果为 Hb Fort Dodge [*HBB*：c.281G>A，CD93（TGT>TAT），Cys>Tyr]。

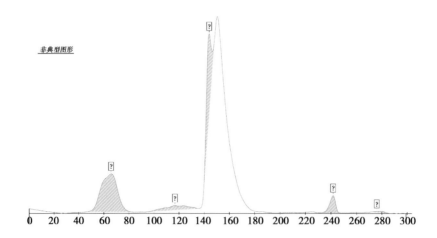

非典型图形

A$_{1c}$ Haemoglobin Electrophoresis

Fractions	%	mmol/mol	Cal. %
?	51.5		
?	8.6		
?	30.5		
?	8.3		
?	1.1		

图 3-171　毛细管电泳法 Hb A$_{1c}$ 图谱

Peak Name	NGSP %	Area %	Retention Time (min)	Peak Area
Unknown	---	0.3	0.114	5912
A₁ₐ	---	1.4	0.167	28597
F	---	3.5	0.261	68863
LA₁c	---	1.5	0.397	29904
A₁c	8.0*	---	0.494	133965
Unknown	---	4.3	0.647	85612
P3	---	2.9	0.771	57477
P4	---	3.2	0.863	63231
Unknown	---	1.3	0.924	25682
Unknown	---	32.5	1.002	648501
A₀	---	42.5	1.061	847911

*Values outside of expected ranges   Total Area: 1,995,654

Hb A₁c (NGSP) = 8.0* %

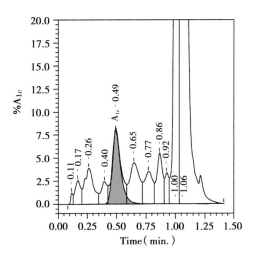

图 3-172　高效液相色谱法 Hb A₁c 图谱

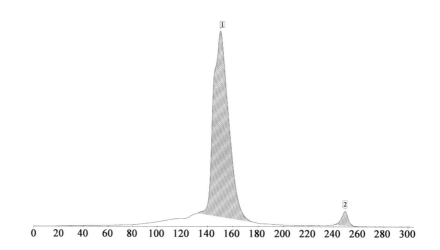

Haemoglobin Electrophoresis

Name	%	Normal Values %
1	96.7	
2	3.3	

图 3-173　毛细管电泳法血红蛋白分析图谱

Peak Name	Calibrated Area %	Area %	Retention Time (min)	Peak Area
Unknown	---	0.2	0.67	3786
Unknown	---	0.0	0.93	770
Unknown	---	0.1	1.02	2245
F	0.5	---	1.10	11792
Unknown	---	0.7	1.23	14428
P2	---	6.6	1.34	142654
Unknown	---	5.6	1.51	120961
P3	---	7.8	1.85	170205
Unknown	---	36.7	2.42	796524
A_0	---	38.6	2.65	837373
A_2	2.4	---	3.64	48092
C-window	---	0.9	5.09	20013

Total Area: 2,168,844

F Concentration = 0.5 %
A_2 Concentration = 2.4 %

Analysis comments:

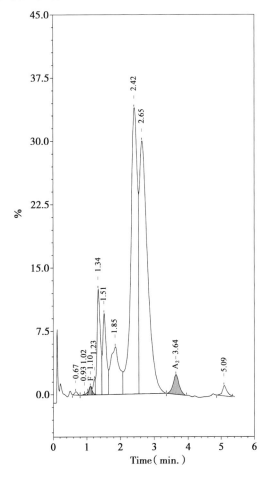

图 3-174　高效液相色谱法血红蛋白分析图谱

（徐安平　纪玲）

67. Hb Bunbury

异常血红蛋白名称及分子特征

Hb Bunbury   beta 94（FG1）Asp>Asn

HGVS 命名   *HBB*：c.283G>A

📋 病例简介

男性，31 岁，河南省周口市人。毛细管电泳法糖化血红蛋白结果为 5.3%（35mmol/mol），图谱发现异常血红蛋白条带且提示图形异常（图 3-175），高效液相色谱法糖化血红蛋白结果 5.3%（35mmol/mol），色谱图发现存在异常未知峰，含量为 41.9%（图 3-176）。毛细管电泳法血红蛋白分析显示异常血红蛋白位于 F 区，含量为 44.4%，Hb A$_2$ 3.0%（图 3-177）。相关实验室检查结果：空腹血 5.03mmol/L，RBC 5.78×10^{12}/L，Hb 175g/L，MCV 91.9fL，MCH 30.3pg，常规地中海贫血基因检测正常，测序结果为 Hb Bunbury[*HBB*：c.283G>A，CD94（GAC>AAC），Asp>Asn]。

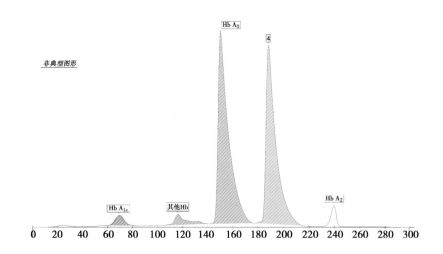

A$_{1c}$ *Haemoglobin Electrophoresis*

Fractions	%	mmol/mol	Cal. %
Hb A$_{1c}$ (*)	-	35	5.3
其他Hb	3.6		
Hb A$_0$	50.3		
4	40.8		
Hb A$_2$	2.7		

图 3-175　毛细管电泳法 Hb A$_{1c}$ 图谱

Peak Name	NGSP %	Area %	Retention Time (min)	Peak Area
Unknown	---	0.3	0.117	5447
A_{1a}	---	0.9	0.169	16200
A_{1b}	---	0.5	0.231	8740
F	---	1.4	0.265	24493
LA_{1c}	---	0.7	0.377	12774
A_{1c}	5.3	---	0.465	41774
P3	---	2.0	0.730	35430
P4	---	3.4	0.820	58932
A_0	---	46.3	0.990	804306
Variant Window	---	41.9	1.118	727563

Total Area: 1,735,660

Hb A_{1c} (NGSP) = 5.3 %

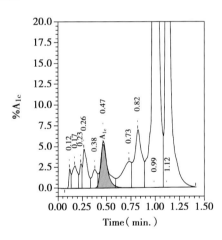

图 3-176　高效液相色谱法 Hb A_{1c} 图谱

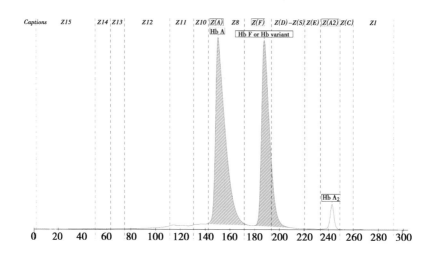

Haemoglobin Electrophoresis

Name	%		Normal Values %
Hb A	52.6	<	96.8 ~ 97.8
Hb F or Hb variant	44.4	>	≤ 0.5
Hb A$_2$	3.0		2.2 ~ 3.2

图 3-177　毛细管电泳法血红蛋白分析图谱

（徐安平　纪玲）

68. Hb Rush

异常血红蛋白名称及分子特征

Hb Rush　beta 101（G3）Glu>Gln

HGVS 命名　*HBB*：c.304G>C

病例简介

　　女，15 个月，云南省德宏傣族景颇族自治州人，常规体检。毛细管电泳法血红蛋白分析图谱发现异常血红蛋白位于 8 区，含量为 42.4%，Hb A_2 3.2%（图 3-178）。相关实验室检查结果：RBC 4.06×10^{12}/L，Hb 96g/L，MCV 70.9fL，MCH 23.6pg，常规地中海贫血基因检测正常，测序结果为 Hb Rush [*HBB*：c.304G>C，CD101（GAG>CAG），Glu>Gln]。

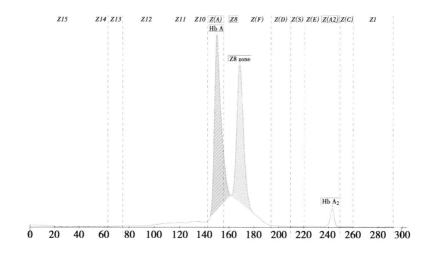

项目名称	%	参考范围
Hb A	54.2	
Z8 zone	42.4	
Hb A_2	3.4	

图 3-178　毛细管电泳法血红蛋白分析图谱

（葛世军）

69. Hb Shizuoka

异常血红蛋白名称及分子特征

Hb Shizuoka   beta 108（G10）Asn>His

HGVS 命名   *HBB*：c.325A>C

📋 **病例简介**

女性,83 岁,因心肌梗死入院。高效液相色谱法糖化血红蛋白结果为 5.5%（37mmol/mol）,色谱图发现存在异常未知峰,含量为 31.0%（图 3-179）,毛细管电泳法糖化血红蛋白结果为 5.2%（33mmol/mol）,电泳图未见异常（图 3-180）。 毛细管电泳法（图 3-181）和高效液相色谱法（图 3-182）血红蛋白分析均未见明显异常血红蛋白。相关实验室检查结果:RBC 3.47 × 10^{12}/L, Hb 87g/L, MCV 83.2fL, MCH 25.1pg,常规地中海贫血基因检测正常,测序结果为 Hb Shizuoka［*HBB*：c.325A>C, CD108（AAC>CAC）, Asn>His］。

Peak Name	NGSP %	Area %	Retention Time (min)	Peak Area
A$_{1a}$	---	1.3	0.143	20860
A$_{1b}$	---	0.8	0.232	11839
F	---	0.8	0.265	13292
LA$_{1c}$	---	1.7	0.418	27535
A$_{1c}$	5.5	---	0.529	70540
P3	---	4.6	0.815	71707
Unknown	---	31.0	1.039	488601
A$_0$	---	55.3	1.068	870318

Total Area: 1,574,690

Hb A$_{1c}$ (NGSP) = 5.5 %

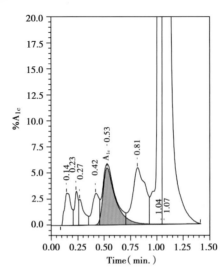

图 3-179 高效液相色谱法 Hb A$_{1c}$ 图谱

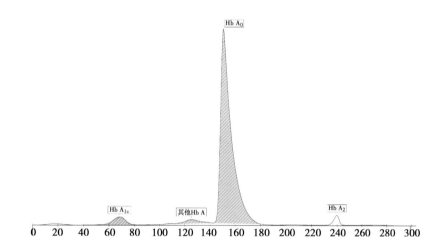

A₁c Haemoglobin Electrophoresis

Fractions	%	mmol/mol	Cal. %
Hb A$_{1c}$	-	**33**	5.2
其他 Hb A	3.0		
Hb A$_0$	90.2		
Hb A$_2$	2.3		

图 3-180　毛细管电泳法 Hb A$_{1c}$ 图谱

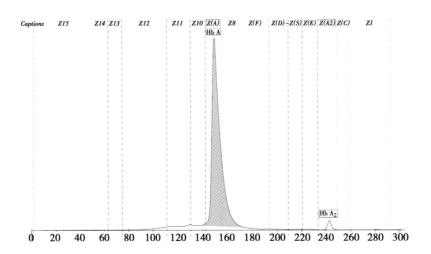

Haemoglobin Electrophoresis

Name	%	Normal Values %
Hb A	97.7	96.8 ~ 97.8
Hb A$_2$	2.3	2.2 ~ 3.2

图 3-181　毛细管电泳法血红蛋白分析图谱

Peak Name	Calibrated Area %	Area %	Retention Time (min)	Peak Area
Unknown	---	0.2	1.00	2240
F	0.4	---	1.09	6248
Unknown	---	1.0	1.26	13790
P2	---	3.1	1.37	42826
Unknown	---	2.7	1.45	36888
P3	---	7.8	1.77	108100
A_0	---	82.3	2.50	1143876
A_2	2.5	---	3.64	36503

Total Area: 1,390,470

F Concentration = 0.4 %
A_2 Concentration = 2.5 %

Analysis comments:

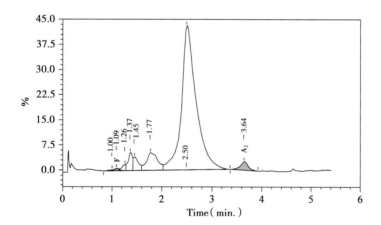

图 3-182　高效液相色谱法血红蛋白分析图谱

（徐安平　纪玲）

70. Hb New York

异常血红蛋白名称及分子特征

Hb New York（其他名称：Hb Kaohsiung） beta 113（G15）Val>Glu

HGVS 命名 *HBB*: c.341T>A

📋 **病例简介**

共 75 例 Hb New York 杂合子，2 例 Hb New York 合并 -α$^{3.7}$/αα，1 例 Hb New York 合并 --α$^{4.2}$/αα，8 例 Hb New York 合并 --^{SEA}/αα，2 例 Hb New York 合并 β$^{CD41-42（-TCTT）}$/β，1 例 Hb New York 合并 β$^{VS-II-654（C>T）}$/β，详细结果见表 3-4。

表 3-4 Hb New York 复合地中海贫血的电泳和血常规结果

基因改变	病例（n=89）	Hb variant/%，均值（标准差）	Hb A$_2$/%，均值（标准差）	RBC/（10^{12}/L），均值（标准差）	Hb/（g/L），均值（标准差）	MCV/fL，均值（标准差）	MCH/pg，均值（标准差）
Hb New York 杂合子	75	44.3（1.3）	2.7（0.2）	4.7（0.6）	140（18）	89.9（3.2）	29.7（1.3）
Hb New York 合并 -α$^{3.7}$/αα	2	40.8（5.9）	3.0（0.0）	4.73（0.23）	122（9）	81.8（2.1）	25.7（0.7）
Hb New York 合并 --α$^{4.2}$/αα	1	41.7	2.5	4.99	118	80.2	24.0
Hb New York 合并 --^{SEA}/αα	8	35.0（0.8）	2.6（0.3）	6.11（0.90）	123（24）	66.8（2.3）	20.0（1.4）
Hb New York 合并 β$^{CD41-42}$/β	2	90.7（3.9）	4.9（0.1）	4.41（0.04）	94（6）	69.2（7.4）	21.5（1.3）
Hb New York 合并 β$^{VS-II-654}$/β	1	92.4	4.8	5.46	116	71.9	21.2

（1）Hb New York 杂合子

经测序确认的 75 例 Hb New York 杂合子携带者中男性 44 例，女性 31 例，平均年龄 41.7 岁。地区分布：福建 2 例，甘肃 2 例，湖北 1 例，湖南 11 例，吉林 2 例，江西 6 例，陕西 2 例，浙江 1 例，广西 8 例，广东 40 例。大部分为糖化血红蛋白检测过程中发现，毛细管电泳法糖化血红蛋白图谱发现异常血红蛋白条带并提示图形异常（图 3-183）。毛细管电泳法血红蛋白分析显示异常血红蛋白位于 11 区（图 3-184），含量为（44.3 ± 1.3）%，Hb A$_2$ 为（2.7 ± 0.2）%，高效液相色谱法血红蛋白分析未见异常（图 3-185）。相关实验室检查结果：RBC（4.7 ± 0.6）× 10^{12}/L，Hb（140.4 ± 17.5）g/L，MCV（89.9 ± 3.2）fL，MCH（29.7 ± 1.3）pg，常规地中海贫血基因检测正常，测序结果为 Hb New York［*HBB*: c.341T>A，CD 113（GTG>GAG），Val>Glu］。

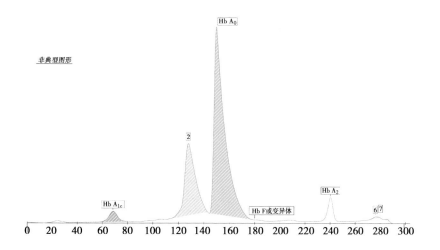

A_{1c} Haemoglobin Electrophoresis

Fractions	%	mmol/mol	Cal. %
Hb A_{1c} (*)	-	**36**	5.5
2	28.4		
Hb A_0	63.6		
Hb F或变异体	-		
Hb A_2 (!)	4.1		
6	0.3		
7	0.2		

图 3-183　毛细管电泳法 Hb A_{1c} 图谱

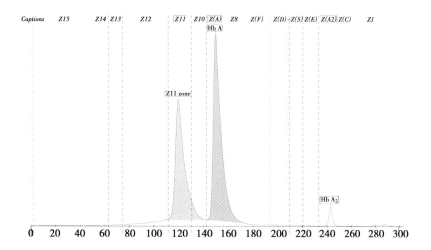

Haemoglobin Electrophoresis

Name	%	Normal Values %
Z11 zone	41.6	
Hb A	55.7	
Hb A_2	2.7	

图 3-184　毛细管电泳法血红蛋白分析图谱

Peak Name	Calibrated Area %	Area %	Retention Time (min)	Peak Area
F	0.7	---	1.09	17485
Unknown	---	0.9	1.23	26125
P2	---	3.7	1.33	102988
P3	---	5.6	1.74	155262
A_0	---	86.2	2.40	2373019
A_2	3.1	---	3.67	79547

Total Area: 2,754,427

F Concentration = 0.7 %
A_2 Concentration = 3.1 %

Analysis comments:

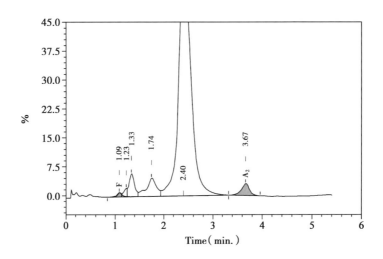

图 3-185　高效液相色谱法血红蛋白分析图谱

（2）Hb New York 复合地中海贫血

1）Hb New York 合并 -$\alpha^{3.7}/\alpha\alpha$

毛细管电泳法血红蛋白分析显示异常血红蛋白条带位于 11 区（图 3-186），含量为（40.8 ± 5.9）%，Hb A_2 为（3.0 ± 0.0）%。相关实验室检查结果：RBC（4.73 ± 0.23）× 10^{12}/L，Hb（122 ± 9）g/L，MCV（81.8 ± 2.1）fL，MCH（25.7 ± 0.7）pg，常规地中海贫血基因检测结果为 -$\alpha^{3.7}/\alpha\alpha$，测序结果为 Hb New York［*HBB*：c.341T>A，CD 113（GTG>GAG），Val>Glu］。

2）Hb New York 合并 --$\alpha^{4.2}/\alpha\alpha$

毛细管电泳法血红蛋白分析显示异常血红蛋白条带位于 11 区（图 3-187），含量为 41.7%，Hb A_2 为 2.5%。相关实验室检查结果：RBC 4.99 × 10^{12}/L，Hb 118g/L，MCV 80.2fL，MCH 24.0pg，常规地中海贫血基因结果为 -$\alpha^{4.2}/\alpha\alpha$，测序结果为 Hb New York［*HBB*：c.341T>A，CD 113（GTG>GAG），Val>Glu］。

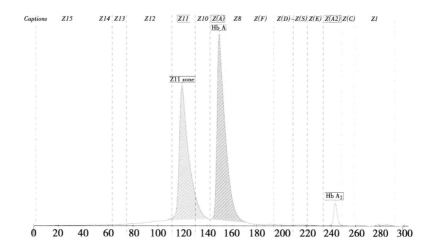

Haemoglobin Electrophoresis

Name	%	Normal Values %
Z11 zone	44.9	
Hb A	52.1	
Hb A$_2$	3.0	

图 3-186　毛细管电泳法血红蛋白分析图谱

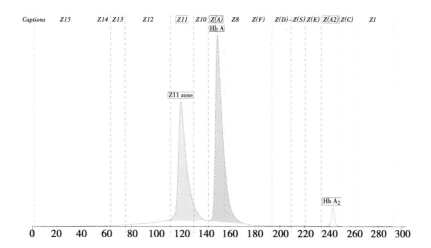

Haemoglobin Electrophoresis

Name	%	Normal Values %
Z11 zone	41.7	
Hb A	55.8	
Hb A$_2$	2.5	

图 3-187　毛细管电泳法血红蛋白分析图谱

3）Hb New York 合并 --^{SEA}/αα

毛细管电泳法血红蛋白分析显示异常血红蛋白条带位于11区（图3-188），含量为（35.0±0.8）%，Hb A$_2$ 为（2.6±0.3）%。相关实验室检查结果：RBC（6.11±0.9）×10^{12}/L，Hb（123±24）g/L，MCV（66.8±2.3）fL，MCH（20.0±1.4）pg，常规地中海贫血基因检测结果为 --^{SEA}/αα，测序结果为 Hb New York [*HBB*：c.341T>A, CD 113（GTG>GAG），Val>Glu]。

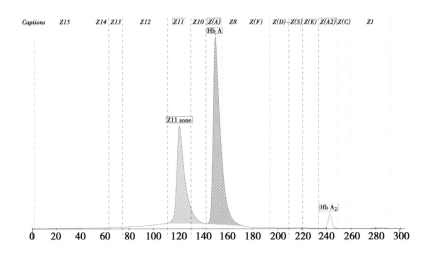

Haemoglobin Electrophoresis

Name	%	Normal Values %
Z11 zone	35.5	
Hb A	62.1	
Hb A$_2$	2.4	

图 3-188　毛细管电泳法血红蛋白分析图谱

4）Hb New York 合并 β$^{CD41-42（-TCTT）}$/β

毛细管电泳法血红蛋白分析显示异常血红蛋白条带位于12区（图3-189），含量为（90.7±3.9）%，Hb A$_2$ 为（4.9±0.1）%。相关实验室检查结果：RBC（4.41±0.04）×10^{12}/L，Hb（94±6）g/L，MCV（69.2±7.4）fL，MCH（21.5±1.3）pg，常规地中海贫血基因检测结果为 β$^{CD41-42（-TCTT）}$/β，测序结果为 Hb New York [*HBB*：c.341T>A, CD 113（GTG>GAG），Val>Glu]。

5）Hb New York 合并 β$^{VS-II-654（C>T）}$/β

毛细管电泳法血红蛋白分析显示异常血红蛋白条带位于11区（图3-190），含量为92.4%，Hb A$_2$ 为4.8%。相关实验室检查结果：RBC 5.46×10^{12}/L，Hb 116g/L，MCV 71.9fL，MCH 21.2pg，常规地中海贫血基因结果为 β$^{VS-II-654（C>T）}$/β，测序结果为 Hb New York [*HBB*：c.341T>A, CD 113（GTG>GAG），Val>Glu]。

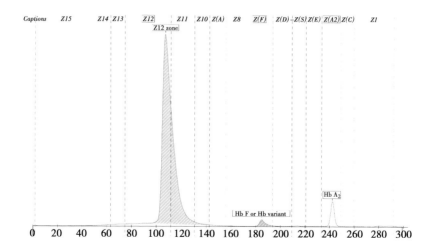

Haemoglobin Electrophoresis

Name	%	Normal Values %
Z12 zone	93.4	
Hb F or Hb variant	1.8	
Hb A₂	4.8	

图 3-189　毛细管电泳法血红蛋白分析图谱

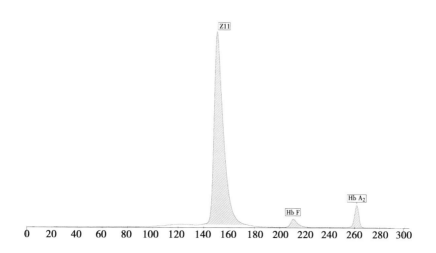

Haemoglobin Electrophoresis

Name	%	Normal Values %
Z11	92.4	
Hb F	2.8	
Hb A₂	4.8	

图 3-190　毛细管电泳法血红蛋白分析图谱

（徐安平　纪玲　葛世军）

71. Hb Zengcheng

异常血红蛋白名称及分子特征

Hb Zengcheng　　beta 114（G16）Leu>Met

HGVS 命名　*HBB*：c.343C>A

病例简介

女性，21 岁，广东省英德市人，常规产检。毛细管电泳法血红蛋白分析显示未见明显异常，Hb A 含量为 96.9%，Hb A$_2$ 3.1%（图 3-191）。相关实验室检查结果：RBC 4.68 × 10^{12}/L，Hb 138g/L，MCV 82.7fL，MCH 29.5pg，常规地中海贫血基因检测正常，测序结果为 Hb Zengcheng [*HBB*：c.343C>A，CD114（CTG>ATG），Leu>Met]。

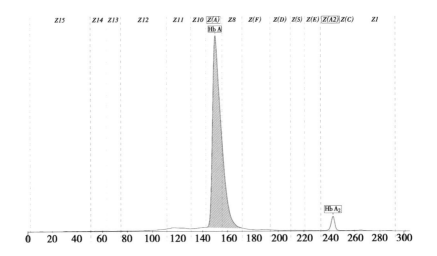

Haemoglobin Electrophoresis

Name	%	Normal Values %
Hb A	96.9	96.5 ~ 97.5
Hb A$_2$	3.1	2.5 ~ 3.5

图 3-191　毛细管电泳法血红蛋白分析图谱

（黄劲柏）

72. Hb D-Los Angeles

异常血红蛋白名称及分子特征

Hb D-Los Angeles（其他名称：Hb D-Chicago、Hb D-North Carolina、Hb D-Portugal、Hb D-Punjab、Hb Oak Ridge）　beta 121（GH4）Glu>Gln

HGVS 命名　*HBB*：c.364G>C

📋 病例简介

经测序确认的 8 例成人 Hb D-Los Angeles 杂合子携带者，其中男性 3 例，女性 5 例。地区分布：天津市、内蒙古自治区、广东省各 1 例，其余未知，均为糖化血红蛋白检测过程中发现。毛细管电泳法糖化血红蛋白图谱发现异常血红蛋白条带并提示图形异常（图 3-192），毛细管电泳法血红蛋白分析显示异常血红蛋白位于 D 区（图 3-193），含量为（39.7 ± 0.7）%，Hb A_2 为（2.9 ± 0.2）%。相关实验室检查结果：RBC（5.0 ± 0.4）× 10^{12}/L，Hb（142.0 ± 12.5）g/L，MCV（83.5 ± 1.7）fL，MCH（28.4 ± 0.8）pg，常规地中海贫血基因检测正常，测序结果为 Hb D-Los Angeles［*HBB*：c.364G>C，CD121（GAA>CAA），Glu>Gln］。

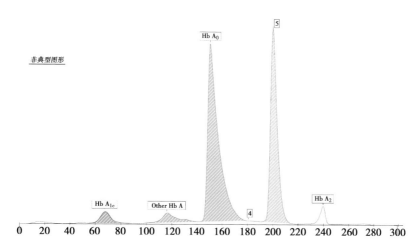

A_{1c} Haemoglobin Electrophoresis

Fractions	%	mmol/mol	Cal. %
Hb A_{1c} (*)	-	38	5.6
Other Hb A	4.1		
Hb A_0	53.2		
4	0.0		
5	36.8		
Hb A_2	2.7		

图 3-192　毛细管电泳法 Hb A_{1c} 图谱

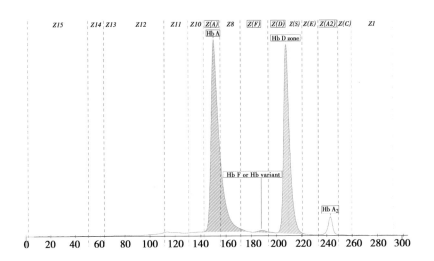

Haemoglobin Electrophoresis

Name	%	Normal Values %
Hb A	56.5	
Hb F or Hb variant	0.6	
Hb D zone	40.0	
Hb A$_2$	2.9	

图 3-193　毛细管电泳法血红蛋白分析图谱

（徐安平　纪玲）

73. Hb O-Arab

异常血红蛋白名称及分子特征

Hb O-Arab（其他名称：Hb Egypt、Hb O-Thrace） beta 121（GH4）Glu>Lys

HGVS 命名 *HBB*：c.364G>A

病例简介

女，30岁，产前检查。毛细管电泳法血红蛋白分析发现 Hb A$_2$ 含量为38.4%，怀疑是异常血红蛋白（图3-194）。相关实验室检查结果：RBC 5.39 × 10^{12}/L，Hb 152g/L，MCV 82.6fL，MCH 28.2pg，常规地中海贫血基因检测正常，测序结果为 Hb O-Arab [*HBB*：c.364G>A，CD121（GAA>AAA），Glu>Lys]。

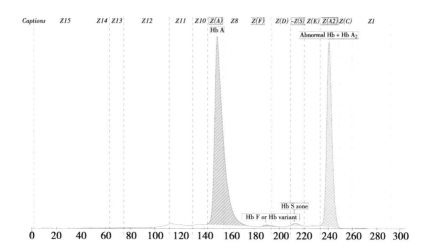

Haemoglobin Electrophoresis

Name	%	Normal Values %
Hb A	60.2	
Hb F or Hb variant	0.6	
Hb S zone	0.8	
Abnormal Hb + Hb A$_2$	38.4	

图 3-194 毛细管电泳法血红蛋白分析图谱

（徐安平 纪玲）

74. Hb Ty Gard

异常血红蛋白名称及分子特征

Hb Ty Gard   beta 124（H2）Pro>Gln

HGVS 命名   *HBB*：c.374C>A

病例简介

男性，61岁，因脑梗死就诊。高效液相色谱法糖化血红结果为5.7%（39mmol/mol），图谱可见 HbA_{1c} 峰异常（图3-195），毛细管电泳法糖化血红蛋白结果为4.5%（26mmol/mol），图谱未见异常（图3-196）。毛细管电泳法血红蛋白分析图谱未见异常（图3-197），高效液相色谱法血红蛋白分析图谱提示存在未知峰，含量为29.0%（图3-198）。相关实验室检查结果：空腹血糖4.95mmol/L，RBC 5.70×10^{12}/L，Hb 154g/L，MCV 82.8fL，MCH 27.0pg，常规地中海贫血基因检测正常，测序结果为 Hb Ty Gard［*HBB*：c.374C>A，CD 124（CCA>CAA），Pro>Gln］。

Peak Name	NGSP %	Area %	Retention Time (min)	Peak Area
Unknown	---	0.4	0.115	9089
A_{1a}	---	1.3	0.159	32578
A_{1b}	---	2.0	0.229	49035
LA_{1c}	---	2.1	0.372	52011
Unknown	---	2.4	0.442	57886
A_{1c}	5.7	---	0.472	119128
P3	---	4.2	0.756	103448
P4	---	1.2	0.839	29315
A_0	---	81.6	0.973	2009106

Total Area: 2,461,597

Hb A_{1c} (NGSP) = 5.7 %

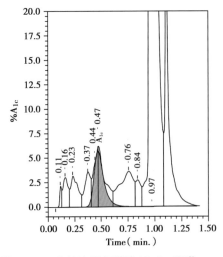

图 3-195　高效液相色谱法 Hb A_{1c} 图谱

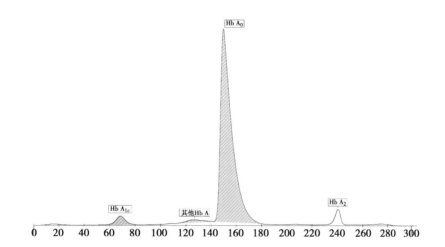

A₁c Haemoglobin Electrophoresis

Fractions	%	mmol/mol	Cal. %
Hb A₁c	-	**26**	4.5
其他 **Hb A**	2.1		
Hb A₀	90.8		
Hb A₂ (!)	3.6		

图 3-196　毛细管电泳法 Hb A₁c 图谱

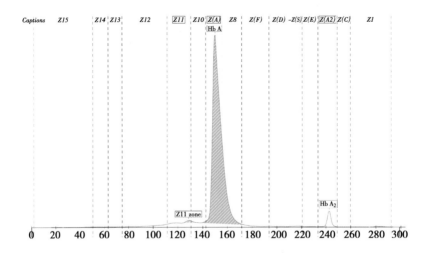

Haemoglobin Electrophoresis

Name	%	Normal Values %
Z11 zone	0.6	
Hb A	95.9	
Hb A$_2$	3.5	

图 3-197　毛细管电泳法血红蛋白分析图谱

Peak Name	Calibrated Area %	Area %	Retention Time (min)	Peak Area
Unknown	---	0.1	1.01	2884
F	0.8	---	1.14	17665
Unknown	---	0.6	1.21	14301
Unknown	---	1.4	1.28	31270
P2	---	3.1	1.36	70285
P3	---	8.1	1.75	180124
Unknown	---	29.0	2.32	647204
A_0	---	52.3	2.45	1167176
A_2	2.8	---	3.66	65293
D-window	---	1.7	4.02	36873

Total Area: 2,233,076

F Concentration = 0.8 %
A_2 Concentration = 2.8 %

Analysis comments:

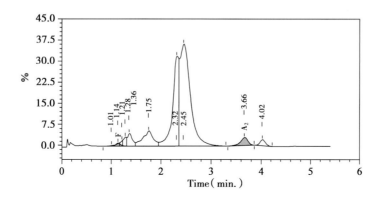

图 3-198　高效液相色谱法血红蛋白分析图谱

（徐安平　纪玲）

75. Hb Molfetta

异常血红蛋白名称及分子特征

Hb Molfetta   beta 126（H4）Val>Leu

HGVS 命名   *HBB*：c.379G>C

病例简介

女性，33 岁，湖南省桃源县人，常规体检。毛细管电泳法未给出糖化血红蛋白结果，图谱异常并提示图形异常，异常血红蛋白未能与 Hb A_0 完全分开（图 3-199），高效液相色谱法糖化血红蛋白结果为 5.2%（33mmol/mol），图谱未见异常（图 3-200），亲和层析法结果为 5.4%（36mmol/mol）。毛细管电泳法（图 3-201）和高效液相色谱法（图 3-202）血红蛋白电泳分析均未见明显异常。相关实验室检查结果：空腹血糖 4.87mmol/L，RBC 4.70×10^{12}/L，Hb 139g/L，MCV 90.3fL，MCH 29.6pg，常规地中海贫血基因检测正常，测序结果为 Hb Molfetta[*HBB*：c.379G>C，CD126（GTG>CTG），Val>Leu]。

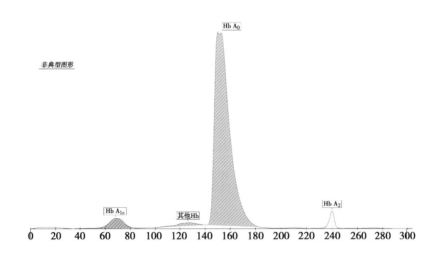

A1c Haemoglobin Electrophoresis

Fractions	%	mmol/mol	Cal. %
Hb A1c (*)	-		
其他Hb	2.0		
Hb A0	91.1		
Hb A2	2.7		

图 3-199 毛细管电泳法 Hb A_{1c} 图谱

Peak Name	NGSP %	Area %	Retention Time (min)	Peak Area
Unknown	---	0.1	0.112	2109
A_{1a}	---	0.9	0.163	15506
A_{1b}	---	0.8	0.234	12392
F	---	0.9	0.264	14477
LA_{1c}	---	1.9	0.385	30701
A_{1c}	5.2	---	0.485	69191
P3	---	3.4	0.770	55249
P4	---	1.3	0.846	21377
A_0	---	86.5	0.984	1411520

Total Area: 1,632,523

Hb A_{1c} (NGSP) = 5.2 %

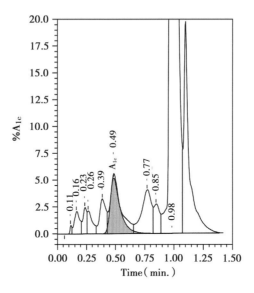

图 3-200　高效液相色谱法 Hb A_{1c} 图谱

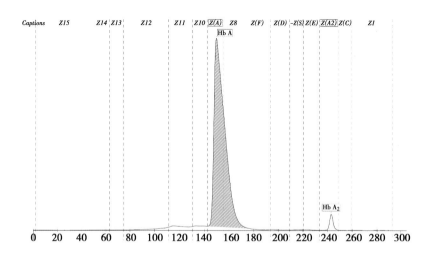

Haemoglobin Electrophoresis

Name	%	Normal Values %
Hb A	97.2	96.8 ~ 97.8
Hb A$_2$	2.8	2.2 ~ 3.2

图 3-201　毛细管电泳法血红蛋白分析图谱

Peak Name	Calibrated Area %	Area %	Retention Time (min)	Peak Area
Unknown	---	0.0	0.96	1219
F	0.5	---	1.08	16979
Unknown	---	1.1	1.25	41521
P2	---	3.9	1.35	140981
P3	---	5.5	1.74	199315
A_0	---	86.5	2.33	3162708
A_2	2.5	---	3.61	91978

Total Area: 3,654,700*

F Concentration = 0.5 %
A_2 Concentration = 2.5 %

*Values outside of expected ranges

Analysis comments:

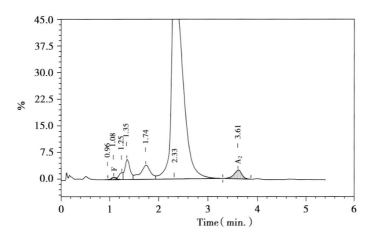

图 3-202　高效液相色谱法血红蛋白分析图谱

（徐安平　纪玲）

76. Hb J-Taichung

异常血红蛋白名称及分子特征

Hb J-Taichung　beta 129（H7）Ala>Asp

HGVS 命名　*HBB*：c.389C>A

病例简介

女性,45岁,广东省梅州市人。毛细管电泳法糖化血红蛋白结果为4.9%（30mmol/mol）,电泳图谱发现异常血红蛋白条带并提示图形异常（图3-203）。毛细管电泳法血红蛋白分析显示异常血红蛋白位于12区,含量为36.1%,Hb A_2 3.2%（图3-204）。相关实验室检查结果: 常规地中海贫血基因检测正常,测序结果为 Hb J-Taichung[*HBB*：c.389C>A, CD129（GCC>GAC）, Ala>Asp]。

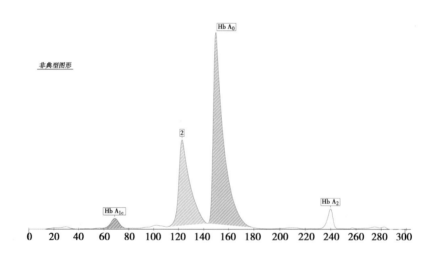

A_{1c} *Haemoglobin Electrophoresis*

Fractions	%	mmol/mol	Cal. %
Hb A_{1c} (*)	-	30	4.9
2	31.9		
Hb A_0	62.1		
Hb A_2 (!)	3.3		

图 3-203　毛细管电泳法 Hb A_{1c} 图谱

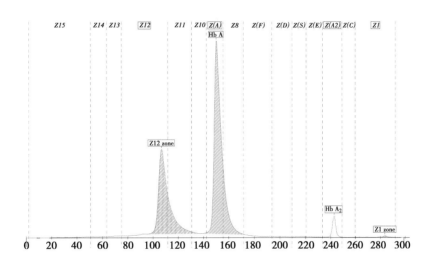

Haemoglobin Electrophoresis

Name	%	Normal Values %
Z12 zone	36.1	
Hb A	60.4	
Hb A$_2$	3.2	
Z1 zone	0.3	

图 3-204　毛细管电泳法血红蛋白分析图谱

（徐安平　纪玲）

77. Hb Nevers

异常血红蛋白名称及分子特征

Hb Nevers   beta 130（H8）Tyr>Ser

HGVS 命名   *HBB*：c.392A>C

病例简介

男性，38 岁，湖南省桃江县人，因参与科研项目（湖南省出生缺陷协同防治科技重大专项，2019SK1010）行地中海贫血相关检查。毛细管电泳法血红蛋白分析图谱未见明显异常，Hb A 含量为 96.3%，Hb A_2 3.7%（图 3-205）。相关实验室检查结果：RBC 5.89×10^{12}/L，Hb 169g/L，MCV 84.6fL，MCH 28.7pg，常规地中海贫血基因检测结果为 $-\alpha^{3.7}/\alpha\alpha$，测序结果为 Hb Nevers［*HBB*：c.392A>C，CD130（TAT>TCT），Tyr>Ser］。

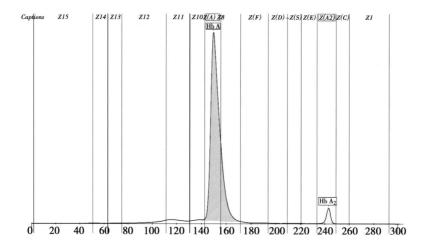

Haemoglobin Electrophoresis

Name	%		Normal Values %
Hb A	96.3	<	96.5 ~ 97.5
Hb A_2	3.7	>	2.5 ~ 3.5

图 3-205　毛细管电泳法血红蛋白分析图谱

（刘沁　席惠　王华）

78. Hb Camden

异常血红蛋白名称及分子特征

Hb Camden（其他名称：Hb Motown、Hb Tokuchi） beta 131（H9）Gln>Glu

HGVS 命名 *HBB*：c.394C>G

📋 病例简介

男，28 岁，广东省汕头市人。毛细管电泳法糖化血红蛋白未给出结果，图谱发现异常血红蛋白条带并提示图形异常（图 3-206），高效液相色谱法糖化血红蛋白结果为 3.69%（17mmol/mol），色谱图发现 P3 峰含量为 48.69%，提示可能存在异常血红蛋白干扰（图 3-207），亲和层析法糖化血红蛋白结果为 4.4%（28mmol/mol）。毛细管电泳法血红蛋白分析显示异常血红蛋白位于 10 区，与 Hb A 不能完全分开（图 3-208）。相关实验室检查结果：常规地中海贫血基因检测正常，测序结果为 Hb Camden [*HBB*：c.394C>G，CD131（CAG>GAG），Gln>Glu]。

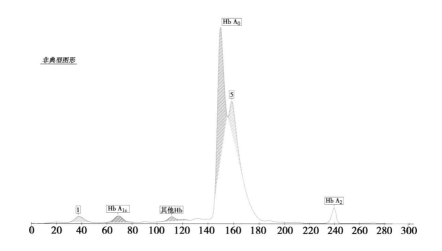

A_{1c} *Haemoglobin Electrophoresis*

Fractions	%	mmol/mol	Cal. %
Hb A_{1c} (*)	-		
1	4.7		
其他Hb	3.7		
Hb A_0	61.4		
5	18.2		
Hb A_2 (!)	6.7		

图 3-206 毛细管电泳法 Hb A_{1c} 图谱

Note:

Possible variant interference. Unread barcode

Comment:

Minor peak(s) > 10%

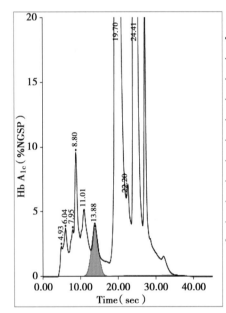

Peak Name	RT	Area	Area%	Concentration (% NGSP)
A_{1a}	4.93	678.89	0.40	---
Unknown	6.04	2185.01	1.29	---
Unknown	7.95	1705.35	1.01	---
F	8.80	4552.56	2.70	---
LA_{1c}	11.01	4536.63	2.69	---
Hb A_{1c}	13.88	4007.60	---	3.69
P3	19.70	82221.58	48.69	---
Unknown	22.20	393.83	0.23	---
A_0	24.41	68589.57	40.62	---

Total Area: 168871

Status: Held

图 3-207　高效液相色谱法 Hb A_{1c} 图谱

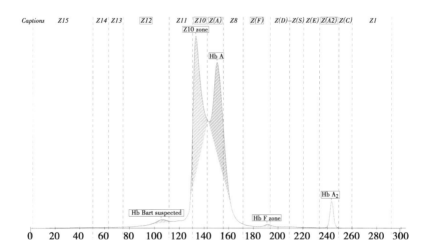

Haemoglobin Electrophoresis

Name	%	Normal Values %
Hb Bart suspected	1.9	
Z10 zone	49.3	
Hb A	42.7	
Hb F zone	0.7	
Hb A$_2$	5.4	

图 3-208　毛细管电泳法血红蛋白分析图谱

（徐安平　纪玲）

79. Hb Takasago

异常血红蛋白名称及分子特征

Hb Takasago　beta 132（H10）Lys>Glu

HGVS 命名　*HBB*：c.397A>G

病例简介

男性,57 岁,四川省南充市人,常规体检。毛细管电泳法糖化血红蛋白为 5.6%（38mmol/mol）,图谱发现异常血红蛋白条带并提示图形异常（图 3-209）,高效液相色谱法糖化血红蛋白结果为 48.8%（510mmol/mol）,怀疑是异常血红蛋白与 Hb A_{1c} 共同洗脱。毛细管电泳法血红蛋白分析显示异常血红蛋白位于 11 区（图 3-210）,含量为 45.1%,Hb A_2 2.7%。相关实验室检查结果：空腹血糖 4.53mmol/L,RBC 5.38×10^{12}/L,Hb 156g/L,MCH 29.0pg,MCV 88.3fL,常规地中海贫血基因检测正常,测序结果为 Hb Takasago[*HBB*：c.397A>G, CD 132（AAA>GAA）,Lys>Glu]。

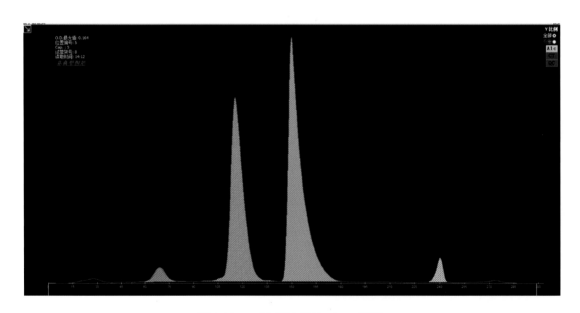

图 3-209　毛细管电泳法 Hb A_{1c} 图谱

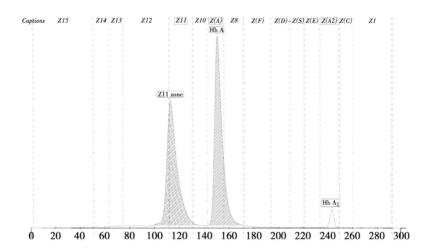

Haemoglobin Electrophoresis

Name	%	Normal Values %
Z11 zone	45.1	
Hb A	52.2	
Hb A$_2$	2.7	

图 3-210　毛细管电泳法血红蛋白分析图谱

（张玫）

80. Hb Petit Bourg

异常血红蛋白名称及分子特征

Hb Petit Bourg　beta 136（H14）Gly>Ala

HGVS 命名　*HBB*：c.410G>C

病例简介

男性，41 岁，广东省深圳市人，因糖代谢异常就诊。高效液相色谱法糖化血红蛋白结果为 7.13%（54mmol/mol），图谱提示 Hb A_{1c} 宽峰，LA_{1c} 与 Hb A_{1c} 未正常分离（图 3-211）。毛细管电泳法糖化血红蛋白结果为 6.3%（45mmol/mol），图谱未见异常（图 3-212）。毛细管电泳法（图 3-213）和高效液相色谱法（图 3-214）血红蛋白分析均未见明显异常。相关实验室检查结果：空腹血糖 6.05mmol/L，RBC 4.69×10^{12}/L，Hb 126g/L，MCV 84.2fL，MCH 26.9pg，常规地中海贫血基因检测正常，测序结果为 Hb Petit Bourg [*HBB*：c.410G>C，CD136（GGT>GCT），Gly>Ala]。

🏴 Note:

Unread barcode. A1c peak shape (broad peak). LA1c - A1c unusual separation

Comment:

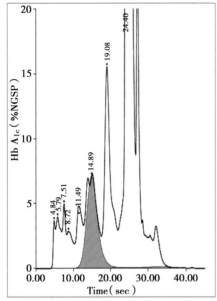

Peak Name	RT	Area	Area%	Concentration (% NGSP)
Unknown	4.84	607.10	0.51	---
A_{1a}	5.79	1455.80	1.22	---
A_{1b}	7.51	1359.34	1.14	---
F	8.72	1366.93	1.14	---
LA_{1c}	11.49	3204.24	2.68	---
Hb A_{1c}	14.89	6749.61	---	7.13
P3	19.08	8137.56	6.80	---
A_0	24.40	96781.62	80.88	---

Total Area: 119662

Status: Held

图 3-211　高效液相色谱法 Hb A_{1c} 图谱

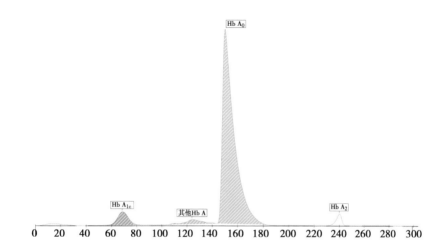

A_{1c} Haemoglobin Electrophoresis

Fractions	%	mmol/mol	Cal. %
Hb A_{1c}	-	**45**	6.3
其他 Hb A	3.1		
Hb A_0	88.4		
Hb A_2	2.7		

图 3-212　毛细管电泳法 Hb A_{1c} 图谱

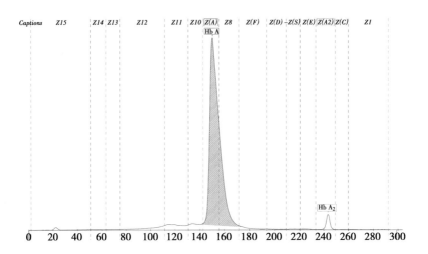

Haemoglobin Electrophoresis

Name	%		Normal Values %
Hb A	97.0	>	≥ 96.8
Hb A₂	3.0	<	22.0 ~ 32.0

图 3-213　毛细管电泳法血红蛋白分析图谱

Peak Name	Calibrated Area %	Area %	Retention Time (min)	Peak Area
P1	---	0.0	0.91	625
Unknown	---	0.1	1.00	2663
F	0.6	---	1.09	16782
Unknown	---	1.4	1.26	37451
Unknown	---	2.9	1.35	76201
P2	---	3.0	1.40	77944
P3	---	7.5	1.71	196679
Unknown	---	5.7	2.03	149816
A_0	---	76.2	2.46	1999664
A_2	2.8	---	3.60	67432

Total Area: 2,625,257

F Concentration = 0.6 %
A_2 Concentration = 2.8 %

Analysis comments:

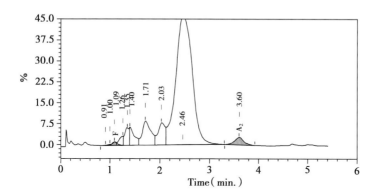

图 3-214　高效液相色谱法血红蛋白分析图谱

（徐安平　纪玲）

81. Hb Hope

异常血红蛋白名称及分子特征

Hb Hope   beta 136（H14）Gly>Asp

HGVS 命名   *HBB*：c.410G>A

📋 病例简介

男，35 岁，常规体检。毛细管电泳法糖化血红蛋白结果 7.1%（54mmol/mol），图谱发现异常血红蛋白条带且提示图形异常（图 3-215），高效液相色谱法糖化血红蛋白结果 48.9%（511mmol/mol），怀疑是异常血红蛋白与 Hb A_{1c} 共同洗脱，导致结果假性增高（图 3-216），亲和层析法糖化血红蛋白结果为 4.46%（25mmol/mol）。毛细管电泳法血红蛋白分析显示异常血红蛋白位于 10 区（图 3-217），含量为 43.2%，Hb A_2 4.2%。相关实验室检查结果：RBC 3.99×10^{12}/L，Hb 118g/L，MCV 82.7fL，MCH 29.6pg，常规地中海贫血基因检测正常，测序结果为 Hb Hope [*HBB*：c.410G>A，CD136（GGT>GAT），Gly>Asp]。

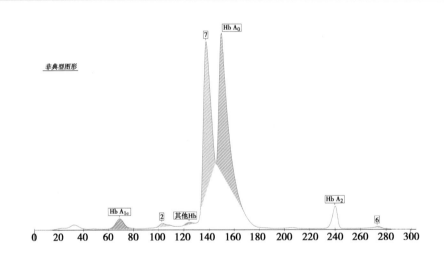

A_{1c} Haemoglobin Electrophoresis

Fractions	%	mmol/mol	Cal. %
Hb A_{1c} (*)	-	54	7.1
2	1.0		
其他 Hb	0.6		
Hb A_0	47.3		
Hb A_2 (!)	4.6		
6	0.3		
7	42.4		

图 3-215   毛细管电泳法 Hb A_{1c} 图谱

Peak Name	NGSP %	Area %	Retention Time (min)	Peak Area
Unknown	---	0.3	0.116	6234
A₁ₐ	---	1.0	0.167	19543
A₁ᵦ	---	1.3	0.230	25287
F	---	4.3	0.269	84083
Unknown	---	1.0	0.370	19932
A₁ᵪ	48.9*	---	0.548	832550
P3	---	3.2	0.714	63629
A₀	---	46.6	0.990	918400

*Values outside of expected ranges   Total Area: 1,969,657

Hb A₁ᵪ (NGSP) = 48.9* %

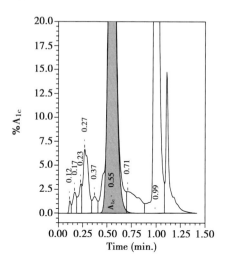

图 3-216　高效液相色谱法 Hb A$_{1c}$ 图谱

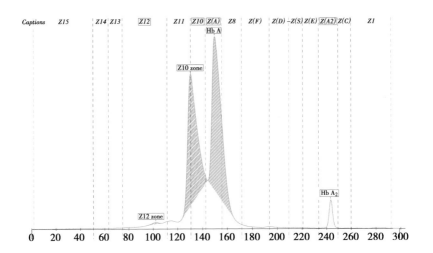

Haemoglobin Electrophoresis

Name	%	Normal Values %
Z12 zone	0.3	
Z10 zone	43.2	
Hb A	52.3	
Hb A$_2$	4.2	

图 3-217　毛细管电泳法血红蛋白分析图谱

（徐安平　纪玲）

82. Hb Hinsdale

异常血红蛋白名称及分子特征

Hb Hinsdale beta 139 (H17) Asn>Lys

HGVS 命名 *HBB*: c.[420T>C or 420T>A]

病例简介

男,30 岁,缅甸人。毛细管电泳法未给出糖化血红蛋白结果,图谱发现异常血红蛋白条带并提示图形异常(图 3-218),高效液相色谱法糖化血红蛋白结果为 5.75%(39mmol/mol),色谱图显示 D 窗存在变异体,含量为 43.57%(图 3-219),亲和层析法糖化血红蛋白结果为 5.3%(34mmol/mol)。毛细管电泳法血红蛋白分析显示异常血红蛋白位于 8 区,含量为 45.0%,Hb A$_2$ 3.0%(图 3-220)。相关实验室检查结果:常规地中海贫血基因检测正常,测序结果为 Hb Hinsdale[*HBB*: c.420T>A, CD139 (AAT>AAA), Asn>Lys]。

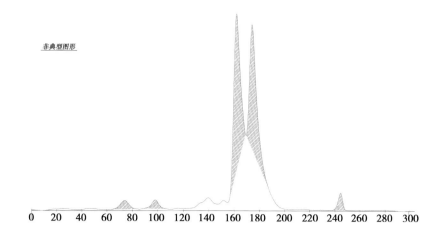

非典型图形

A$_{1c}$ *Haemoglobin Electrophoresis*

Fractions	%	mmol/mol	Cal. %
	4.0		
	3.2		
	45.6		
	42.9		
	4.3		

图 3-218 毛细管电泳法 Hb A$_{1c}$ 图谱

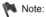 Note:

Possible variant interference. Unread barcode

Comment:

Elevated peak in D-window

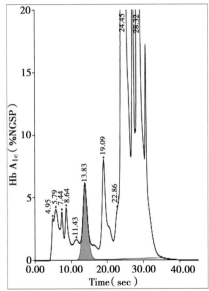

Peak Name	RT	Area	Area%	Concentration (% NGSP)
Unknown	4.95	620.26	0.48	---
A₁ₐ	5.79	1732.40	1.35	---
A₁ᵦ	7.44	1076.37	0.84	---
F	8.64	1458.25	1.13	---
LA₁c	11.43	746.76	0.58	---
Hb A₁c	13.83	3089.92	---	5.75
P3	19.09	4127.73	3.21	---
Unknown	22.86	1540.68	1.20	---
A₀	24.45	58191.62	45.24	---
D-Window	28.32	56037.48	43.57	---

Total Area: 128621

Status: Held

图 3-219　高效液相色谱法 Hb A₁c 图谱

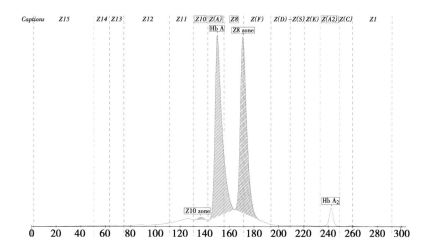

Haemoglobin Electrophoresis

Name	%	Normal Values %
Z10 zone	0.4	
Hb A	51.6	
Z8 zone	45.0	
Hb A$_2$	3.0	

图 3-220　毛细管电泳法血红蛋白分析图谱

（徐安平　纪玲）

83. Hb Inglewood

异常血红蛋白名称及分子特征

Hb Inglewood   beta 142（H20）Ala>Thr

HGVS 命名   *HBB*：c.427G>A

病例简介

女性，37 岁，黑龙江省鸡东县人，常规体检。高效液相色谱法糖化血红蛋白结果为 2.5%（4mmol/mol），色谱图发现存在未知变异峰，含量为 32.5%（图 3-221），毛细管电泳法糖化血红蛋白结果为 5.0%（31mmol/mol），电泳图未见异常（图 3-222）。毛细管电泳法血红蛋白分析 Hb A_2 含量为 2.9%，图谱正常（图 3-223）。相关实验室检查结果：空腹血糖 4.84mmol/L，RBC 4.45 × 10^{12}/L，Hb 134g/L，MCV 91.0fL，MCH 30.1pg，常规地中海贫血基因检测正常，测序结果为 Hb Inglewood [*HBB*：c.427G>A，CD142（GCC>ACC），Ala>Thr]。

Peak Name	NGSP %	Area %	Retention Time (min)	Peak Area
Unknown	---	0.3	0.114	9761
A$_{1a}$	---	0.9	0.163	26208
A$_{1b}$	---	0.6	0.235	17192
F	---	0.8	0.257	24974
Unknown	---	0.6	0.368	18128
Unknown	---	0.4	0.403	11106
LA$_{1c}$	---	2.0	0.453	60450
A$_{1c}$	2.5*	---	0.526	56472
P3	---	3.6	0.778	107151
P4	---	0.9	0.869	26072
Unknown	---	32.5	0.972	966518
A$_0$	---	55.5	1.009	1651345

*Values outside of expected ranges   Total Area: 2,975,377

Hb A$_{1c}$ (NGSP) = 2.5* %

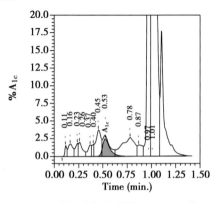

图 3-221　高效液相色谱法 Hb A$_{1c}$ 图谱

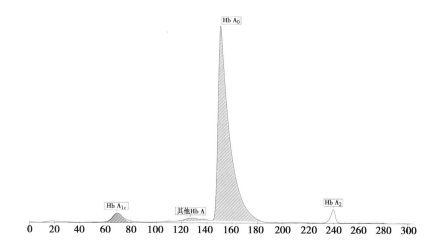

A₁c Haemoglobin Electrophoresis

Fractions	%	mmol/mol	Cal. %
Hb A₁c	-	31	5.0
其他Hb A	2.1		
Hb A₀	91.3		
Hb A₂	2.6		

图 3-222　毛细管电泳法 Hb A₁c 图谱

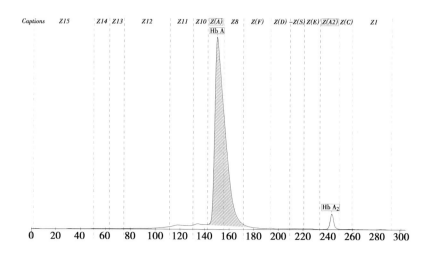

Haemoglobin Electrophoresis

Name	%	Normal Values %
Hb A	97.1	96.8 ~ 97.8
Hb A₂	2.9	2.2 ~ 3.2

图 3-223　毛细管电泳法血红蛋白分析图谱

（徐安平　纪玲）

4

第四章

HBD 异常血红蛋白

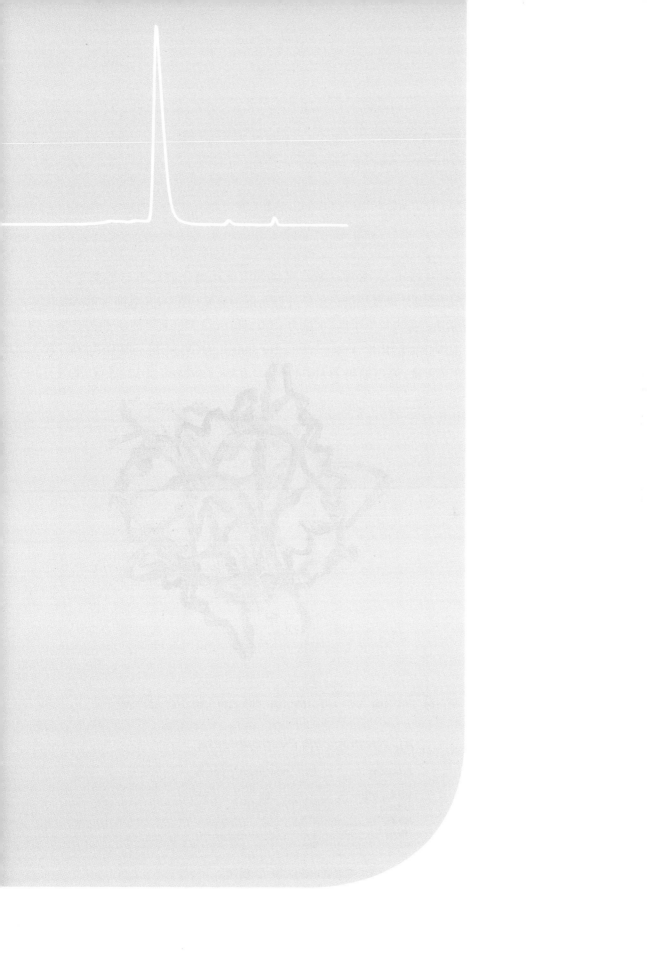

1. Hb A$_2$-NYU

异常血红蛋白名称及分子特征

Hb A$_2$-NYU   delta 12（A9）Asn>Lys

HGVS 命名   *HBD*：c.39T>A

📋 病例简介

男性，48 岁，湖南省长沙市人，常规体检。毛细管电泳法糖化血红蛋白结果为 5.6%（38mmol/mol），电泳图谱发现异常血红蛋白条带并提示图形异常（图 4-1），毛细管电泳法血红蛋白分析显示此异常血红蛋白位于 1 区，含量为 1.0%，Hb A$_2$ 1.3%（图 4-2）。相关实验室检查结果：空腹血糖 4.35mmol/L，RBC 4.60 × 10^{12}/L，Hb 144g/L，MCV 91.3fL，MCH 31.3pg，常规地中海贫血基因检测正常，测序结果为 Hb A$_2$-NYU［*HBD*：c.39T>A，CD12（AAT>AAA），Asn>Lys］。

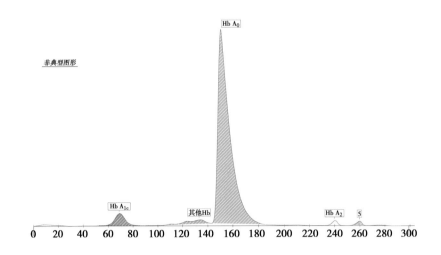

A$_{1c}$ Haemoglobin Electrophoresis

Fractions	%	mmol/mol	Cal. %
Hb A$_{1c}$ (*)	-	38	5.6
其他Hb	2.9		
Hb A$_0$	90.2		
Hb A$_2$	1.1		
5	0.9		

图 4-1　毛细管电泳法 Hb A$_{1c}$ 图谱

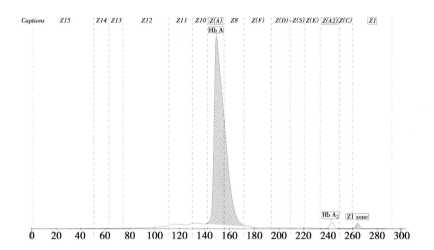

Haemoglobin Electrophoresis

Name	%	Normal Values %
Hb A	97.7	
Hb A$_2$	1.3	
Z1 zone	1.0	

图 4-2　毛细管电泳法血红蛋白分析图谱

（徐安平　纪玲）

2. Hb A$_2$-Dongguan

异常血红蛋白名称及分子特征

Hb A$_2$-Dongguan   delta 21(B3)Asp>Gly

HGVS 命名   *HBD*：c.65A>G

病例简介

女性，73 岁，湖北省武汉市人。毛细管电泳法糖化血红蛋白结果为 5.4%（35mmol/mol），电泳图谱发现异常血红蛋白条带并提示图形异常（图 4-3），毛细管电泳法血红蛋白分析显示异常血红蛋白位于 1 区，含量为 1.0%，Hb A$_2$ 1.5%（图 4-4）。相关实验室检查结果：空腹血糖 6.10mmol/L，RBC 3.15×10^{12}/L，Hb 101g/L，MCV 96.8fL，MCH 32.1pg，常规地中海贫血基因检测正常，测序结果为 Hb A$_2$-Dongguan[*HBD*：c.65A>G，CD21（GAT>GGT），Asp>Gly]。

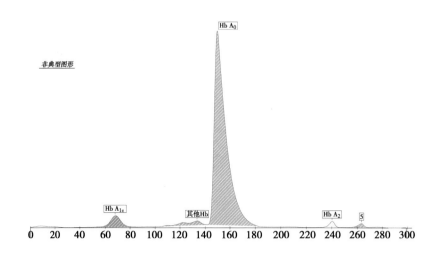

A$_{1c}$ Haemoglobin Electrophoresis

Fractions	%	mmol/mol	Cal. %
Hb A$_{1c}$ (*)	-	35	5.4
其他Hb	2.9		
Hb A$_0$	90.2		
Hb A$_2$	1.4		
5	0.9		

图 4-3　毛细管电泳法 Hb A$_{1c}$ 图谱

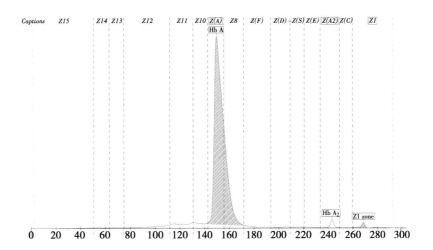

Haemoglobin Electrophoresis

Name	%	Normal Values %
Hb A	97.5	
Hb A$_2$	1.5	
Z1 zone	1.0	

图 4-4　毛细管电泳法血红蛋白分析图谱

（徐安平　纪玲）

3. Hb A₂-Sanremo

异常血红蛋白名称及分子特征

Hb A₂-Sanremo   delta 36（C2）Pro>Arg

HGVS 命名   *HBD*：c.110C>G

病例简介

　　女性,35 岁,山东省莱西市人。毛细管电泳法糖化血红蛋白结果为 5.2%（34mmol/mol）,电泳图谱发现异常血红蛋白条带并提示图形异常（图 4-5）,毛细管电泳法血红蛋白分析显示异常血红蛋白位于 1 区,含量为 0.5%,Hb A₂ 1.5%（图 4-6）。相关实验室检查结果：RBC 4.79 × 10¹²/L, Hb 139g/L, MCH 29.0pg, MCV 87.3fL。常规地中海贫血基因检测正常,测序结果为 Hb A₂-Sanremo[*HBD*：c.110C>G, CD36（CCT>CGT）, Pro>Arg]。

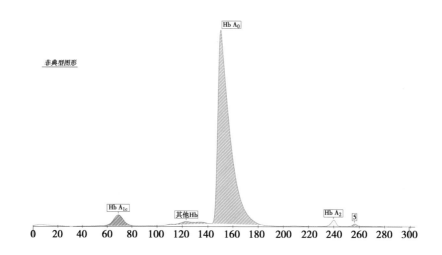

图 4-5　毛细管电泳法 Hb A₁c 图谱

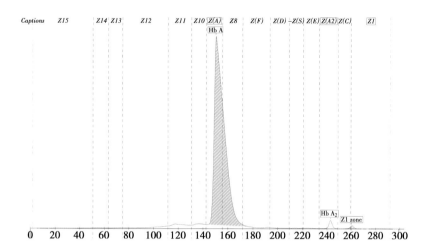

Haemoglobin Electrophoresis

Name	%	Normal Values %
Hb A	98.0	
Hb A$_2$	1.5	
Z1 zone	0.5	

图 4-6　毛细管电泳法血红蛋白分析图谱

（徐安平　纪玲）

4. Hb A$_2$-Qiaokou

异常血红蛋白名称及分子特征

Hb A$_2$-Qiaokou　　delta 40（C6）Arg>Ser

HGVS 命名　　*HBD*：c.123G>T

病例简介

　　男性，38 岁，湖北省武汉市人。毛细管电泳法糖化血红蛋白结果为 5.8%（40mmol/mol），电泳图谱发现异常血红蛋白条带并提示图形异常（图 4-7），毛细管电泳法血红蛋白分析显示此异常血红蛋白位于 E 区，含量为 1.1%，Hb A$_2$ 1.2%（图 4-8）。相关实验室检查结果：空腹血糖 6.35mmol/L，RBC 5.21 × 10^{12}/L，Hb 156g/L，MCV 87.8fL，MCH 29.9pg，常规地中海贫血基因检测正常，测序结果为 Hb A$_2$-Qiaokou[*HBD*：c.123G>T，CD40（AGG>AGT），Arg>Ser]。

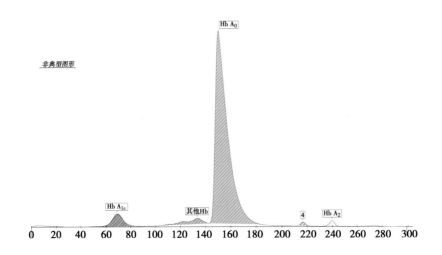

A$_{1c}$ Haemoglobin Electrophoresis

Fractions	%	mmol/mol	Cal. %
Hb A$_{1c}$ (*)	-	40	5.8
其他Hb	3.6		
Hb A$_0$	89.4		
4	0.7		
Hb A$_2$	1.2		

图 4-7　毛细管电泳法 Hb A$_{1c}$ 图谱

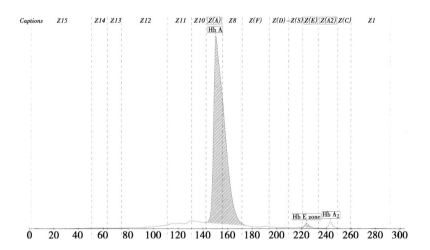

Haemoglobin Electrophoresis

Name	%	Normal Values %
Hb A	97.7	
Hb E zone	1.1	
Hb A₂	1.2	

图 4-8　毛细管电泳法血红蛋白分析图谱

（徐安平　纪玲）

5. Hb A₂-Melbourne

异常血红蛋白名称及分子特征

Hb A₂-Melbourne   delta 43（CD2）Glu>Lys

HGVS 命名   *HBD*：c.130G>A

📋 病例简介

女性，29 岁，广西壮族自治区忻城县人，常规产检。毛细管电泳法糖化血红蛋白结果为 4.5%（26mmol/mol），电泳图谱发现异常血红蛋白条带（图 4-9），毛细管电泳法血红蛋白电泳分析显示异常血红蛋白位于 1 区，含量为 0.9%，Hb A₂ 1.2%（图 4-10）。相关实验室检查结果：RBC 3.82×10^{12}/L，Hb 119g/L，MCV 91.1fL，MCH 31.2pg，常规地中海贫血基因检测正常，测序结果为 Hb A₂-Melbourne[*HBD*：c.130G>A，CD43（GAG>AAG），Glu>Lys]。

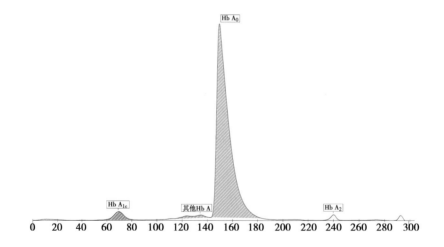

A₁c Haemoglobin Electrophoresis

Fractions	%	mmol/mol	Cal. %
Hb A₁c	-	26	4.5
其他 Hb A	2.2		
Hb A₀	93.2		
Hb A₂	1.2		

图 4-9   毛细管电泳法 Hb A₁c 图谱

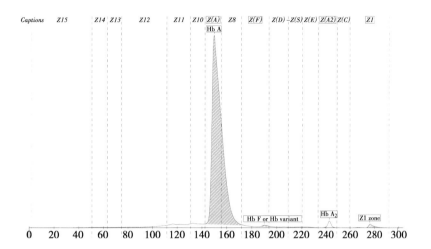

Haemoglobin Electrophoresis

Name	%	Normal Values %
Hb A	97.4	
Hb F or Hb variant	0.5	
Hb A$_2$	1.2	
Z1 zone	0.9	

图 4-10 毛细管电泳法血红蛋白分析图谱

（徐安平　纪玲）

6. Hb A$_2$-Guangdong

异常血红蛋白名称及分子特征

Hb A$_2$-Guangdong   delta 65（E9）Lys>Met

HGVS 命名   *HBD*：c.197A>T

📋 病例简介

男性，51 岁，广东省罗定市人，因糖尿病就诊。毛细管电泳法糖化血红蛋白结果为 12.9%（117mmol/mol），电泳图谱发现异常血红蛋白条带（图 4-11），毛细管电泳法血红蛋白分析显示此异常血红蛋白位于 D 区，含量为 1.0%，Hb A$_2$ 1.1%（图 4-12）。相关实验室检查结果：空腹血糖 25.18mmol/L，RBC 5.83 × 10^{12}/L，Hb 179g/L，MCV 91.3fL，MCH 30.7pg，常规地中海贫血基因检测正常，测序结果为 Hb A$_2$-Guangdong [*HBD*：c.197A>T，CD65（AAG>ATG），Lys>Met]。

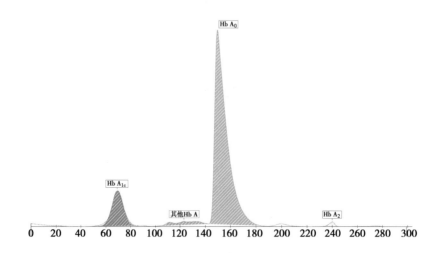

A$_{1c}$ Haemoglobin Electrophoresis

Fractions	%	mmol/mol	Cal. %
Hb A$_{1c}$	-	117	12.9
其他 Hb A	3.2		
Hb A$_0$	81.4		
Hb A$_2$	0.9		

图 4-11   毛细管电泳法 Hb A$_{1c}$ 图谱

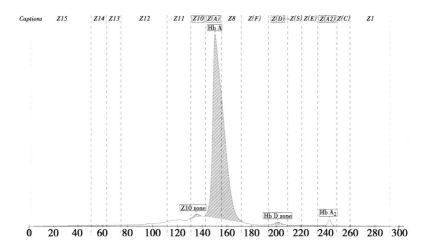

Haemoglobin Electrophoresis

Name	%	Normal Values %
Z10 zone	0.9	
Hb A	97.0	
Hb D zone	1.0	
Hb A$_2$	1.1	

图 4-12　毛细管电泳法血红蛋白分析图谱

（徐安平　纪玲）

7. Hb A$_2$-Yunnan

异常血红蛋白名称及分子特征

Hb A$_2$-Yunnan　delta 65（E9）Lys>Asn

HGVS 命名　*HBD*: c.198G>C

病例简介

男性，48 岁，四川省仁寿县人，因肢体疼痛就诊。毛细管电泳法糖化血红蛋白结果为 5.6%（37mmol/mol），电泳图谱发现异常血红蛋白条带并提示图形异常（图 4-13），毛细管电泳法血红蛋白分析显示此异常血红蛋白位于 D 区，含量为 1.2%，Hb A$_2$ 1.4%（图 4-14）。相关实验室检查结果：空腹血糖 5.40mmol/L，RBC 4.71 × 10^{12}/L，Hb 145g/L，MCV 93.2fL，MCH 30.8pg，常规地中海贫血基因检测均正常，测序结果为 Hb A$_2$-Yunnan［*HBD*: c.198G>C，CD65（AAG>AAC），Lys>Asn］。

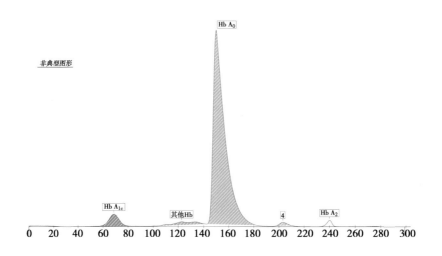

A$_{1c}$ Haemoglobin Electrophoresis

Fractions	%	mmol/mol	Cal. %
Hb A$_{1c}$ (*)	-	37	5.6
其他 Hb	2.7		
Hb A$_0$	90.1		
4	1.1		
Hb A$_2$	1.3		

图 4-13　毛细管电泳法 Hb A$_{1c}$ 图谱

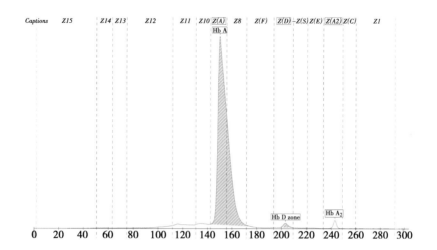

Haemoglobin Electrophoresis

Name	%	Normal Values %
Hb A	97.4	
Hb D zone	1.2	
Hb A$_2$	1.4	

图 4-14　毛细管电泳法血红蛋白分析图谱

（徐安平　纪玲）

8. Hb A$_2$-Henan

异常血红蛋白名称及分子特征

Hb A$_2$-Henan　　delta 73（E17）Asp>Val

HGVS 命名　*HBD*: c.221A>T

📋 **病例简介**

女性，57 岁，湖南省益阳市人，常规体检。毛细管电泳法糖化血红蛋白结果为 5.5%（37mmol/mol），电泳图谱发现异常血红蛋白条带并提示图形异常（图 4-15），毛细管电泳法血红蛋白分析显示此异常血红蛋白位于 1 区，含量为 1.2%，Hb A$_2$ 1.3%（图 4-16）。相关实验室检查结果：空腹血糖 4.71mmol/L，RBC 4.19 × 10^{12}/L，Hb 124g/L，MCV 92.1fL，MCH 29.6pg，常规地中海贫血基因检测正常，测序结果为 Hb A$_2$-Henan [*HBD*: c.221A>T，CD73（GAT>GTT），Asp>Val]。

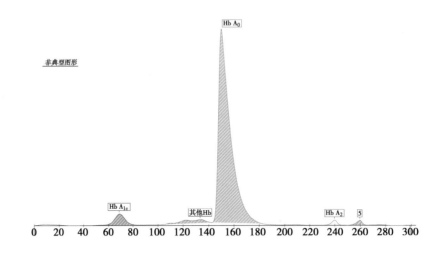

A$_{1c}$ *Haemoglobin Electrophoresis*

Fractions	%	mmol/mol	Cal. %
Hb A$_{1c}$ (*)	-	37	5.5
其他 Hb	3.1		
Hb A$_0$	90.0		
Hb A$_2$	1.1		
5	1.1		

图 4-15　毛细管电泳法 Hb A$_{1c}$ 图谱

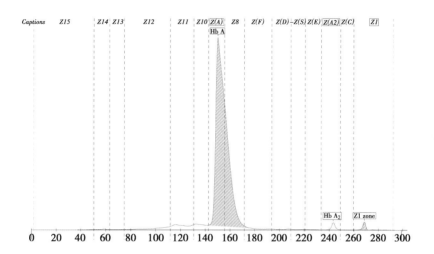

Haemoglobin Electrophoresis

Name	%	Normal Values %
Hb A	97.5	
Hb A$_2$	1.3	
Z1 zone	1.2	

图 4-16　毛细管电泳法血红蛋白分析图谱

（徐安平　纪玲）

9. Hb A$_2$-Kiriwong

异常血红蛋白名称及分子特征

Hb A$_2$-Kiriwong   delta 77 (EF1) His>Arg

HGVS 命名   *HBD*: c.233A>G

病例简介

男性,48 岁,广东省大埔县人,常规体检。毛细管电泳法糖化血红蛋白结果为 5.8% (40mmol/mol),电泳图谱发现异常血红蛋白条带并提示图形异常(图 4-17),毛细管电泳法血红蛋白分析显示此异常血红蛋白位于 1 区,含量为 1.2%,Hb A$_2$ 1.5%(图 4-18)。相关实验室检查结果:空腹血糖 4.66mmol/L,RBC 5.02×10^{12}/L,Hb 155g/L,MCV 92.8fL,MCH 30.9pg,常规地中海贫血基因检测正常,测序结果为 Hb A$_2$-Kiriwong[*HBD*: c.233A>G,CD77 (CAC>CGC),His>Arg]。

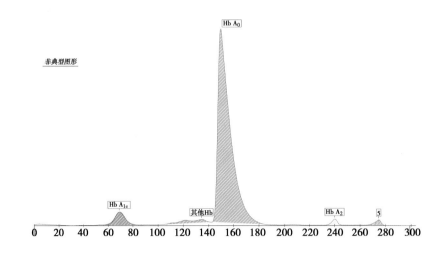

A$_{1c}$ Haemoglobin Electrophoresis

Fractions	%	mmol/mol	Cal. %
Hb A$_{1c}$ (*)	-	40	5.8
其他Hb	2.8		
Hb A$_0$	89.6		
Hb A$_2$	1.3		
5	1.3		

图 4-17　毛细管电泳法 Hb A$_{1c}$ 图谱

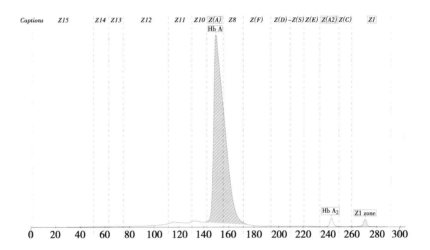

Haemoglobin Electrophoresis

Name	%	Normal Values %
Hb A	97.3	
Hb A$_2$	1.5	
Z1 zone	1.2	

图 4-18　毛细管电泳法血红蛋白分析图谱

（徐安平　纪玲）

10. Hb A₂-Wuchang

异常血红蛋白名称及分子特征

Hb A₂-Wuchang   delta 96（FG3）Leu>Arg

HGVS 命名   *HBD*：c.290T>G

📋 病例简介

男性，78岁，湖北省武汉市人，因失眠来我院就诊。毛细管电泳法糖化血红蛋白结果为 5.3%（34mmol/mol），电泳图谱发现异常血红蛋白条带并提示图形异常（图 4-19），毛细管电泳法血红蛋白分析显示异常血红蛋白位于 1 区，含量为 0.5%，Hb A₂ 1.2%（图 4-20）。相关实验室检查结果：空腹血糖 4.87mmol/L，RBC 4.76×10^{12}/L，Hb 141g/L，MCV 88.0fL，MCH 29.6pg，常规地中海贫血基因检测正常，测序结果为 Hb A₂-Wuchang[*HBD*：c.290T>G，CD96（CTC>CGC），Leu>Arg]。

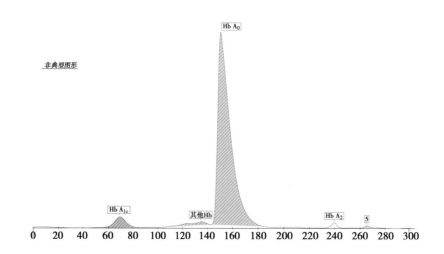

A₁c Haemoglobin Electrophoresis

Fractions	%	mmol/mol	Cal. %
Hb A₁c (*)	-	34	5.3
其他 Hb	2.2		
Hb A₀	91.9		
Hb A₂	1.1		
5	0.3		

图 4-19   毛细管电泳法 Hb A₁c 图谱

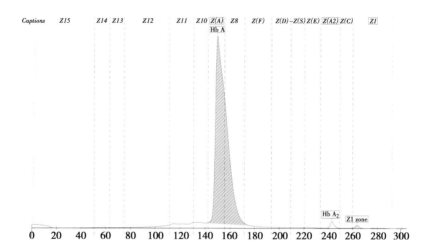

Haemoglobin Electrophoresis

Name	%	Normal Values %
Hb A	98.3	
Hb A$_2$	1.2	
Z1 zone	0.5	

图 4-20　毛细管电泳法血红蛋白分析图谱

（徐安平　纪玲）

11. Hb A₂-Sichuan

异常血红蛋白名称及分子特征

Hb A₂-Sichuan   delta 99（G1）Asp>Gly

HGVS 命名   *HBD*：c.299A>G

病例简介

女性，50 岁，重庆市人。毛细管电泳法糖化血红蛋白结果为 5.6%（38mmol/mol），电泳图谱发现异常血红蛋白条带并提示图形异常（图 4-21），毛细管电泳法血红蛋白分析显示此异常血红蛋白位于 C 区，含量为 0.7%，Hb A₂ 0.9%（图 4-22）。相关实验室检查结果：RBC 4.25 × 10¹²/L，Hb 134g/L，MCV 98.1fL，MCH 31.5pg，常规地中海贫血基因检测正常，测序结果为 Hb A₂-Sichuan [*HBD*：c.299A>G，CD99（GAT>GGT），Asp>Gly]。

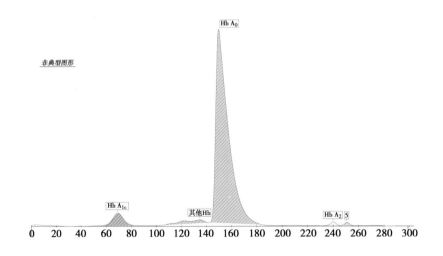

A₁c Haemoglobin Electrophoresis

Fractions	%	mmol/mol	Cal. %
Hb A₁c (*)	-	38	5.6
其他 Hb	2.8		
Hb A₀	90.9		
Hb A₂	0.8		
5	0.6		

图 4-21　毛细管电泳法 Hb A₁c 图谱

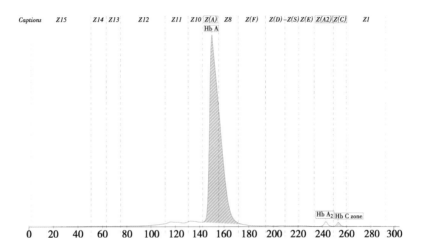

Haemoglobin Electrophoresis

Name	%	Normal Values %
Hb A	98.4	
Hb A₂	0.9	
Hb C zone	0.7	

图 4-22　毛细管电泳法血红蛋白分析图谱

（徐安平　纪玲）

12. Hb A$_2$-Tianhe

异常血红蛋白名称及分子特征

Hb A$_2$-Tianhe　delta 107（G9）Gly>Asp

HGVS 命名　*HBD*: c.323G>A

病例简介

女性，23 岁，广东省广州市人，常规产检。毛细管电泳法血红蛋白分析显示异常血红蛋白位于 E 区，含量为 0.9%，Hb A$_2$ 3.1%（图 4-23）。相关实验室检查结果：RBC 5.8×10^{12}/L，Hb 120g/L，MCV 68.9fL，MCH 20.7pg，常规地中海贫血基因结果为 $\beta^{CD41-42(-TCTT)}$/β，测序结果为 Hb A$_2$-Tianhe[*HBD*: c.323G>A，CD107（GGC>GAC），Gly>Asp]。

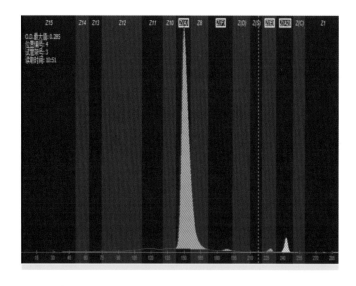

Haemoglobin Electrophoresis

Name	%
Hb A	95.1
Hb Z(E) zone	0.9
Hb A$_2$	3.1

图 4-23　毛细管电泳法血红蛋白分析图谱

（曹群　李东至）

13. Hb A₂-Troodos

异常血红蛋白名称及分子特征

Hb A₂-Troodos（其他名称：Hb A₂-Corfu） delta 116（G18）Arg>Cys

HGVS 命名　*HBD*：c.349C>T

📋 病例简介

男性，30岁，广东省高州市人，常规产检，小细胞低色素性贫血。毛细管电泳法糖化血红蛋白结果为5.6%（37mmol/mol），电泳图谱发现异常血红蛋白条带并提示图形异常（图4-24），毛细管电泳法血红蛋白分析显示异常血红蛋白位于 D 区，含量为0.7%，Hb A₂ 1.3%（图4-25）。相关实验室检查结果：RBC 6.13×10^{12}/L，Hb 145g/L，MCV 76.3fL，MCH 23.7pg，常规地中海贫血基因检测结果为 $\alpha\alpha^{QS}/\alpha\alpha$，测序结果为 Hb A₂-Troodos [*HBD*：c.349C>T，CD116（CGC>TGC），Arg>Cys]。

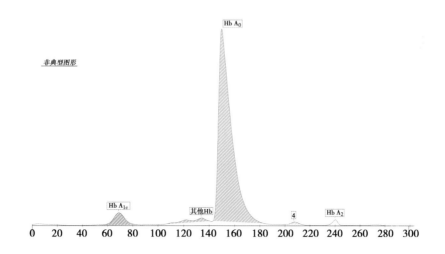

A₁c Haemoglobin Electrophoresis

Fractions	%	mmol/mol	Cal. %
Hb A₁c (*)	-	37	5.6
其他**Hb**	2.7		
Hb A₀	90.8		
4	0.6		
Hb A₂	1.1		

图 4-24　毛细管电泳法 Hb A₁c 图谱

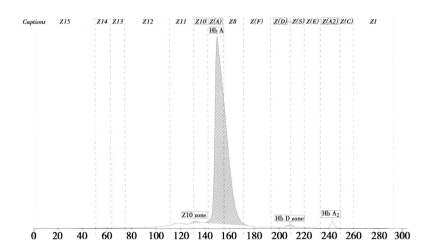

Haemoglobin Electrophoresis

Name	%	Normal Values %
Z10 zone	0.4	
Hb A	97.6	
Hb D zone	0.7	
Hb A₂	1.3	

图 4-25　毛细管电泳法血红蛋白分析图谱

（徐安平　纪玲）

14. *HBD*: c.349C>G

异常血红蛋白名称及分子特征

HBD: c.349C>G　delta 116（G18）Arg>Gly

HGVS 命名　*HBD*: c.349C>G

病例简介

男性，34 岁，湖南省新田县人，常规产前检查。毛细管电泳法糖化血红蛋白结果为 5.1%（32mmol/mol），电泳图谱发现异常血红蛋白条带（图 4-26），毛细管电泳法血红蛋白分析显示异常血红蛋白位于 D 区，含量为 0.6%，Hb A_2 1.3%（图 4-27）。相关实验室检查结果：RBC 4.99×10^{12}/L，Hb 151g/L，MCV 85.6fL，MCH 30.3pg，常规地中海贫血基因检测正常，测序结果为 *HBD*: c.349C>G [CD116（CGC>GGC），Arg>Gly]。

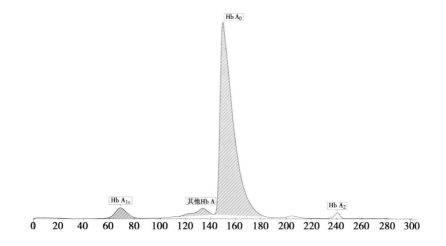

A_{1c} *Haemoglobin Electrophoresis*

Fractions	%	mmol/mol	Cal. %
Hb A_{1c}	-	32	5.1
其他 Hb A	3.5		
Hb A_0	91.2		
Hb A_2	1.1		

图 4-26　毛细管电泳法 Hb A_{1c} 图谱

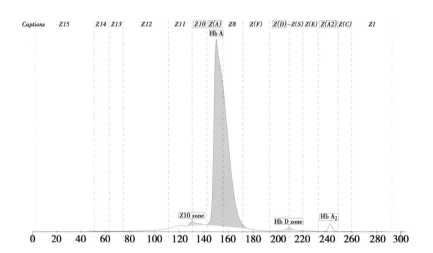

Haemoglobin Electrophoresis

Name	%	Normal Values %
Z10 zone	1.0	
Hb A	97.1	
Hb D zone	0.6	
Hb A₂	1.3	

图 4-27 毛细管电泳法血红蛋白分析图谱

（徐安平　纪玲）

15. Hb A$_2$-Coburg

异常血红蛋白名称及分子特征

Hb A$_2$-Coburg   delta 116（G18）Arg>His

HGVS 命名   *HBD*：c.350G>A

📋 病例简介

经测序确认的 7 例 Hb A$_2$-Coburg 杂合子携带者，其中男性 3 例，女性 4 例，平均年龄 44.6 岁。地区分布：四川省 3 例，广东省 2 例，山东省、湖北省各 1 例，均在糖化血红蛋白检测过程中发现。毛细管电泳法糖化血红蛋白图谱发现异常血红蛋白条带并提示图形异常（图 4-28），毛细管电泳法血红蛋白分析均显示异常血红蛋白位于 D 和 S 区交界处（图 4-29），含量为（0.8±0.2）%，Hb A$_2$ 为（1.3±0.2）%。相关实验室检查结果：RBC（4.5±0.7）×10^{12}/L，Hb（138.0±20.2）g/L，MCV（91.2±3.8）fL，MCH（30.6±1.3）pg，常规地中海贫血基因检测正常，测序结果为测序结果为 Hb A$_2$-Coburg［*HBD*：c.350G>A，CD116（CGC>CAC），Arg>His］。

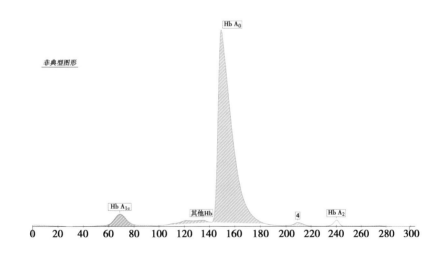

A$_{1c}$ Haemoglobin Electrophoresis

Fractions	%	mmol/mol	Cal. %
Hb A$_{1c}$ (*)	-	36	5.4
其他 Hb	2.5		
Hb A$_0$	90.7		
4	0.9		
Hb A$_2$	1.2		

图 4-28　毛细管电泳法 Hb A$_{1c}$ 图谱

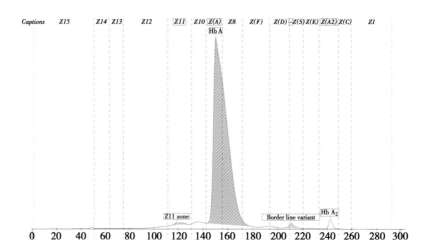

Haemoglobin Electrophoresis

Name	%	Normal Values %
Z11 zone	0.7	
Hb A	97.1	
Borderline variant	0.8	
Hb A$_2$	1.4	

图 4-29　毛细管电泳法血红蛋白分析图谱

（徐安平　纪玲）

16. Hb A$_2$-Lepore

异常血红蛋白名称及分子特征

Hb A$_2$-Lepore   delta 116（G18）Ary>Leu

HGVS 命名   *HBD*：c.350G>T

病例简介

男性,25 岁,河南省柘城县人,常规体检。毛细管电泳法糖化血红蛋白结果为 5.0%（31mmol/mol）,电泳图谱发现异常血红蛋白条带并提示图形异常（图 4-30）,毛细管电泳法血红蛋白分析显示异常血红蛋白位于 D 区,含量为 1.1%,Hb A$_2$ 1.4%（图 4-31）。相关实验室检查结果：空腹血糖 4.88mmol/L,RBC 5.04 × 10^{12}/L,Hb 156g/L,MCV 92.3fL,MCH 31.0pg,常规地中海贫血基因检测正常,测序结果为 Hb A$_2$-Lepore［*HBD*：c.350G>T,CD116（CGC>CTC）,Ary>Leu］。

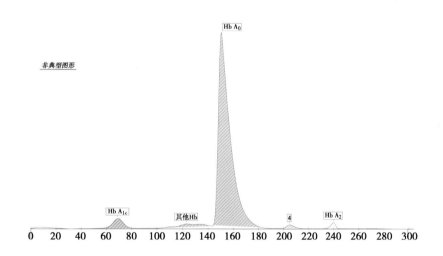

A$_{1c}$ Haemoglobin Electrophoresis

Fractions	%	mmol/mol	Cal. %
Hb A$_{1c}$ (*)	-	31	5.0
其他 Hb	2.5		
Hb A$_0$	91.2		
4	1.0		
Hb A$_2$	1.3		

图 4-30　毛细管电泳法 Hb A$_{1c}$ 图谱

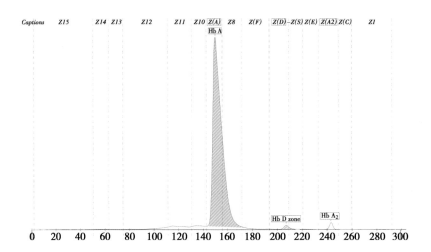

Haemoglobin Electrophoresis

Name	%	Normal Values %
Hb A	97.5	
Hb D zone	1.1	
Hb A_2	1.4	

图 4-31　毛细管电泳法血红蛋白分析图谱

（徐安平　纪玲）

17. Hb A$_2$-Liangcheng

异常血红蛋白名称及分子特征

Hb A$_2$-Liangcheng   delta 117（G19）Asn>Asp

HGVS 命名   *HBD*：c.352A>G

📋 病例简介

男性，37 岁，四川省冕宁县人。毛细管电泳法糖化血红蛋白结果为 5.6%（37mmol/mol），电泳图谱发现异常血红蛋白条带并提示图形异常（图 4-32），毛细管电泳法血红蛋白分析显示此异常血红蛋白位于 D 区，含量为 1.1%，Hb A$_2$ 1.3%（图 4-33）。相关实验室检查结果：空腹血糖 7.14mmol/L，RBC 4.61×10^{12}/L，Hb 136g/L，MCV 85.5fL，MCH 29.5pg，常规地中海贫血基因检测正常，测序结果为 Hb A$_2$-Liangcheng［*HBD*：c.352A>G，CD117（AAC>GAC），Asn>Asp］。

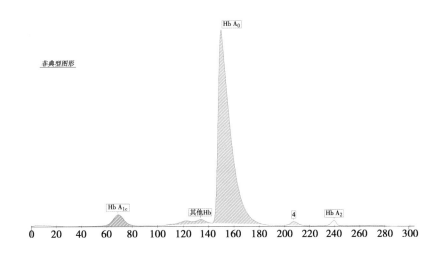

A$_{1c}$ Haemoglobin Electrophoresis

Fractions	%	mmol/mol	Cal. %
Hb A$_{1c}$ (*)	-	37	5.6
其他 Hb	3.3		
Hb A$_0$	90.0		
4	0.9		
Hb A$_2$	1.1		

图 4-32　毛细管电泳法 Hb A$_{1c}$ 图谱

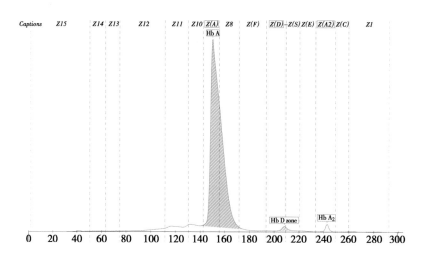

Haemoglobin Electrophoresis

Name	%	Normal Values %
Hb A	97.6	
Hb D zone	1.1	
Hb A₂	1.3	

图 4-33　毛细管电泳法血红蛋白分析图谱

（徐安平　纪玲）

18. Hb A$_2$-Fengshun

异常血红蛋白名称及分子特征

Hb A$_2$-Fengshun   delta 121（GH4）Glu>Lys

HGVS 命名   *HBD*：c.364G>A

📋 病例简介

女性，23 岁，广东省梅州市人，常规产检。毛细管电泳法血红蛋白分析显示异常血红蛋白位于 1 区，含量为 2.1%，Hb A$_2$ 3.0%（图 4-34）。相关实验室检查结果：RBC 5.5×10^{12}/L，Hb 122g/L，MCV 68.1fL，MCH 21.3pg，常规地中海贫血基因结果为 IVS-Ⅱ-654（C>T），测序结果为 Hb A$_2$-Fengshun[*HBD*：c.364G>A，CD121（GAA>AAA），Glu>Lys]。

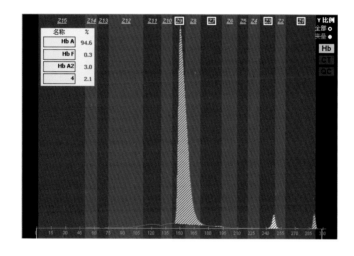

Haemoglobin Electrophoresis

Name	%
Hb A	94.6
Hb Z1 zone	2.1
Hb A$_2$	3.0
Hb F	0.3

图 4-34　毛细管电泳法血红蛋白分析图谱

（曹群　李东至）

19. Hb A₂-Babinga

异常血红蛋白名称及分子特征

Hb A₂-Babinga   delta 136（H14）Gly>Asp

HGVS 命名   *HBD*：c.410G>A

病例简介

女性,43 岁,常规体检。毛细管电泳法糖化血红蛋白结果为 5.3%（34mmol/mol）,电泳图谱发现异常血红蛋白条带且提示图形异常（图 4-35）,毛细管电泳法血红蛋白分析显示异常血红蛋白位于 E 区,含量为 1.4%,Hb A₂ 1.3%（图 4-36）。相关实验室检查结果:空腹血糖 4.49mmol/L,RBC 4.55 × 10¹²/L,Hb 134g/L,MCV 89.0fL,MCH 28.5pg,常规地中海贫血基因检测正常,测序结果为 Hb A₂-Babinga [*HBD*：c.410G>A,CD136（GGT>GAT）,Gly>Asp]。

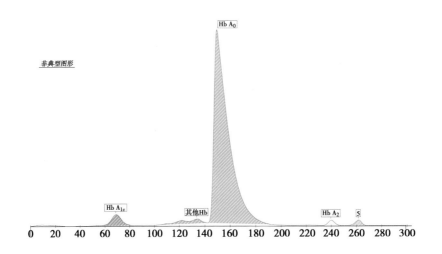

A₁c Haemoglobin Electrophoresis

Fractions	%	mmol/mol	Cal. %
Hb A₁c (*)	-	34	5.3
其他 Hb	3.2		
Hb A₀	90.2		
Hb A₂	1.1		
5	1.2		

图 4-35 毛细管电泳法 Hb A₁c 图谱

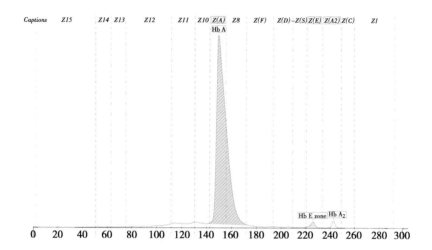

Haemoglobin Electrophoresis

Name	%	Normal Values %
Hb A	97.3	
Hb E zone	1.4	
Hb A₂	1.3	

图 4-36　毛细管电泳法血红蛋白分析图谱

（徐安平　纪玲）

20. Hb A$_2$-Fitzroy

异常血红蛋白名称及分子特征

Hb A$_2$-Fitzroy　　delta 142（H20）Ala>Asp

HGVS 命名　　*HBD*：c.428C>A

📋 病例简介

女性，39 岁，常规体检。毛细管电泳法糖化血红蛋白结果为 5.6%（37mmol/mol），电泳图谱发现异常血红蛋白条带且提示图形异常（图 4-37），毛细管电泳法血红蛋白分析显示此异常血红蛋白位于 E 区，含量为 1.4%，Hb A$_2$ 1.4%（图 4-38）。相关实验室检查结果：空腹血糖 4.77mmol/L，RBC 5.28×10^{12}/L，Hb 154g/L，MCV 88.6fL，MCH 29.2pg，常规地中海贫血基因检测正常，测序结果为 Hb A$_2$-Fitzroy [*HBD*：c.428C>A，CD142（GCT>GAT），Ala>Asp]。

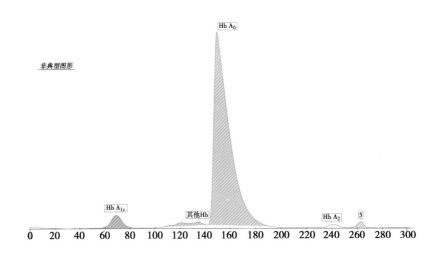

A$_{1c}$ Haemoglobin Electrophoresis

Fractions	%	mmol/mol	Cal. %
Hb A$_{1c}$ (*)	-	37	5.6
其他 Hb	2.8		
Hb A$_0$	90.2		
Hb A$_2$	1.0		
5	1.2		

图 4-37　毛细管电泳法 Hb A$_{1c}$ 图谱

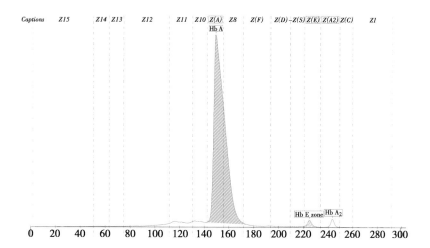

Haemoglobin Electrophoresis

Name	%	Normal Values %
Hb A	97.2	
Hb E zone	1.4	
Hb A$_2$	1.4	

图 4-38 毛细管电泳法血红蛋白分析图谱

（徐安平 纪玲）

参考文献

1. 张俊武, 龙桂芳. 血红蛋白与血红蛋白病 [M]. 南宁: 广西科学技术出版社, 2003.

2. Xu A, Wang Y, Ji L, et al. Detection of a novel hemoglobin variant Hb Liaoning by matrix assisted laser desorption/ionization-time of flight mass spectrometry [J]. Clin Chem Lab Med, 2019, 57 (12): e328-e330.

3. Xu A, Chen W, Ji L, et al. A new α Chain variant, Hb Heilongjiang (HBA2: c.49A>C), found during Hb A_{1c} measurement [J]. Hemoglobin, 2020, 44 (2): 143-145.

4. Xu A, Lei J, Li J, et al. Hb Hunan and Hb Hengyang: Two unexpected discoveries during Hb A_{1c} measurements [J]. Clin Chem Lab Med, 2019, 57 (8): 196-198.

5. Chen WD, Ren YX, Li J, et al. Compound heterozygosity for an unstable novel hemoglobin variant, Hb Dongguan [α52 (E1) Ser → Cys (TCT>TGT); HBA1: c.158C>G] and the --^{SEA} (Southeast Asian) α-Thalassemia Deletion [J]. Hemoglobin, 2019, 43 (0): 286-288.

6. Yuan Y, Zhou X, Gao L, et al. Silent hemoglobin variant during capillary electrophoresis: A case report [J]. J Diabetes Investig, 2020, 11 (4): 1014-1017.

7. Xu AP, Li J, Chen WD, et al. A Novel β-Globin Gene Mutation: Hb Shenzhen [β90 (F6) Glu>Ala, HBB: c.272A>C] [J]. Hemoglobin, 2018, 42 (3): 196-198.

8. Cai WJ, Xie XM, Zhang YL, et al. A new hemoglobin variant: Hb Henan [β90 (F6) Glu → Gln; HBB: c.271G < C] [J]. Hemoglobin, 2014, 38 (2), 127-129.

9. Chen GL, Huang LY, Zhou JY, et al. Hb A_2-Tianhe（HBD：c.323G>A）：First report in a Chinese family with normal Hb A-β-Thalassemia trait［J］. Hemoglobin, 2017, 41（0），291-292.

10. Yan JM, Zhou JY, Xie XM, et al. A New δ-Globin Gene Variant：Hb A2-Fengshun［δ121（GH4）Glu → Lys（HBD：c.364G > A）］［J］. Hemoglobin, 2016, 40（3），213-214.

11. Li YQ, Li YW, Liang L, et al. First detection of Hb Cenxi［β46（CD5）Gly → Arg（GGG>CGG），HBB：c.139G>C］by capillary electrophoresis［J］. Hemoglobin, 2021, 45（4）: 262-264.

12. Liu N, Xie XM, Zhou JY, et al. Analysis of δ-globin gene mutations in the Chinese population. Hemoglobin, 2013, 37（1）: 85-93.

13. Lou JW, Wang T, et al. Prevalence and molecular characterization of structural hemoglobin variants in the Dongguan region of Guangdong province, southern China. Hemoglobin, 2014, 38（4）: 282-286.

14. Qin YY, Huang XJ, Ma YL, et al. Hb Dahua［β59（E3）Lys → Met；HBB：c.179A>T］a Novel Variant on the β-Globin Gene. Hemoglobin, 2021, 45（5）: 332-334.

附录一　异常血红蛋白索引

附录二 不同珠蛋白链的氨基酸序列

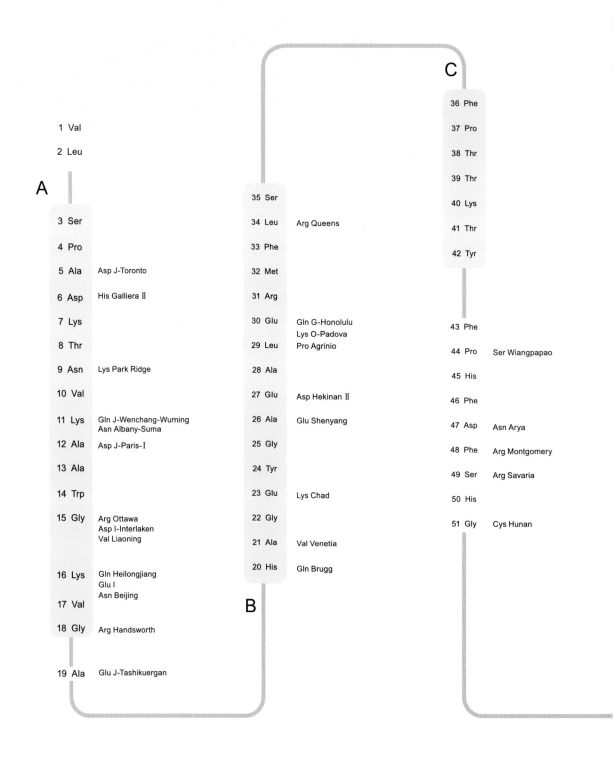

1 Val

2 Leu

A

3 Ser

4 Pro

5 Ala — Asp J-Toronto

6 Asp — His Galliera Ⅱ

7 Lys

8 Thr

9 Asn — Lys Park Ridge

10 Val

11 Lys — Gln J-Wenchang-Wuming
Asn Albany-Suma

12 Ala — Asp J-Paris-Ⅰ

13 Ala

14 Trp

15 Gly — Arg Ottawa
Asp I-Interlaken
Val Liaoning

16 Lys — Gln Heilongjiang
Glu I
Asn Beijing

17 Val

18 Gly — Arg Handsworth

19 Ala — Glu J-Tashikuergan

35 Ser

34 Leu — Arg Queens

33 Phe

32 Met

31 Arg

30 Glu — Gln G-Honolulu
Lys O-Padova

29 Leu — Pro Agrinio

28 Ala

27 Glu — Asp Hekinan Ⅱ

26 Ala — Glu Shenyang

25 Gly

24 Tyr

23 Glu — Lys Chad

22 Gly

21 Ala — Val Venetia

20 His — Gln Brugg

B

C

36 Phe

37 Pro

38 Thr

39 Thr

40 Lys

41 Thr

42 Tyr

43 Phe

44 Pro — Ser Wiangpapao

45 His

46 Phe

47 Asp — Asn Arya

48 Phe — Arg Montgomery

49 Ser — Arg Savaria

50 His

51 Gly — Cys Hunan

α 链珠蛋白

E

52 Ser — Cys Dongguan
53 Ala
54 Gln
55 Val
56 Lys — Glu Shaare Zedek
57 Gly
58 His
59 Gly — Arg Zurich-Albisrieden
60 Lys — Glu Liuzhou / Asn Zambia
61 Lys
62 Val
63 Ala
64 Asp — Asn G-Waimanalo
65 Ala
66 Leu
67 Thr — Asp Ube-2 / Lys G-Philadelphia / Ile Sichuan
68 Asn
69 Ala
70 Val
71 Ala

F

72 His — Tyr Fuchu-I
73 Val
74 Asp — His Q-Thailand / Gly Liangqing
75 Asp — Asn Matsue-Oki
76 Met
77 Pro
78 Asn — Lys Stanleyville-II
79 Ala — Thr Mantes-La-Jolie / Gly J-Singapore
80 Leu
81 Ser
82 Ala
83 Leu
84 Ser — Arg Etobicoke
85 Asp
86 Leu
87 His
88 Ala — Glu Wroclaw
89 His
90 Lys — Gln Luocheng
91 Leu — Pro Port Phillip
92 Arg
93 Val

G

94 Asp — Glu Roanne
95 Pro — Leu G-Georgia
96 Val
97 Asn
98 Phe
99 Lys — Asn Beziers
100 Leu
101 Leu
102 Ser — Arg Manitoba I
103 His
104 Csy — Arg Iberia
105 Leu
106 Leu
107 Val
108 Thr
109 Leu
110 Ala
111 Ala
112 His — Arg Strumica
113 Leu
114 Pro — Ala Broomhill / Ser Melusine / His Hubei
115 Ala
116 Glu — Lys O-Indonesia
117 Phe — +Ile Phnom Penh

H

118 Thr — Ile Cervantes
119 Pro — Ser Groene Hart
120 Ala
121 Val — Met Owari
122 His — Asp Daxin
123 Ala
124 Ser — Thr Huadu
125 Leu
126 Asp
127 Lys — Glu Shantou
128 Phe
129 Leu
130 Ala
131 Ser — Pro Questembert
132 Val
133 Ser — Arg Val de Marne
134 Thr
135 Leu
136 Leu
137 Thr
138 Ser
139 Lys — Gln Jilin / Thr Tokoname / His Ethiopia
140 Tyr
141 Arg

A

1 Val   Met South Florida
       Ala Raleigh

2 His   Arg Deer Lodge
       Leu Graz
       Pro Marseille
       Gln Okayama

3 Leu   Lys Jiangnan

4 Thr

5 Pro   Ala Gorwihl

6 Glu   Lys C
       Ala G-Makassar
       Gly Lavagna
       Val S

7 Glu   Xinyi
       Lys G-Siriraj
       Gly G-San José

8 Lys   Glu N-Timone

9 Ser   Cys Pôrto Alegre
       Phe Hengyang

10 Ala

11 Val   Ile Hamilton

12 Thr

13 Ala

14 Leu

15 Trp

16 Gly

17 Lys

18 Val

B

34 Val

33 Val

32 Leu

31 Leu

30 Arg

29 Gly

28 Leu

27 Ala   Ser Knossos

26 Glu   Lys E

25 Gly

24 Gly

23 Val   Gly Miyashiro

22 Glu   Lys E-Saskatoon
       Ala G-Coushatta
       Gly G-Taipei

21 Asp   Asn Cocody

20 Val

19 Asn   Lys D-Ouled Rabah

C

35 Tyr   His Fulwood

36 Pro

37 Trp   Gly Howick

38 Thr   Ile La Coruna

39 Gln   His San Bruno

40 Arg   Lys Athens-GA
       Met Taipei-Tien

41 Phe

42 Phe

43 Glu   Lys Hornchurch
       Gly Haringey

44 Ser   Cys Mississippi

45 Phe

46 Gly   Arg Cenxi

47 Asp   Asn G-Copenhagen
       Tyr Maputo

48 Leu   Gly Gavello

49 Ser   Pro Yunnan

D

50 Thr   Ser Zurich-Langstrasse

51 Pro   His North Manchester

52 Asp

53 Ala

54 Val

55 Met   Lys Matera

56 Gly   Asp J-Bangkok

H

位置	氨基酸	变异
122	Phe	
121	Glu	Gln D-Los Angeles / Lys O-Arab
120	Lys	
119	Gly	
118	Phe	
117	His	
116	His	
115	Ala	
114	Leu	Met Zengcheng
113	Val	Glu New York
112	Cys	
111	Val	
110	Leu	
109	Val	
108	Asn	His Shizuoka
107	Gly	
106	Leu	
105	Leu	
104	Arg	
103	Phe	
102	Asn	
101	Glu	Gln Rush
100	Pro	
99	Asp	

G

位置	氨基酸	变异
77	His	Asp J-Iran
78	Leu	Pro Penang
79	Asp	Asn Yaizu
80	Asn	
81	Leu	
82	Lys	Arg Taradale
83	Gly	Cys Ta-Li / Asp Pyrgos
84	Thr	

F

位置	氨基酸	变异
85	Phe	
86	Ala	
87	Thr	
88	Leu	
89	Ser	
90	Glu	Gln Henan / Ala Shenzhen
91	Leu	
92	His	
93	Cys	Tyr Fort Dodge
94	Asp	Asn Bunbury
95	Lys	
96	Leu	
97	His	
98	Val	

位置	氨基酸	变异
76	Ala	
75	Leu	
74	Gly	
73	Asp	
72	Ser	
71	Phe	
70	Ala	
69	Gly	Asp Rambam
68	Leu	Phe Loves Park
67	Val	Glu M-Milwaukee-I
66	Lys	
65	Lys	Glu Guangxi / Asn J-Sicilia
64	Gly	Ser Hezhou
63	His	
62	Ala	Val Hachioji
61	Lys	Asn Hikari
60	Val	
59	Lys	Met Dahua / Thr J-Honolulu / Asn J-Lome
58	Pro	
57	Asn	Thr Viseu

E

位置	氨基酸	变异
123	Thr	
124	Pro	Gln Ty Gard
125	Pro	
126	Val	Leu Molfetta
127	Gln	
128	Ala	
129	Ala	Asp J-Taichung
130	Tyr	Ser Nevers
131	Gln	Glu Camden
132	Lys	Glu Takasago
133	Val	
134	Val	
135	Ala	
136	Gly	Ala Petit Bourg / Asp Hope
137	Val	
138	Ala	
139	Asn	Lys Hinsdale
140	Ala	
141	Leu	
142	Ala	Thr Inglewood
143	His	
144	Lys	
145	Tyr	
146	His	

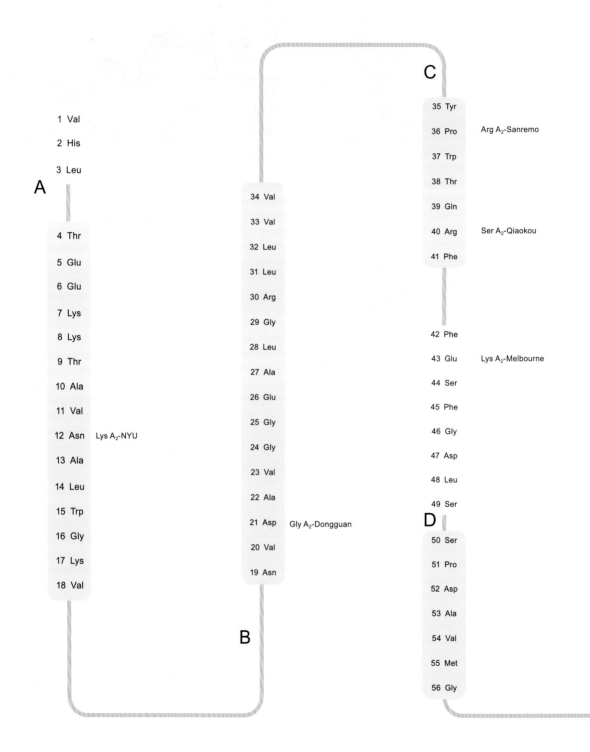

A

1 Val

2 His

3 Leu

4 Thr

5 Glu

6 Glu

7 Lys

8 Lys

9 Thr

10 Ala

11 Val

12 Asn   Lys A₂-NYU

13 Ala

14 Leu

15 Trp

16 Gly

17 Lys

18 Val

B

19 Asn

20 Val

21 Asp   Gly A₂-Dongguan

22 Ala

23 Val

24 Gly

25 Gly

26 Glu

27 Ala

28 Leu

29 Gly

30 Arg

31 Leu

32 Leu

33 Val

34 Val

C

35 Tyr

36 Pro   Arg A₂-Sanremo

37 Trp

38 Thr

39 Gln

40 Arg   Ser A₂-Qiaokou

41 Phe

42 Phe

43 Glu   Lys A₂-Melbourne

44 Ser

45 Phe

46 Gly

47 Asp

48 Leu

49 Ser

D

50 Ser

51 Pro

52 Asp

53 Ala

54 Val

55 Met

56 Gly

δ链珠蛋白

H

122 Phe
121 Glu　　Lys A₂-Fengshun
120 Lys
119 Gly
118 Phe

117 His　　Asp A₂-Liangcheng
116 His　　Cys A₂-Troodos
　　　　　　His A₂-Coburg
115 Ala　　Leu A₂-Lepore
114 Leu
113 Val
112 Cys
111 Val
110 Leu
109 Val
108 Asn
107 Gly　　Asp A₂-Tianhe
106 Leu
105 Leu
104 Arg
103 Phe
102 Asn
101 Glu
100 Pro
99 Asp　　Gly A₂-Sichuan

G

123 Thr
124 Pro
125 Pro
126 Val
127 Gln
128 Ala
129 Ala
130 Tyr
131 Gln
132 Lys
133 Val
134 Val
135 Ala
136 Gly　　Asp A₂-Babinga
137 Val
138 Ala
139 Asn
140 Ala
141 Leu
142 Ala　　Asp A₂-Fitzroy
143 His
144 Lys
145 Tyr
146 His

77 His　　Arg A₂-Kiriwong
78 Leu
79 Asp
80 Asn
81 Leu
82 Lys
83 Gly
84 Thr

F

85 Phe
86 Ala
87 Thr
88 Leu
89 Ser
90 Glu
91 Leu
92 His
93 Cys
94 Asp
95 Lys
96 Leu　　Arg A₂-Wuchang
97 His
98 Val

76 Ala
75 Leu
74 Gly
73 Asp　　Val A₂-henan
72 Ser
71 Phe
70 Ala
69 Gly
68 Leu
67 Val
66 Lys
65 Lys　　Met A₂-Guangdong
　　　　　　Asn A₂-Yunnan
64 Gly
63 His
62 Ala
61 Lys
60 Val
59 Lys
58 Pro
57 Asn

E

附录三 英文注释

英文及缩写	中文
A_0	血红蛋白 A_0
A_{1a}	糖化血红蛋白 A_{1a}
A_{1b}	糖化血红蛋白 A_{1b}
A_{1c} Haemoglobin Electrophoresis	糖化血红蛋白电泳
A_2 Concentration	血红蛋白 A_2 浓度
Abnormal Hb	异常血红蛋白
Aera	面积
Analysis comments	分析评论
Birth	分娩
Cal.	校准
Calibrated Area	校准面积
captions	图形说明
codons	密码子
Degraded Hb A	降解的血红蛋白 A
D-window	变异体 D 窗口
Electrophoresis	电泳
Elevated peak in E-window	E 窗内峰值升高
F Concentration	血红蛋白 F 浓度
Fetal Hemoglobin/Hb F	胎儿血红蛋白,抗碱血红蛋白
Fractions	组分
Haemoglobin Electrophoresis	血红蛋白电泳
Hb A_0	血红蛋白 A_0
Hb A_{1c}	糖化血红蛋白
Hb Bart's suspected	怀疑是血红蛋白 Barts
Hb H suspected	怀疑是血红蛋白 H

英文及缩写	中文
Hb variant	血红蛋白变异体
HBA1	α_1 珠蛋白基因
HBA2	α_2 珠蛋白基因
HBB	β 珠蛋白基因
HBD	δ 珠蛋白基因
HBG1	γ_1 珠蛋白基因
HBG2	γ_2 珠蛋白基因
Hemoglobin A/Hb A	血红蛋白 A
Hemoglobin A_2/Hb A_2	血红蛋白 A_2
Hemoglobin/Hb	血红蛋白
HGVS	人类基因组变异协会
Intensity	强度
LA_{1c}	不稳定糖化血红蛋白
MALDI-TOF MS	基质辅助激光解析电离飞行时间质谱
MCH	平均血红蛋白浓度
MCV	平均红细胞体积
Minor peak（s）	小峰
Neonatal Haemoglobin Electrophoresis	新生儿血红蛋白电泳
NGSP	美国国家糖化血红蛋白标准化计划
Nomal Values	正常参考值
Note：Possible variant interference. Unread barcode. A1c peak shape （broad peak）	注：可能存在变异干扰。未读条形码。A_{1c} 峰形（宽峰）
Note：Unread barcode. A1c peak shape （broad peak）. LA1c-A1c unusual separation	注：未读条形码。A_{1c} 峰形（宽峰）。LA_{1c}-A_{1c} 异常分离
Note：Unread barcode. A1c peak shape （tailing）. A0 peak shape（tailing）	注：未读条形码。A_{1c} 峰形（拖尾）。A_0 峰形（拖尾）
Other Hb A	其他血红蛋白 A
P2、P3、P4	血红蛋白 A 之外的小峰

英文及缩写	中文
Peak Area	峰面积
Peak in C-window	C 窗口存在异常峰
Peak Name	峰名称
Postconceptualage（weeks）	孕后期 / 周
Postnatal age（weeks）	产后周龄
RBC	红细胞
Retention Time（min）/RT	保留时间 / 分
Status：held	状态：拦截
S-window	变异体 S 窗口
Time（min.）	时间 / 分钟
Time（sec）	时间 / 秒
Total Area	总面积
Total globin synthesis	珠蛋白合成总量
Unknown	未知峰
Values outside of expected ranges	数值超出预期范围
Variant Window	变异体窗口
Volts	伏特